RECOLECTAR ALIMENTOS

MONA GREENY

Table of Contents

Recolectar alimentos
*Reconocimiento de plantas y hongos
silvestres tóxicos y venenosos*

RECOLECTAR ALIMENTOS
Las mejores recetas de alimentos silvestres comestibles

RECOLECTAR ALIMENTOS
Comer gratis mientras camina y acampa

RECOLECTAR ALIMENTOS

Reconocimiento de plantas y hongos silvestres tóxicos y venenosos

MONA GREENY

Introducción

S i desea saber qué plantas son venenosas o qué hongos pueden matarlo, lea sobre esto en este libro. Aquí, en este libro, "Plantas y hongos venenosos", tiene una referencia inmediata a las plantas venenosas comunes y los hongos peligrosos.

Esta es una guía detallada que le ayuda a aprender a reconocer aquellas plantas que pueden provocarle un sarpullido o interrumpir su digestión. Aprenda sobre las toxinas que residen en las plantas y hongos cerca de su casa. Una vez que aprenda sobre las toxinas comunes y el método para tratarlas, aprenderá a evitar aquellas que le hacen daño.

Conozca la importancia de cocinar bien sus platos. Algunas toxinas se destruyen con el calentamiento y otras no. Lea sobre todo esto en este libro.

También hay algunas recetas de muestra que le ayudarán a saber cómo manejar los hongos y preparar delicias en casa, agregando más variedad y sabor a su dieta.

Comience su viaje al maravilloso mundo de las plantas y los hongos y obtenga el conocimiento que necesita para lidiar con los más letales. Vale la pena permanecer seguro mientras explora la nueva cocina y usa hongos exóticos en su cocina.

Da el primer paso hacia tu nueva aventura con setas y plantas. ¡Espero que tengas un viaje emocionante y maravilloso!

Capítulo Uno

Plantas venenosas

Nerium Oleander (Dogbane)

Popular en parques, avenidas y jardines, Nerium Oleander es un arbusto de hoja perenne que se utiliza con fines ornamentales y es parte de la familia Dogbane (Apocynaceae). Tiene racimos de flores de color amarillo brillante, rojo, rosa o blanco que crecen al final de sus ramas. Popular por su tono y fragancia, también son una fuente importante de veneno para las plantas. Todas sus partes son tóxicas: flores, hojas, tallo y raíces.

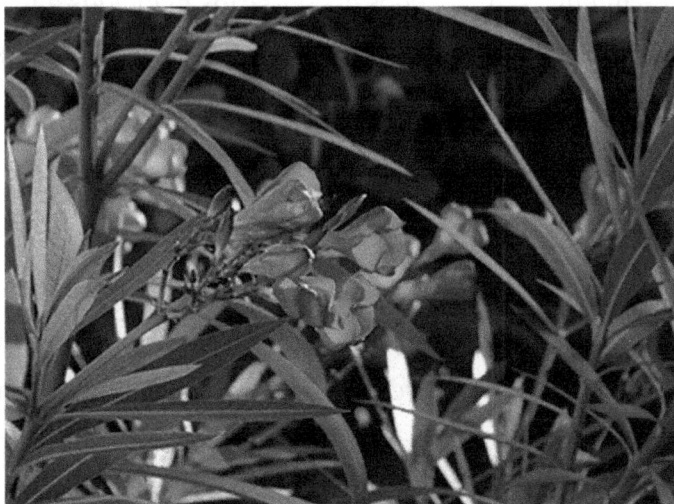

Descripción

El arbusto crece hasta 20-25 pies de altura. Florece en verano en blanco, rosa y rojo. El diámetro de las flores de 5 pétalos es de 2,5 a 5 cm con una corola profunda de 5 lóbulos alrededor del tubo central. Puede que tenga un aroma dulce. El fruto es largo y estrecho; los folículos miden 5-22 cm. Se abre cuando madura para liberar semillas suaves.

Las hojas gruesas y coriáceas son opuestas en pares o verticilos de tres. Son estrechos, lancelot de 5-20 cm de largo y 1-3,4 cm de ancho. Encuentra un margen completo que tiene una nervadura reticulada diminuta. Sus tallos son erectos con floración glauca en el primer año.

Hábitat y Distribución

Originario de India, China, Marruecos, Portugal y Mauritania, también puede encontrar apariciones esporádicas de Nerium Oleander en el Sahara. En los EE. UU., Aparece en Virginia Beach en el norte, mientras que puedes encontrarlos plantados a lo largo de los bordes de las carreteras y carreteras de California en el oeste. Hay franjas medianas presentes en Texas en el sur plantadas como consecuencia del huracán de 1900.

Toxicidad

Al consumir cualquier parte de esta planta, la persona presenta anomalías cardíacas o síntomas gastrointestinales. Esto se debe a la presencia de glucósidos cardíacos. Se producen bradiarritmias o taquiarritmias junto con un bloqueo cardíaco y conducción lenta. Cuando hay una intoxicación grave, puede ocurrir hiperpotasemia.

Las cardiotoxinas de Oleander se absorben tanto por vía transcutánea como por vía de inhalación.

Antídoto

Un antídoto común para este veneno es el fragmento Fab específico de digoxina.

Preparaciones medicinales

Utilizado en medicina nativa para el tratamiento de infestaciones parasitarias, mialgias, enfermedades cardíacas, como abortivo, cicatrización de heridas, entre otras.

Usos

La gente usa esta planta para proteger el espacio de su jardín y puede cultivarla sin protección. Pero morirá en condiciones invernales severas.

El árbol del suicidio - Cerbera odollam (Apocynaceae)

El árbol del suicidio u othalanga pertenece a la familia Apocynaceae. Este árbol infame crece en la costa occidental de la India, Kerala y su fruta del tamaño de una pelota de béisbol puede hacer que el corazón se detenga. Mucha gente ha utilizado esta fruta para suicidarse. Esta angiosperma dicotiledónea es el arma homicida perfecta, según muchas personas.

Descripción

Esta planta puede crecer hasta 30 metros de altura. Las ramillas de Cerbera Odollam permanecen vertidas alrededor del tronco. Tiene hojas terminalmente apiñadas con bases afiladas, mientras que las hojas tienen márgenes enteros con ápices acuminados. La planta produce un látex lechoso blanco. Su fruto, cuando está verde, parece un mango pequeño. Con su cáscara fibrosa, encierra el núcleo ovoide de 2x1,5 cm que tiene dos mitades cruzadas.

Hábitat y Distribución

Es originario de la India y de las regiones del sur de Asia. Cerbera odollam prefiere los pantanos costeros salados y las zonas pantanosas bajas. Lo podemos ver en Vietnam, Myanmar, Filipinas, Indonesia, Malasia y Tailandia.

Toxicidad

Dentro de los granos de Cerbera odollam, encontramos un tipo de cardenólido de digoxina llamado cerberina y glucósidos cardíacos. Interrumpen los latidos del corazón al bloquear los canales de iones de calcio en el corazón.

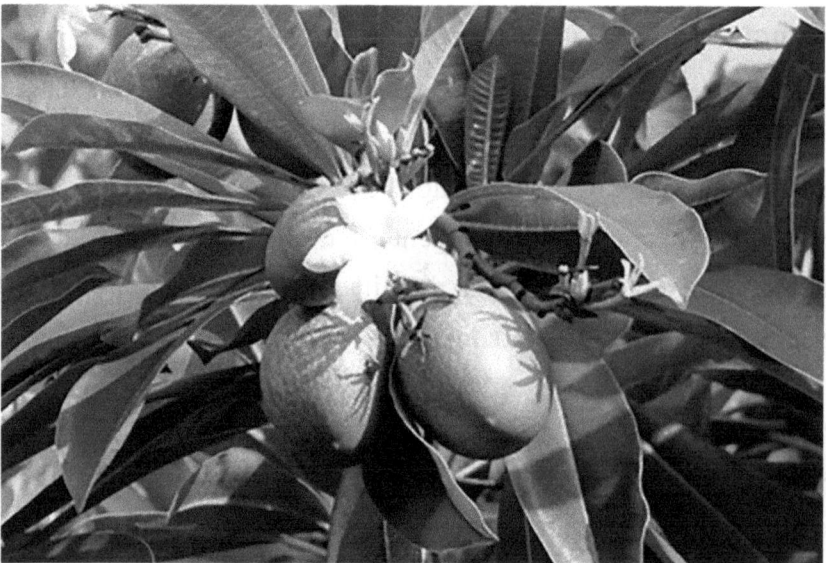

Síntomas

Los síntomas comunes de toxicidad incluyen vómitos junto con trombocitopenia. La dosis fatal está en un grano y la muerte ocurre en 1-2 días. Aquí está la lista de síntomas:

- Vómitos violentos.

- Una sensación de ardor dentro de la boca.

- Coma que conduce a la muerte.

- Latido cardíaco irregular.

- Dolor de cabeza.

- Respiración irregular.

Tratamiento

El uso de digoxina inmune fab ayuda en el manejo de la toxicidad de la cerberina. También debemos abordar los problemas de hiperpotasemia y bradicardia.

Usos

Las sustancias que se encuentran en el árbol y sus partes ayudan a producir desodorantes, bioinsecticidas y veneno para ratas. La gente lo cultiva como una planta de cobertura entre los complejos de la casa. Hacen preparaciones medicinales purgantes y eméticas a partir del látex, las hojas y la corteza.

Planta de aceite de ricino - Ricinus communis
(Euphorbiaceae - Spurge)

La planta de aceite de ricino tiene características como la adelfa y, debido a sus semillas, tiene el récord mundial de ser la planta más venenosa. Ricinus Communis pertenece a la familia Euphorbiaceae o spurge.

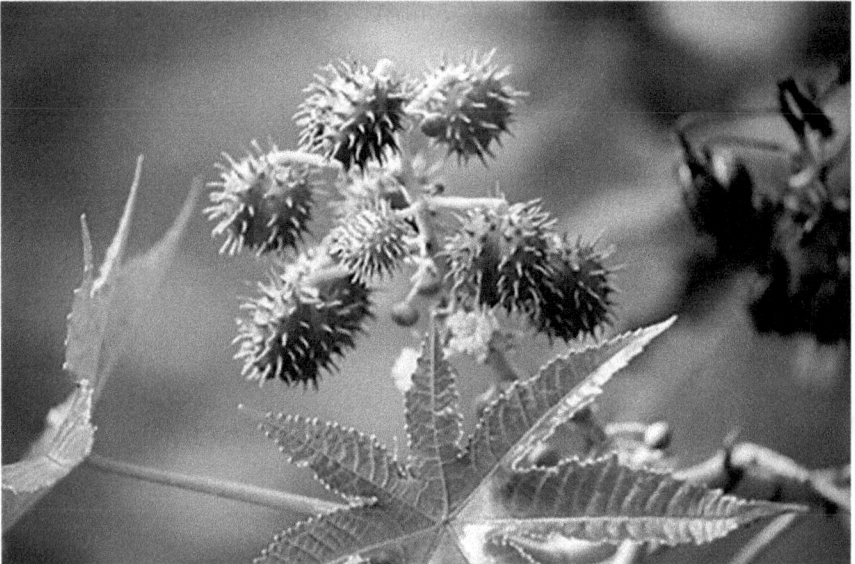

Toxicidad

Dentro de las semillas, vemos ricina en toxina muy rica. La dosis letal es de 4-8 semillas. La muerte resultará si uno no actúa después de comerse las semillas. Uno experimentará diarrea con sangre dentro de las 30-36 horas, junto con dolor abdominal intenso y sensación de ardor dentro de la boca. Esto conduce a la muerte en 3-4 días.

Descripción

Este arbusto chupador crece rápidamente y alcanza alturas de 38 a 42 pies. Aunque crece hasta casi convertirse en un árbol, no puede sobrevivir al frío severo. Tiene hojas brillantes de 17-42 cm de largo que tienen 5-11 lóbulos profundos. Las hojas son palmeadas, alternas y de pedúnculo largo. En algunas variedades, las hojas jóvenes son de color bronce o púrpura rojizo y luego pasan a volverse de color verde oscuro a veces con un tinte rojo.

La aparición del follaje

No es raro encontrar plantas de hojas oscuras junto con las de hojas verdes. Algunas tienen cápsulas de frutas vistosas en comparación con las flores. Las flores son unisexuales pero sin pétalos y las flores masculinas y femeninas ocurren en la misma planta. La inflorescencia en forma de panícula de la flor masculina es verde amarillenta, numerosa y tiene estambres cremosos prominentes. En la flor femenina que se encuentra dentro de cápsulas inmaduras con espinas, vemos prominentes estigmas rojos.

El fruto es de color verdoso a rojizo-púrpura, brillante, ovalado y grande. Es común eliminarlos porque la ricina se concentra en las espinas. Las semillas muy venenosas muestran una carúncula, que es un apéndice verrugoso útil para la dispersión de las semillas.

Uso medicinal

En dosis bajas, Ricinus puede afectar el sistema nervioso central, mientras que las hojas muestran propiedades antimicrobianas. Es útil como planta decorativa en parques públicos desde la época eduardiana en Ontario y Toronto en Canadá. Crece de forma silvestre en el sur de California.

Hábitat y Distribución

Las principales regiones del mundo que cultivan la planta de ricino incluyen India, Brasil y China. Pero la planta crece de forma nativa en el sureste de la cuenca mediterránea y el este de África.

Manzana de playa - Hippomane mancinella (Euphorbia)

Hippomane mancinella de la familia Euphorbia, a veces conocida como la 'manzana de la muerte', la manzana de la playa o la guayaba venenosa, ayuda a los indios caribes a envenenar las puntas de sus flechas. Este árbol de Manchineel es tan venenoso que simplemente rozar la corteza provocará una reacción alérgica violenta. La piel en contacto con el agua que se escurrió del árbol se ampollará.

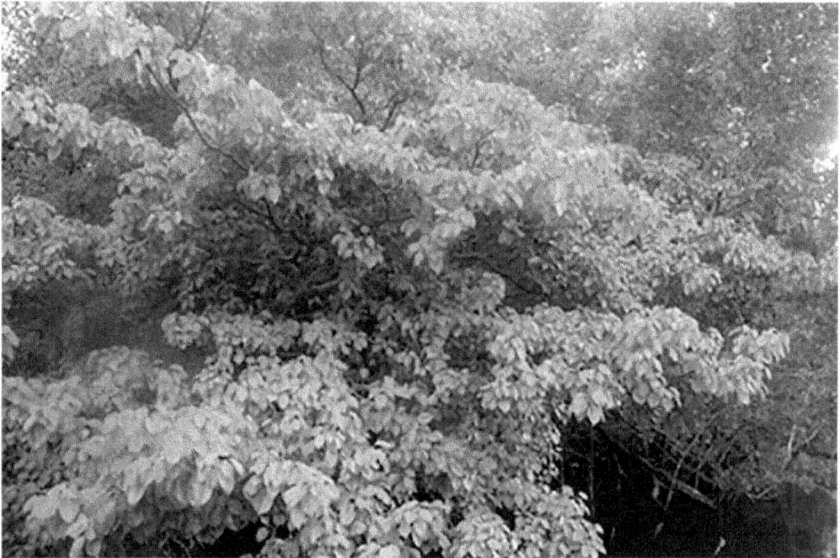

Descripción

Este árbol de hoja perenne crecerá hasta 50 pies de altura. Tiene hojas de color verde brillante y una corteza gris rojiza. Las flores son pequeñas y de color amarillo verdoso. Los frutos son parecidos a manzanas a la vista y son de color verde o amarillo verdoso cuando maduran.

Toxicidad

En la manzana de playa, el forbol es el potente irritante que provoca reacciones alérgicas en la piel. Es una de las muchas toxinas que se encuentran en la savia lechosa del árbol. Esta savia está presente en todas partes del árbol: la corteza, la fruta y las hojas. Se vuelve fatal debido al contenido de fisostigmina que crea una variedad de reacciones como estas:

- diarrea

- Vómitos

- convulsiones

- Náuseas

Podría conducir a la muerte, así que no juegues con él. El veneno es tan fuerte que puede dañar la pintura de un automóvil estacionado debajo del árbol.

La fruta es agradablemente dulce al principio y luego muestra una extraña sensación de pimienta. Puede producir choque con sobreinfección bacteriana. Quemar el árbol provocará queratoconjuntivitis aguda si el humo llega a los ojos. Si continúa comiendo la fruta, se llega a la etapa en que un gran nudo en la garganta y un dolor insoportable impedirán que la persona trague la comida.

Usos

Sirven como cortavientos naturales y para retardar la erosión de las playas. Sus raíces ayudan a estabilizar el suelo suelto. Cuando se utilizan para hacer muebles, dejan la madera al sol para que se seque para eliminar la savia por completo. La goma de mascar hecha de la corteza ayuda a tratar el edema mientras usan los frutos secos como diuréticos.

Hábitat y Distribución

Es originaria de América Central y las partes tropicales del sur de América del Norte. También lo encontrará en el norte de Sudamérica, Florida, las Bahamas, México y el Caribe. Crece bien en pantanos salobres y playas costeras.

Caca - Chelidonium majus (Papaveraceae)

Esta herbácea perenne pertenece a la familia de las amapolas (Papaveraceae). Todo en la planta es tóxico. La gente ha utilizado esta planta desde los días de Plinio el Viejo durante el primer siglo. Otros nombres para esta planta son tetterwort, swallowwort, nipplewort y celidonia mayor.

Descripción

Esta es una hierba perenne que crece recta y alcanza los 33-123 cm de altura. Tiene hojas pinnadas de color verde azulado con márgenes y lóbulos ondulados. La savia es de color amarillo a naranja. La flor tiene cuatro pétalos amarillos de 18 mm de largo. Obtenemos flores desde finales de la primavera hasta el verano y las cimas umbeliformes tienen cuatro flores. Las semillas son pequeñas y negras encerradas en una cápsula larga en forma de cilindro.

Habitat

Esta planta crece de forma nativa en la mayor parte de Europa. También puede verlo en partes de África, como Marruecos, Argelia y Micronesia. En Asia occidental, lo vemos crecer en Turquía, Irán, Siberia, Mongolia, Georgia y Armenia, entre otros lugares.

Toxicidad

Toda la planta es tóxica debido a la presencia de alcaloides de isoquinolina. El principal alcaloide es la coptisina.

Utilizar

Trata los cálculos biliares y la dispepsia y elimina las verrugas. Trata varios tipos de trastornos inflamatorios, incluida la dermatitis atópica. La gente también lo usaba para refrescar los pies.

Guisante Rosario - Abrus precatorius (Fabaceae)

Uno debe haber visto las cuentas de colores brillantes, negras, rojas y blancas del Abrus precatorius en muchos instrumentos de percusión. Las semillas son tan venenosas que comer incluso una semilla resulta fatal. También se conoce con el nombre de Rosary Pea, ojo de cangrejo, jequirity, love pea, coral bead, John Crow bead, regaliz indio, gidee gidee y regaliz de Jamaica. Pertenece a la familia de los frijoles, Fabaceae.

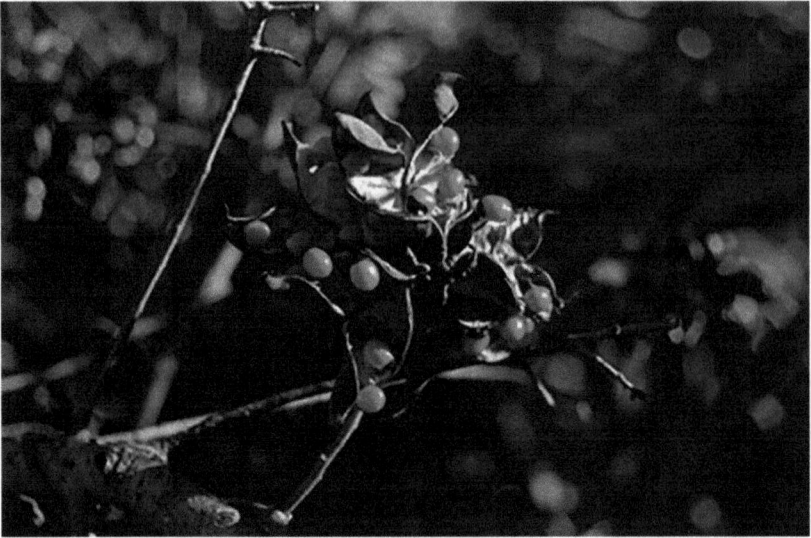

Descripción

Esta enredadera venenosa es de hoja ancha, decidua y perenne. Forma raíces profundas y se vuelve invasiva a medida que las aves la propagan. Tiene flores en colores rosa, blanco, morado y lavanda. Estos permanecen agrupados en las axilas de las hojas. Las hojas son palmeadas, pinnadas y bipinnadas. La disposición de las hojas es opuesta y la forma es oblonga-ovada. Los márgenes de las hojas son enteros y la longitud de las hojas es de 7,6 a 20 cm. Las hojas están compuestas con 5-15 pares de folíolos que tienen una longitud de menos de 1 pulgada.

La fruta es negra, roja y burdeos y mide 1-3 pulgadas de largo.

Hábitat y Distribución

Esta planta es originaria de Australia y Asia. Crece en estado silvestre en Jamaica, Java e India.

Toxicidad

Abrus precatorius tiene características de toxicidad de alta severidad con el alto contenido de abrina que hace que las semillas sean tóxicas. Esta sustancia química es como la ricina presente en las semillas de ricino. La abrina detiene la acción de los ribosomas en el cuerpo; estos ribosomas te ayudan a sintetizar proteínas. Una semilla es suficiente para causar un efecto letal, ya que la abrina es 75 veces más tóxica que la ricina.

Usos

Usan las semillas para hacer collares de rosarios. Dado que son consistentes en peso, las semillas ayudan a pesar el oro en una medida llamada Ratti. Ocho Ratti te da un Masha y 12 Mashas hacen una tola. La gente de la casta Chamar de la India lo usa para envenenar al ganado y quitarles la piel. La variedad blanca de esta semilla ayuda a producir un aceite afrodisíaco.

Dumbcane - Dieffenbachia amoena (Araceae)

Una especie fuerte que puede sobrevivir en cualquier condición de luz, Dieffenbachia o Dumbcane, es una planta de interior que puede crecer hasta 6 pies. En algunas partes del mundo, la gente lo llama la lengua de la suegra. Aunque es venenoso, rara vez mata a los humanos. Pertenece a la familia Araceae. Son conocidos por ser venenosos para perros y gatos.

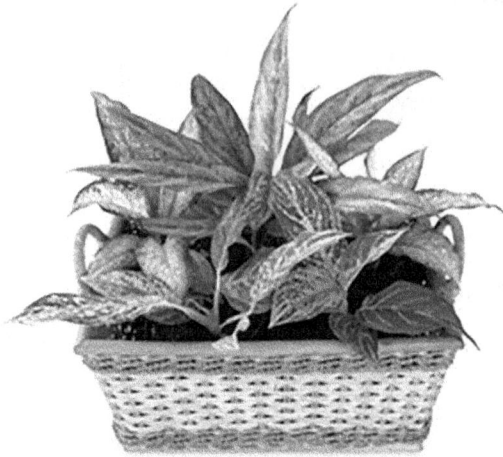

Descripción

Esta planta herbácea perenne tiene un tallo recto con hojas simples y alternas. Contienen motas y manchas blancas, que se suman a su atractivo aspecto. Las hojas tienen un color amarillo cerca de la vena y verde oscuro cerca de los bordes.

La transición aleatoria en cada hoja crea cintas y manchas de color amarillo y verde a lo largo del cuerpo de la hoja. La hoja crecerá hasta alcanzar 20 cm y 25 cm de ancho. La planta rara vez florecerá, y las flores son verdes y poco impresionantes. Crecerá en cualquier condición del suelo.

Hábitat y Distribución

Lo encontramos creciendo de forma nativa en muchas islas del Caribe y Brasil. Esto incluye Puerto Rico y partes tropicales de Nuevo México.

Toxicidad

Hay suficiente toxicidad en la planta para matar a un niño en un minuto y a un adulto en 15 minutos. Es debido al oxalato de calcio que forma cristales afilados llamados rafuros. Hace que la lengua y la boca se hinchen y lo ahoguen.

Utilizar

La gente lo usa como planta de interior. Esta planta de interior amante de la sombra agrega energía a los interiores.

Trompeta de ángel - Brugmansia (Solanaceae)

La gente considera que estas flores anunciarán su vida después de la muerte, por lo que también tiene el nombre de Trompeta del ángel. Las flores tienen forma de trompeta y cuelgan, pero no hay duda de que la planta es venenosa. Pertenecen a la familia de las solanáceas.

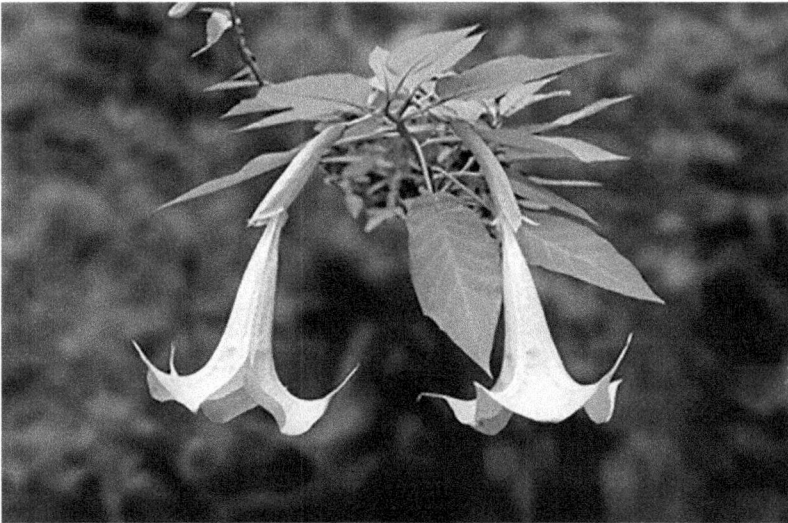

Descripción

Este grupo de arbustos y árboles pequeños con troncos semi leñosos y ramificados. Tienen menos de 26 pies de altura con hojas simples dentadas o enteras. Las hojas que se alternan miden entre 10 y 32 cm de largo y entre 4 y 17 cm de ancho. El margen es entero o dentado grueso con abundancia de pelos finos. Las flores son colgantes con una corola fusionada en forma de trompeta. Estos miden 14-45 cm de largo y 10-35 cm en la abertura. Los colores van desde el amarillo, crema, blanco, verde, rosa, rojo y naranja. Las flores pueden ser simples o dobles.

Toxicidad

Todo en la planta Angel's Trumpet es venenoso. La toxicidad se debe a los alcaloides hiosciamina, escopolamina y atropina. Al comer una parte de la planta, la persona experimenta alucinaciones perturbadoras, pérdida de memoria, taquicardia y parálisis.

Hábitat y Distribución

Brugmansia crece de forma nativa en América del Sur desde el norte de Chile hasta Colombia y también se puede encontrar a lo largo de los Andes en Venezuela y el sureste de Brasil. Prefieren terrenos inclinados con días cálidos y húmedos y noches frescas.

Utilizar

La gente usa las plantas con flores como ornamentales en climas e invernaderos libres de heladas. Los alcaloides tienen valor medicinal como agentes antiasmáticos, espasmolíticos, anestésicos, narcóticos y anticolinérgicos.

Raíz de serpiente blanca - Ageratina altissima (Asteraceae)

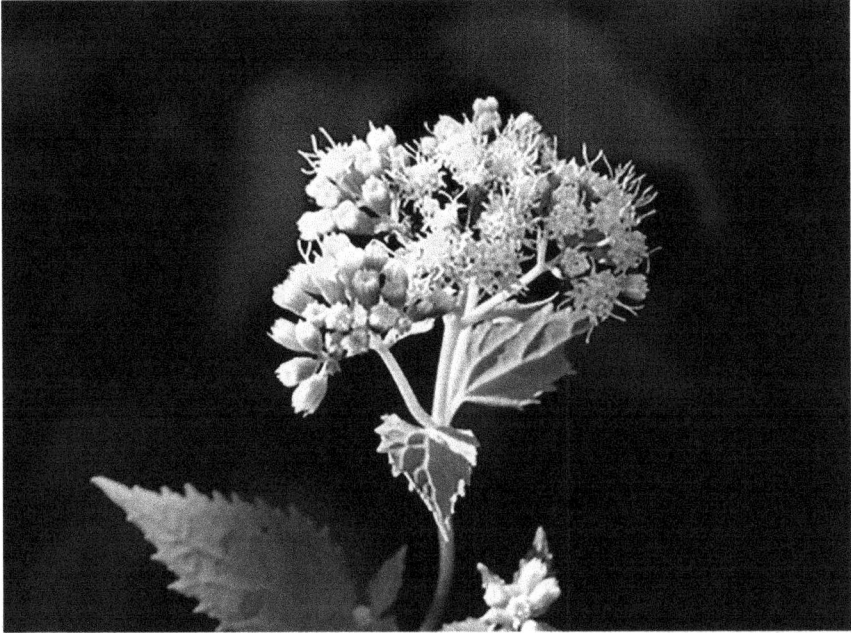

El veneno de esta planta proviene de un tercero, generalmente una vaca. La leche de vaca que ha ingerido Ageratina altissima desarrolla batidos. Y, si la vaca está lactando, el veneno entra en la leche. Si alguien tiene la mala suerte de beber esa leche, desarrollará una enfermedad e incluso podría morir. Esta planta pertenece a la familia de las Asteraceae. Otros nombres para él incluyen White Snakeroot, white sanicle y richweed.

Descripción

La planta está erguida y puede crecer hasta 1,5 metros de altura. Florecen a finales del verano o en otoño. Las flores son blancas y lucen brillantes. Las semillas se propagan cuando los grupos esponjosos se liberan con la brisa. Los racimos sueltos y aplanados de flores blancas miden de 3 a 4 pulgadas y se apoyan en tallos de 3 a 5 pies de altura. Sus hojas de color verde oscuro son de tallo largo con dientes afilados. La forma es como una lanza o un óvalo elíptico y puntiagudo.

Hábitat y Distribución

Esta hierba perenne venenosa es originaria del este y centro de América del Norte. Crecen en matorrales y bosques y se adaptan a diferentes condiciones de crecimiento. También crecerá en terrenos abiertos con un poco de sombra. Es común en todo Missouri en los Estados Unidos en estos días.

Toxicidad

Tremetol es la toxina presente en White Snakeroot. La madre de Abraham Lincoln murió de enfermedad de la leche causada por esta planta. La ingestión de este veneno puede provocar terribles problemas intestinales, vómitos y temblores.

La planta es venenosa para el ganado vacuno, caprino, ovino y equino. Los signos de intoxicación incluyen secreción nasal, colocación incorrecta de las patas traseras (demasiado juntas o demasiado separadas), respiración rápida o difícil, postura del cuerpo arqueada y salivación excesiva.

Utilizar

La gente lo cultiva en jardines de cabañas y jardines silvestres para proporcionar un borde para su jardín. El té de raíces ayuda a tratar la fiebre, los cálculos renales y la diarrea. Existe la idea errónea de que se puede usar esto para tratar las mordeduras de serpientes.

Calendula acuatica - Caltha palustris (Ranunculaceae)

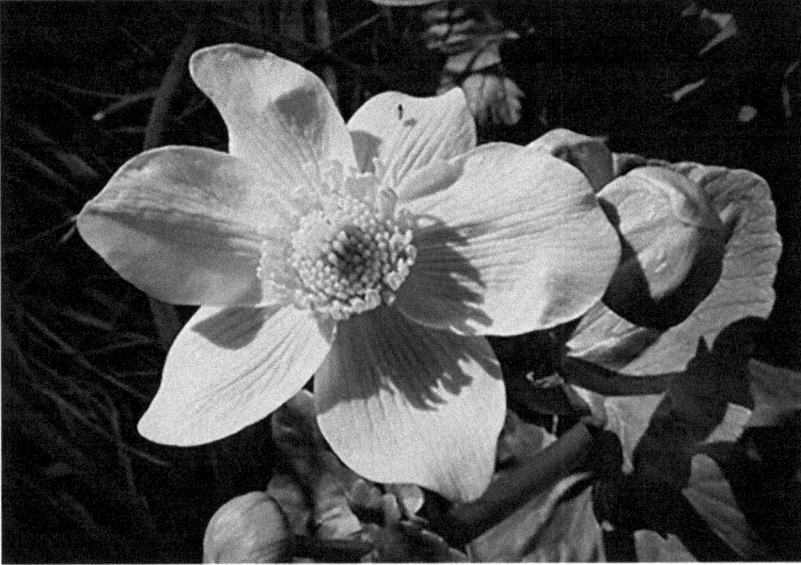

Puede ver estas hermosas plantas con flores junto a arroyos y estanques, ya que les gusta el agua rica en oxígeno y la tierra rica. Los nombres comunes son caléndula de pantano y copa rey. Pertenece a la familia Ranunculaceae.

Descripción

La planta perenne sin pelo crece de 12 a 77 cm de altura. Sus hojas verdaderas alternas forman una roseta; los tallos son huecos y erectos. Las raíces ramificadas tienen 2-3 mm de espesor. La lámina de la hoja mide 3-25 cm de largo y 3-20 cm de ancho. Tiene una punta roma y un pie en forma de corazón. Las hojas jóvenes quedan protegidas por una vaina membranosa que puede crecer hasta 3 cm en una planta adulta.

Las flores tienen un tamaño de 2-5,4 cm, con 5-8 pétalos y tienen colores brillantes como el blanco, el amarillo yema o el magenta. Faltan pétalos reales. Hay 50-250 estambres.

Hábitat y Distribución

Habitan las regiones templadas del hemisferio norte. Lo puedes encontrar en el Himalaya, Bután y Pakistán.

Toxicidad

Entre los muchos compuestos tóxicos, el más importante es la protoanemonina. La ingestión de grandes cantidades de esta planta provocará convulsiones, vómitos, desmayos, mareos y diarrea con sangre.

Utilizar

Los brotes y las verduras de principios de la primavera son comestibles cuando se cocinan. También es una planta ornamental para muchos hogares de todo el mundo.

Acónito - Aconitum (Ranunculaceae)

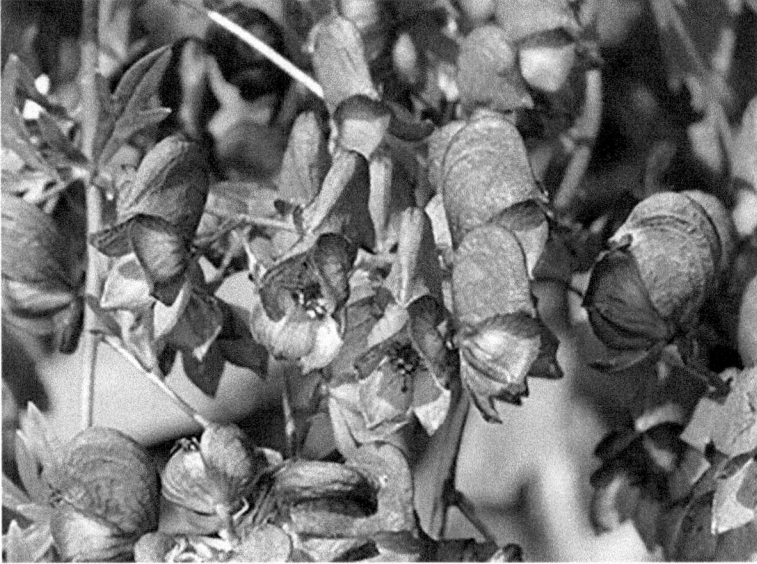

Aconitum tiene una larga historia de uso para preparar venenos. La gente lo usaba para apuntar sus flechas y matar lobos o ratas envenenadas. Dado que todas las plantas de esta especie son muy venenosas, se debe tener mucho cuidado al tratar con ellas. Otros nombres incluyen acónito, casco del diablo, lobo, perdición de las mujeres, perdición del ratón, cohete azul y reina de los venenos.

Descripción

Las hojas de color verde oscuro tienen de cinco a siete segmentos en los lóbulos profundamente palmeados. Cada uno de esos segmentos se vuelve trilobulado y tiene dientes afilados. La disposición de las hojas es en forma de espiral. Las hojas inferiores tienen pecíolos largos. Las flores zigomorfas son de color púrpura, rosa, azul, amarillo o blanco, con muchos estambres. Tiene cinco sépalos petaloides llamados galea con forma de capucha de monje. Los pétalos son de 2 a 10 con dos pétalos en la parte superior que son grandes y estos pétalos grandes se encuentran debajo del capó del cáliz sostenidos por tallos largos. En el ápice, verá un pequeño espolón que contiene el néctar. Todos los demás pétalos permanecen pequeños o no se forman. De tres a cinco carpelos se fusionan parcialmente en la base.

Hábitat y Distribución

Estas plantas crecen de forma nativa en el hemisferio norte. Prefiere el terreno montañoso, pero es posible que también los vea crecer en prados de montaña bien drenados. Puedes encontrarlos en las zonas templadas de Canadá y Estados Unidos. También crecen en partes de Europa, África y Asia.

Toxicidad

Todo en esta planta contiene toxinas. La aconitina es la toxina más potente. Esta potente cardiotoxina y neurotoxina provocan una despolarización persistente de los canales de sodio. La afluencia de sodio a través de estos canales nerviosos.

Síntomas de intoxicación: el latido del corazón cambiará y se volverá lento o rápido. Los síntomas aparecen a los pocos minutos de ingerir el veneno. También pueden manifestarse hormigueo o entumecimiento. Las manifestaciones gastrointestinales incluyen diarrea, dolor abdominal, vómitos y náuseas.

Utilizar

La gente cultiva esta hierba perenne como planta ornamental debido a sus flores brillantes, azules y púrpuras. También procesan la planta para usarla con fines medicinales. Los usos terapéuticos incluyen tratamientos para el dolor articular y muscular. Puede aplicarlo como tintura en pacientes cardíacos para ralentizar los latidos del corazón. Algunos lo usan para tratar los síntomas del resfriado y la fiebre.

Estrella de Belén- Hippobroma longiflora (Campanulaceae)

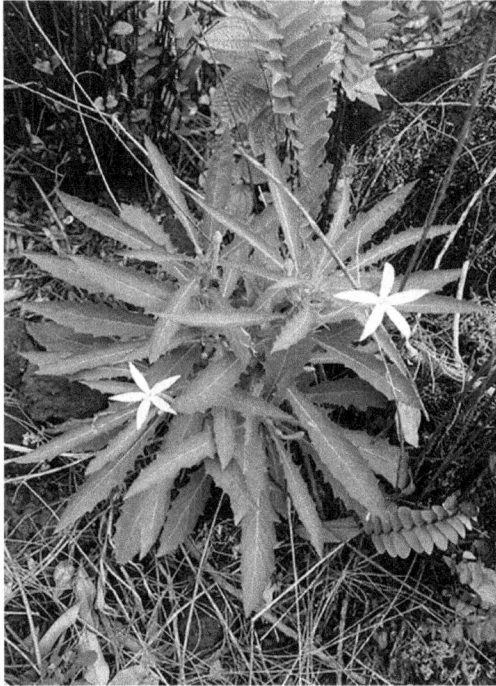

Esta planta herbácea perenne tiene el nombre común, Estrella de Belén. Otros nombres incluyen flor de rana, veneno de caballo y madam fate.

Descripción

Esta especie herbácea perenne tiene un tallo reclinado o erecto. Con raíces carnosas blancas y savia lechosa, crece hasta 20-60 cm de altura. Las hojas son subsésiles, alternas y simples. La forma es de obovadas-lanceoladas a elípticas con márgenes dentados irregularmente. Su ápice permanece puntiagudo de 7-14 cm de largo, 1-3,4 cm de ancho glabra por encima, un poco velloso por debajo. Los nervios son prominentes. Sus flores son solitarias, erectas y florecen en las axilas de las hojas superiores sobre un pedúnculo de 1,4 cm de largo.

Vemos frutos en forma de cápsulas bil0culares obovoides o elipsoides. Tienen 1-1,5 cm de largo y 0,85-1,25 cm de diámetro y son vellosas. Las semillas que contiene son de forma casi ovoide y de color marrón.

Toxicidad

Ornamental pero muy venenoso, la savia de la planta produce una gran irritación inmediatamente al contacto con la piel. Si llega a los ojos, puede provocar ceguera. El contacto prolongado producirá muertes. Así que usa guantes mientras manipula esta planta o su flor. La toxicidad se debe a alcaloides como la lobelanidina.

Hábitat y Distribución

Esta planta con flores es endémica de las Indias Occidentales. Últimamente, crece de forma natural en Oceanía y los trópicos americanos. Crece a lo largo de riberas abrigadas y márgenes de arroyos. También puede verlo crecer de forma natural en muchos países tropicales.

Utilizar

En muchas partes de Brasil, la gente lo usa como antiasmático.

Árbol de té Paperbark - Melaleuca quinquenervia (Myrtaceae)

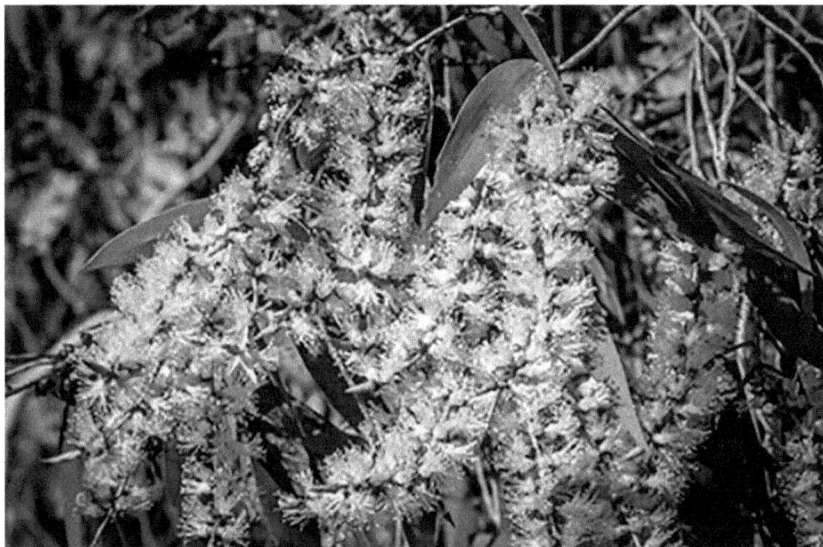

El árbol de crecimiento amplio con corteza típica parecida al papel produce el aceite esencial de Cajeput. Pertenece a la familia del mirto, Myrtaceae, y otros nombres para este árbol son árbol punk, árbol del té de corteza de papel, niaouli y corteza de papel de hoja ancha.

Descripción

Las hojas son correosas y planas, de 7 cm de largo y 2 cm de ancho con una disposición alterna. Tienen formas de lanza a ovaladas con nervaduras longitudinales y distintas. Sus flores de color blanco cremoso aparecen como un cepillo de botella corto en espigas al final de las ramas en otoño. Sus pétalos miden 3 mm de largo, pero se caen cuando la flor madura. Las espigas soportan 5-17 grupos de flores de tres. El árbol crece de 8 a 15 metros de altura y tiene una extensión de 5 a 10 metros.

Hábitat y Distribución

Vemos el crecimiento de Melaleuca quinquenervia a lo largo de la costa este de Australia desde Cape York hasta Botany Bay. Prefiere suelos pantanosos a limosos, por lo que lo encontramos a lo largo de los bordes de la ría. Crece junto a árboles como Bangalay y caoba de pantano. Los otros lugares donde crece de forma nativa incluyen Papúa Nueva Guinea y partes de Papúa Occidental de Indonesia. También crece en las islas de Pines, Mare y Belep en Nueva Caledonia.

Toxicidad

Las sobredosis de aceite de Melaleuca quinquenervia pueden provocar inflamación renal, gastroenteritis y alteraciones del sistema nervioso. Las personas sensibles experimentarán erupciones cutáneas, incluso cuando se expongan a pequeñas cantidades. Su naturaleza volátil puede irritar el sistema respiratorio humano. Aunque la miel de cajeput es buena para su uso, las personas sensibles deben tener cuidado.

Utilizar

Usamos el aceite esencial que obtenemos de sus hojas para condimentar alimentos que incluyen condimentos, dulces, productos horneados, productos cárnicos, postres lácteos, condimentos y bebidas no alcohólicas. Si sumergimos la flor en agua, le agrega dulzura. Podemos hacer té con una infusión de las hojas y flores de este árbol. Para hacer alimentos horneados, usamos la corteza como envoltorio. Además, la corteza sirve como revestimiento en cestas colgantes. Las hojas aromáticas jóvenes magulladas ayudan a tratar las enfermedades generales, los dolores de cabeza y el resfriado. También utilizan la corteza parecida al papel para hacer coolamons y refugios.

Planta de huracán - Monstera deliciosa (Araceae)

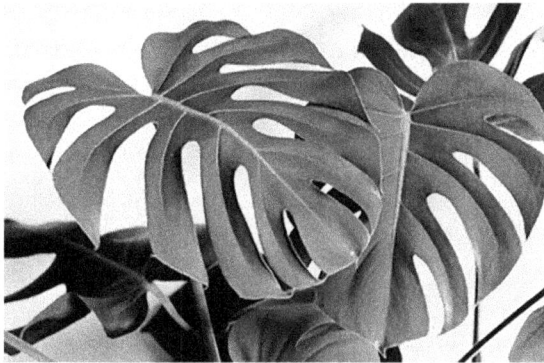

Es una planta de interior con el nombre de la planta de queso suizo debido a sus extravagantes agujeros naturales en las hojas. Los vibrantes tonos verdes le dan a los interiores un ambiente de jungla instantáneo. Necesita luz directa-indirecta de brillante a media para sobrevivir. La vid de hoja perenne se conoce con los nombres Breadfruit vine, Pinanona, Casiman, Hurricane plant y Monstera.

Descripción

Las hojas verdes anchas tienen agujeros o fenestraciones. Una teoría para los agujeros es que ayuda a mejorar la propagación de la luz solar en el suelo del bosque mientras mantiene su amplia disposición. Es una epífita con raíces aéreas y puede alcanzar los 20 metros de altura. Las hojas en forma de corazón miden 25-88 cm de largo y 28-

75 cm de ancho. Las plantas jóvenes tienen hojas que no tienen lóbulos ni agujeros. Las hojas pueden crecer hasta 1 metro. Tienen forma de corazón y son pinnadas. Cuando maduran, aparecen los agujeros.

La inflorescencia crece hasta la parte más oscura hasta que encuentran el tronco de un árbol y crecen hacia la luz. Sus flores son de color blanco crema con una apariencia suave y aterciopelada que se asemeja a una capucha. El espádice mide 10-14 cm de largo y unos 3 cm de diámetro y es de color blanco amarillento. Las flores se autopolinizan porque tienen gineceo y androceo.

Hábitat y Distribución

Esta especie levemente invasiva crece al sur de Panamá en los bosques tropicales del sur de México. Puede encontrarlo creciendo en estado silvestre en Seychelles, Honduras, Costa Rica, Islas Sociedad, Isla Ascensión y Hawai.

Toxicidad

En la planta Hurricane, la toxicidad ocurre debido a los oxalatos de calcio insolubles. Provoca ardor intenso junto con irritación en la boca y la persona tendrá dificultad para tragar. La irritación oral se producirá junto con la irritación de los labios y la lengua. La persona también experimentará vómitos y babeo excesivo.

Utilizar

Este aroide nos da frutos comestibles. Tiene agujeros en las hojas llamados fenestraciones. Pero las posibilidades de que las plantas de interior produzcan flores y frutos son muy pequeñas.

Nuez física - Jatropha curcas (Euphorbiaceae)

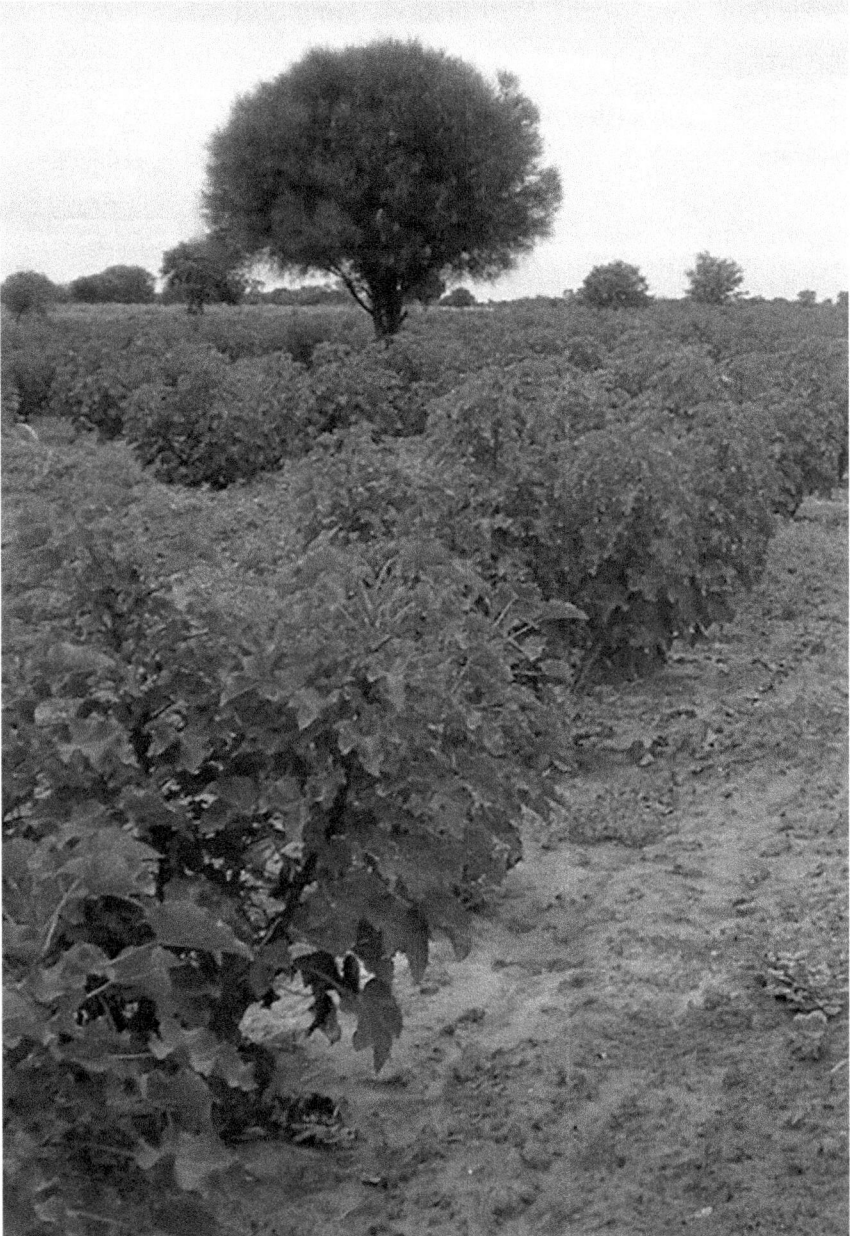

Este arbusto de hoja perenne también se conoce con el nombre de Physic Nut. Este arbusto monoico y caducifolio puede crecer hasta convertirse en un árbol de 6 metros de altura. Otros nombres para esta planta son arbusto de burbujas, nuez venenosa, nuez de Barbados y nuez de purga. Pertenece a la familia Euphorbiaceae.

Descripción

Las hojas de color verde pálido a verde son sub-opuestas a alternar. Tienen de tres a cinco lóbulos en forma de espiral. La misma inflorescencia tiene flores masculinas y femeninas. En

En promedio, se producen de 10 a 20 flores masculinas en una flor femenina. En raras ocasiones, también se pueden ver flores hermafroditas. La producción de frutas comienza a fines del verano y continúa hasta el otoño. Cuando sus cápsulas cambian de verde a amarillo, las semillas están maduras.

Hábitat y Distribución

Es originaria de la región americana entre Argentina y México. Ahora se ha extendido a casi todas las áreas tropicales y subtropicales del mundo. Puede crecer en terrenos baldíos; puede crecer en cualquier lugar: en suelos arenosos, salinos y rocosos. La germinación se completa en nueve días.

Toxicidad

Los ésteres de forbol hacen que esta planta sea tóxica. Todo en la planta es venenoso y purgante. La corteza de esta planta tiene cianuro de hidrógeno; la gente lo usa como veneno para peces.

Utilizar

Usan la savia para marcar y manchar la ropa. A veces, puedes usarlo para hacer burbujas. El látex puede inhibir el virus del mosaico de la sandía. Los sudaneses usan las semillas como anticonceptivo.

La flor de las 4 en punto - Mirabilis jalapa (Nyctaginaceae)

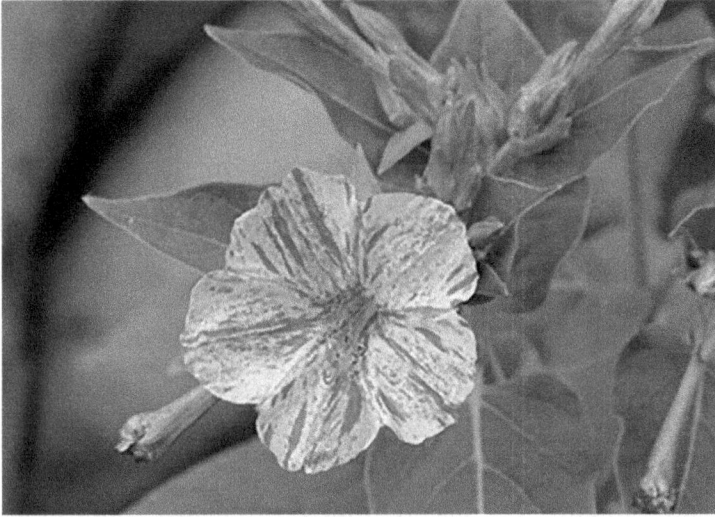

Esta es una planta ornamental común que se cultiva por su fragancia. Los otros nombres para esta flor son flor de las 4 en punto, Belleza de la noche, Jardín de las cuatro y Maravilla del Perú. Estas flores que florecen a las 4 pm dan una fragancia fuerte y dulce durante la noche y luego se cierran por la mañana. Pertenece a la familia Nyctaginaceae.

Descripción

Este arbusto herbáceo perenne puede alcanzar uno o dos metros de altura. En la zona templada, lo cultivan como anual. Son frondosos y con muchas ramas. Las hojas son opuestas puntiagudas 2-4 pulgadas de largo. Las flores nacen solas o en racimos. Tienen tubérculos negros en forma de zanahoria que pueden llegar a pesar hasta 18 kg.

Los patrones de flores consisten en sectores, manchas y copos, y las hojas en forma de trompeta tienen cinco pétalos. Los colores incluyen blanco, rosa magenta, rojo y amarillo. Pueden darse diferentes combinaciones de flores y colores en la misma planta. Otro fenómeno interesante es la forma en que cambia de color. Esto ocurre cuando la planta madura.

Cada inflorescencia contiene 7-12 flores sin reventar. Libera un aroma para atraer polillas que ayudan a polinizarlo. Permanece abierto de 16 a 19 horas, lo que le permite verlo un rato por la mañana.

Hábitat y Distribución

Considerada nativa de América tropical, la flor de las 4 en punto crece naturalmente en las regiones tropicales, subtropicales y templadas del mundo. En otras regiones además de los trópicos, morirá cuando aparezca la helada por primera vez. Volverá a crecer de su bulbo. Prospera en las regiones tropicales secas de América Central y del Sur, como Perú, Chile, México y Guatemala. También lo encontramos en muchos otros países de Europa, Oriente Medio, África, América y Asia.

Toxicidad

Las diversas partes de la planta, las raíces y las semillas son tóxicas, pero solo si se comen. Esto causa dolor de estómago, diarrea y vómitos. Las manifestaciones incluyen irritación de la piel que dura solo unos minutos.

Utilizar

Este es un jardín favorito muy querido que es resistente a enfermedades y plagas.

Adelfa amarilla - Thevetia peruviana (Apocynaceae)

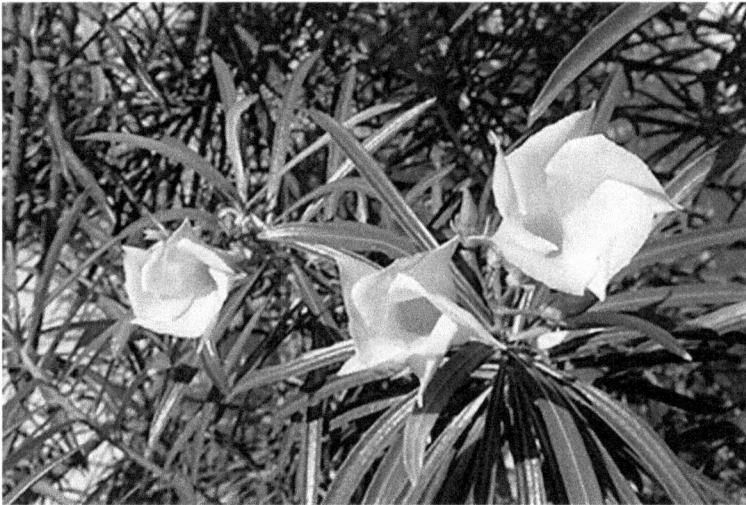

Los nombres comunes para esto incluyen un árbol tranquilo, adelfa amarilla y nuez de la suerte. Pertenece a la familia de las Apocynaceae. Este pariente de Nerium oleander tiene un significado en las ceremonias religiosas para los hindúes en la India.

Descripción

Es un pequeño árbol de hoja perenne o un arbusto tropical. Las hojas son lineales-lanceoladas con apariencia de sauce. La capa cerosa en la superficie de las hojas verdes brillantes ayuda a la planta a prevenir la pérdida de agua. Las flores florecen durante el verano hasta el otoño. Aparecen en racimos terminales de color amarillo y, a veces, blanco u ocasionalmente albaricoque. Las flores pueden tener fragancia.

Los frutos son drupas angulares, de color verde. Los sépalos se fusionan basalmente mientras que los pétalos tienen un color naranja, blanco y amarillo. Cuando los frutos maduran, cambian de rojo a negro.

Hábitat y Distribución

Todas las especies de esta familia son nativas de Centroamérica pero crecen en todas las regiones tropicales y subtropicales del mundo.

Toxicidad

Cualquier animal o humano que coma esta planta se verá afectado. Hay varios cardenólidos, especialmente thevetin A y thevetin B, que causan la toxicidad. Otros incluyen ruvoside, thevetoxin, neriifolin y peruvoside y estas toxinas no se pueden destruir por calentamiento o secado. Producen efectos gástricos y cardiotóxicos.

Antídoto

El tratamiento para la intoxicación incluye la administración oral de carbón activado junto con medicamentos como los compuestos inmunes a la digoxina y la atropina. Los glucósidos cardíacos inhiben la bomba de sodio-potasio en la membrana celular. Esto da como resultado una caída en la conductividad eléctrica del corazón que da como resultado una actividad irregular que puede detener el corazón. Debe inducir el lavado gástrico en perros y gatos si se intoxican con esta planta. La muerte puede resultar en humanos debido a la disminución del gasto cardíaco.

Utilizar

Es una planta ornamental utilizada en jardines y parques. En invierno, es un invernadero o planta de interior. Es resistente a la sequía y crece bien en la mayoría de los suelos. Se pueden utilizar las toxinas de la planta para realizar un control biológico de plagas. Pintar con aceite de semilla ayuda en aplicaciones antitermitas, antibacterianas y antifúngicas.

Mandevilla - Urechites Lutea (Apocynaceae)

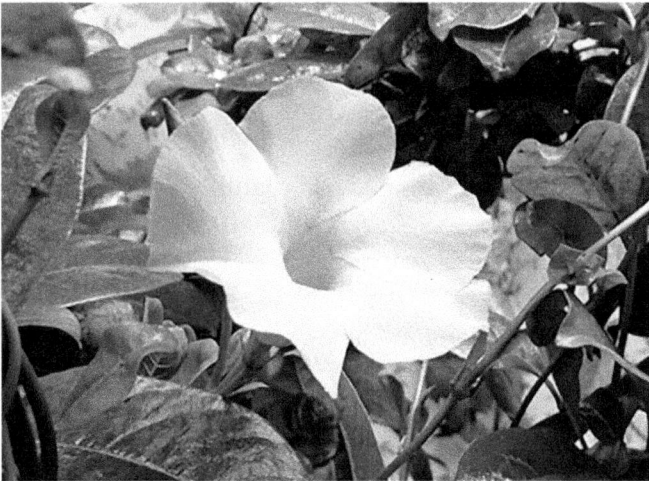

Con una flor de color amarillo neón, la Urechites Lutea es una trepadora de hoja perenne que vemos en muchos jardines. Aunque no es fragante, es muy querido por su disposición brillante. Tiene muchos nombres como wild allamanda, rocktrumpet, licebush, hamaca cola de víbora, amarillo Mandeville y wild Wist. Pertenece a la familia Apocynaceae.

Descripción

Este trepador de hoja perenne no tiene espinas y tiene un tallo liso. Tiene hojas brillantes con savia venenosa. En las puntas del nuevo crecimiento y en las ramas laterales, se ven flores de color amarillo claro que se asemejan a trompetas. Las hojas son gruesas, brillantes y brillantes y las ramas son gruesas. Obtienes flores en muchos colores, incluidos rojo, amarillo, rosa y blanco.

Hábitat y Distribución

Esta planta con flores crece de forma nativa en el suroeste de Estados Unidos, América del Sur, las Indias Occidentales, América Central y México.

Demasiada agua puede matar la planta. Sobrevivirá en malas condiciones de suelo y es bastante resistente a la sequía. Florece durante todo el año y, aunque le gusta el pleno sol, la exposición directa puede provocar quemaduras.

Toxicidad

La acción de la toxicidad es muy similar a la causada por los esteroides cardioactivos. Estos tienen un período de latencia que depende de la cantidad de sustancia ingerida. Se producen muchos tipos de arritmias, que incluyen contracciones ventriculares prematuras, bradicardia sinusal, taquiarritmias ventriculares y defectos de la conducción auriculoventricular, entre otros.

Tratamiento

Necesita descontaminación gastrointestinal junto con determinación de potasio sérico y electrocardiogramas seriados. Si se produce una intoxicación grave por esteroides, administrará anticuerpos específicos de digoxina.

Utilizar

La gente cultiva esta planta de jardín en una pérgola o enrejado. Sirve como una buena planta decorativa para la piscina.

Árbol de jalea - Parkinsonia aculeata (Leguminosae)

Este árbol de floración perenne pertenece a la familia de los guisantes Leguminosae. Esta especie invasora forma matorrales densos que necesitan un manejo preciso y tiene varios nombres como espina de Jerusalén, árbol de jellybean, frijol de caballo, cerca de flores de Barbados, sessaban, retaima, parkinsonia y palo verde.

Descripción

Este es un arbusto espinoso que crece hasta 6 a 30 pies de altura. Tiene ramas elegantes, caídas y sin pelo con hojas delicadas. Algunos tienen una orientación en zigzag. Debajo de cada hoja hay espinas afiladas de 3-18 mm de largo. La ramificación proviene de los tallos más viejos y conduce al verticilo externo de espinas. Lleva ramos de flores amarillas con cinco pétalos de color amarillo ⅓ - ⅔ pulgadas de largo.

En las plantas más jóvenes, las hojas son compuestas (pinnadas), pero a medida que la planta madura, estas se vuelven de naturaleza

41

doble compuesta. Cada uno de estos pares de hojas permanece agrupado en uno a tres pares de ramitas largas, planas y en forma de correa. Estos miden 20-40 cm de largo. Las ramitas tienen folíolos pequeños sin pelo de 1-9 mm de largo y 1-2 mm de ancho.

Las flores miden 2-3 cm de ancho, dispuestas en racimos de 4-20 cm de ancho, sueltas y alargadas. Estos surgen de las horquillas de las hojas y contienen de 7 a 15 flores, pero también pueden estar presentes flores individuales. Las flores son de color amarillo brillante con manchas de color naranja o rojo en el centro. Los pedículos que llevan estas flores miden de 6 a 20 mm de largo. Los sépalos de color amarillo rojizo son cinco y se fusionan en la base dando cinco pétalos y 10 estambres (6-18 mm de largo).

Hábitat y Distribución

Es originaria del sur de Estados Unidos, las Islas Galápagos, el norte de Sudamérica y el norte de México. En el norte de Sudamérica, se encuentra en Uruguay, Paraguay, Perú, norte de Argentina y Bolivia habitando bancos de cuerpos de agua, arroyos y ríos. También lo verá en pastizales, bosques abiertos, bordes de carreteras y sitios perturbados.

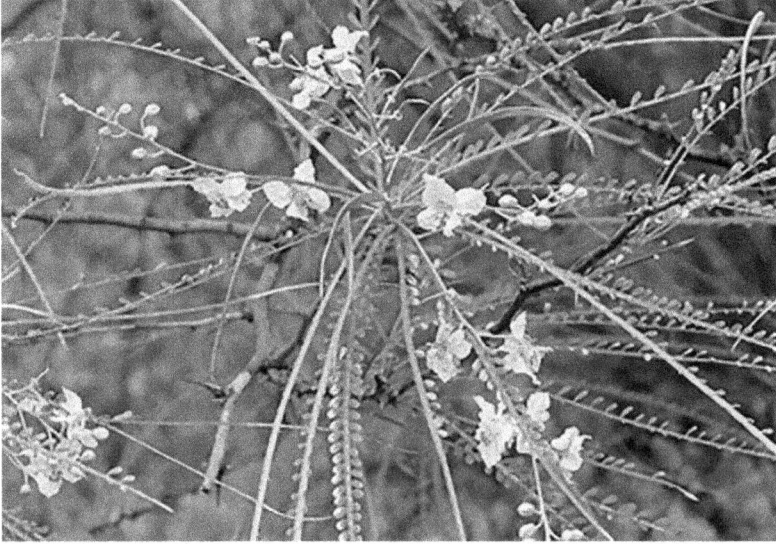

Toxicidad

Las hojas contienen la toxina ácido cianhídrico.

Utilizar

Ellos plantan estos árboles a lo largo de las riberas de los ríos y cuerpos de agua para controlar la erosión del suelo.

Narciso - Narciso (Amaryllidaceae)

Una de las mejores flores que puede crecer en cualquier jardín, Narciso o narciso, es uno de los bulbos de primavera más fáciles de cultivar. Las plantas de escamas tienen un solo tallo sin hojas. Los narcisos se ven bien plantados en las fronteras. Otro nombre para el narciso es jonquil.

Descripción

La planta tiene muchas hojas basales que son lineales y en forma de correa o linguadas. Pueden tener un pecíolo. Los que lo hacen son pedicelados y los que no, sésiles. Las hojas tienen una forma plana y ancha a cilíndrica que surge del bulbo. Cuando la planta emerge, tiene dos hojas, pero cuando madura, hay tres o cuatro. Su aspecto ceroso proviene de la cutina que contiene la cutícula. El color de la hoja es de verde claro a azul verdoso.

La flor es escamosa. El tallo solitario puede tener una sola flor o una umbela de 20 flores. Antes de que se abra, los botones florales permanecen protegidos por una membrana parecida al papel llamada espata. Las flores son hermafroditas con tres partes, y es radialmente simétrica pero puede permanecer un poco bilateral. Tienen una llamativa trompeta corona. Hay tres patrones florales separados: Narciso, Blanco de papel y Triandrus.

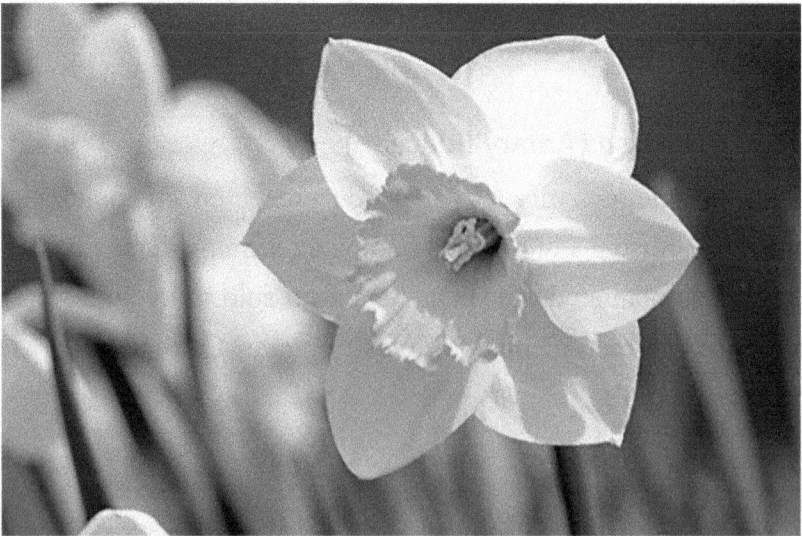

Hábitat y Distribución

El narciso es tropical o subtropical y crece de forma nativa en la región mediterránea. Esto incluye España y Portugal, aunque algunas especies se encuentran en los Balcanes, Italia y el sur de Francia. También se pueden ver en el centro y norte de Europa, Gran Bretaña, China, Japón, Asia occidental y central.

Toxicidad

La licorina, el veneno alcaloide, está presente en todas las especies de narcisos. La ingestión de narcisos puede tener un efecto fatal tanto en animales como en humanos.

Utilizar

Tritura la raíz de la planta con miel y aplícala en hematomas, quemaduras, pecas y dislocaciones. También puedes sacar espinas y astillas con esto.

Ojo de faisán - Adonis vernalis (Ranunculaceae)

Esta planta con flores crece en muchos lugares, incluidos prados secos, claros de bosques y matorrales abiertos. Es una planta venenosa que se utiliza como complemento decorativo para interiores y jardines domésticos . Tiene muchos nombres, incluyendo ojo de faisán de primavera, ojo de faisán, falso eléboro y ojo de faisán amarillo. Pertenece a la familia del ranúnculo Ranunculaceae.

Descripción

Esta planta herbácea perenne produce un grupo apretado de tallos a partir de un patrón corto y robusto. Las flores aparecen en primavera con hasta 20 pétalos de color amarillo brillante. Tienen 80 mm de ancho. El tallo mide 20 cm de altura.

Hábitat y Distribución

Crece en las estepas y prados secos de Eurasia. También lo vemos crecer en las regiones occidentales de España. Crece en Suiza, el sur de Europa, Suecia y la llanura de Siberia Occidental.

Toxicidad

La planta contiene compuestos estimulantes cardíacos, ácido aconítico y adonidina, por lo que es venenosa.

Utilizar

La mezcla de Bekhterev contiene la infusión de la planta. Ayudan a tratar el edema y la hinchazón en el cuerpo. Los extractos con bromuro de sodio ayudan a tratar los trastornos de pánico, las enfermedades cardíacas y las formas leves de epilepsia. Además, la gente lo usa como planta ornamental.

Árbol de cuentas - Melia azedarach (Meliaceae)

Este árbol o arbusto de tamaño mediano invade las áreas alteradas y es muy resistente al ataque de insectos. La propagación se realiza con la ayuda de aves que comen los frutos del árbol y dejan caer las semillas en lugares distantes. Tiene muchos otros nombres como syringa berry tree, Cape lilac, bead tree, Pride of India, chinaberry, cedro blanco, lila india y lila persa. Pertenece a la familia Meliaceae.

Descripción

Cuando el árbol crece, tiene una copa redondeada. Crece hasta 7-11 metros en promedio pero también puede alcanzar una altura de 45 metros. Las hojas de este árbol miden 50 cm de largo y son dos o tres veces compuestas. Son de pecíolos largos y alternados. El color de la hoja es verde más claro debajo y verde oscuro arriba. Los márgenes tienen estrías y las flores tienen cinco pétalos de color lila pálido o violeta. Son pequeños y fragantes y crecen en pequeños racimos.

El fruto es del tamaño de una canica y de color amarillo claro. Todo el invierno permanece en el árbol. Se arruga con el tiempo y pierde color para volverse blanco.

Hábitat y Distribución

Crece en Sri Lanka, India, el sur y el centro de China, Laos y Tailandia. También puede verlo crecer en el este de Australia, Filipinas, Indonesia, Vietnam, Bután y Nepal. Crece en lugares húmedos y soleados hasta 2.700 metros en el Himalaya.

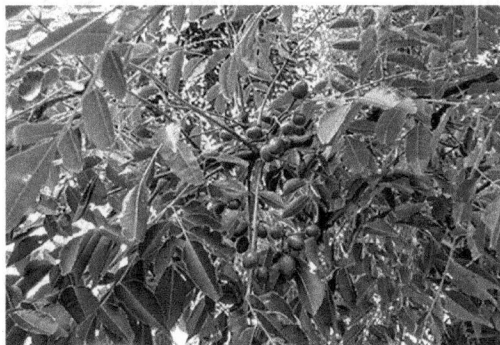

Toxicidad

La mayoría de las partes del árbol, la corteza, las flores y las hojas son venenosas. A veces, incluso la fruta es venenosa. Las flores producen irritación respiratoria. La persona podría morir dentro de las 24 horas siguientes a haber comido la fruta de este árbol. La toxicidad está dentro de la semilla. Entonces, si la persona aplasta la cubierta y las semillas mientras come, morirá. Las aves no sienten los efectos del veneno, por lo que comen mucho y se "emborrachan".

Los síntomas de intoxicación se producen a las pocas horas de comer la fruta. Estos incluyen vómitos, pérdida de apetito, debilidad general, falta de coordinación y rigidez. Los tetranortriterpenoides, relacionados con el compuesto insecticida azadiractina, causan toxicidad. Las hojas forman un insecticida natural, pero no se deben comer.

Utilizar

Una infusión diluida hecha de las partes del árbol y las hojas ayuda a inducir la relajación del útero. Las hojas son un insecticida natural dentro del cual las personas almacenan alimentos. Colocan la fruta Chinaberry dentro de cajas de manzanas secas para evitar la formación de larvas de insectos.

Carolina Bloodroot - Lachnanthes tinctoria (Haemodoraceae)

También tiene el nombre Spirit Weed. Otros nombres de esta planta son raíz de sangre de Carolina y una raíz roja. Médicamente, la gente se refiere a la preparación de esta planta como tintura madre. Pertenece a la familia de las Haemodoraceae.

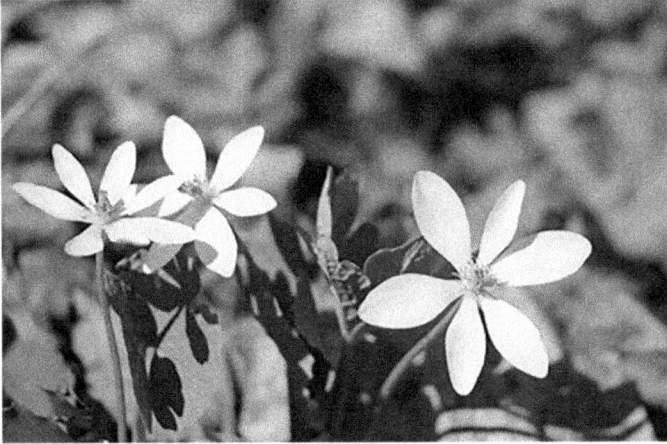

Descripción

La planta crece de 32 a 52 pulgadas y prefiere el suelo arenoso de la costa y los pantanos como Florida y Carolina en los Estados Unidos. La flor tiene seis tépalos de color amarillo pálido. Tiene raíces y rizomas rojos. Con un tallo erguido, con nervaduras verticales y articulado, la planta tiene hojas verticidas que son diminutas y permanecen vertidas en una vaina. Tiene dientes terminales y los conos son terminales.

Hábitat y Distribución

Lachnanthes tinctoria es originaria del sureste de Nueva Escocia, el este de América del Norte, el sur de Cuba y Florida, Massachusetts, y a lo largo del Golfo de México hasta Luisiana. También puede verlo en algunas partes de las islas del Caribe occidental frente a Honduras.

Toxicidad

Los caballos se envenenan con esta planta. Los síntomas son los mismos que los que se observan en el helecho, excepto que no hay cambios en el apetito hasta las etapas terminales.

Hay un aumento y debilitamiento de la frecuencia del pulso con nerviosismo como signo temprano. Hay dificultad para girar. En los animales, hay rigidez y puede producirse estreñimiento. La córnea del ojo puede volverse opaca. El coma tranquilo precede a la muerte.

Utilizar

La preparación medicinal de las partes de la planta ayuda a curar la tuberculosis, la rigidez de cuello, el dolor de garganta, la fiebre tifoidea, la neumonía y la difteria.

Gloriosa superba (Gloriosa)

Por lo general, trepar, este arbusto perenne, es muy tóxico. La planta crece bien en las regiones tropicales y subtropicales de las tierras bajas. Los pájaros del sol y las mariposas lo polinizan. Puede crecer en condiciones de escasez de nutrientes, por lo que lo encontramos creciendo no solo en bosques sino también en dunas de arena y pastizales.

Descripción

Este arbusto perenne tiene un rizoma carnoso. Debido a su naturaleza escandalosa, el tallo puede crecer hasta 4 metros utilizando zarcillos de punta de hoja modificados. Las hojas son alternas, pero en ocasiones también puede ser lo contrario. Las puntas tienen zarcillos y la forma es similar a una lanza con una longitud de hasta 13-19 cm. Las flores tienen seis vistosos tépalos de 5,6 a 7,6 cm de largo en colores rojo brillante y naranja en la madurez. La base es un poco amarilla y los márgenes son ondulados. Los seis estambres miden 4 cm de largo y tiene una gran cantidad de estambres amarillos en su punta. El fruto es carnoso y mide 6-12 cm de largo.

Hábitat y Distribución

Crece en regiones tropicales y es originaria del sur de África. También puede verlos en Asia tropical y regiones a lo largo del Océano Índico. Crecen en Indonesia y Malasia. Prefieren crecer en setos y bosques abiertos a una altura de 300 metros.

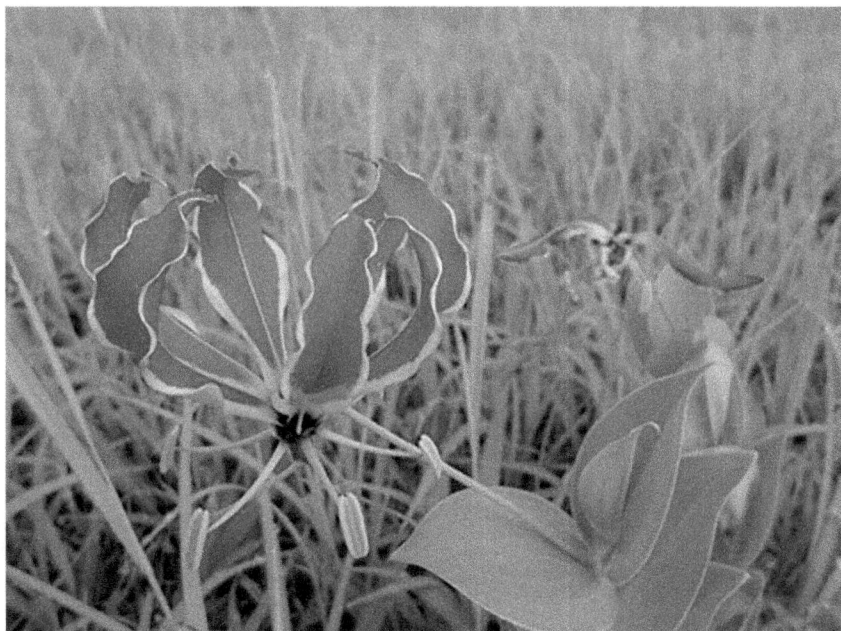

Toxicidad

El alcaloide colchicina le da a esta planta su toxicidad. Los signos de intoxicación son dolores abdominales y vómitos. En las últimas etapas, la diarrea se agravará y se producirá una hemorragia. La persona experimentará presión arterial alta y entrará en shock. Se producirá deshidratación y acidosis metabólica. Las reacciones graves mostrarán daño vascular, hematuria y oliguria. La muerte ocurre por colapso cardiovascular y depresión respiratoria.

Utilizar

Utilizado en medicina tradicional en Asia y África. La gente también lo usa en el fitomejoramiento para producir poliploidía. También utilizan los extractos de brotes y tubérculos que muestran actividad nematicida.

Gota de rocío dorada - Duranta repens (Verbenaceae)

Geisha Girl o Duranta repens es una planta colorida y versátil con aroma a vainilla. Las bayas y las hojas de esta planta son tóxicas. Tiene una tasa de crecimiento muy rápida, pero crece solo hasta una altura media. Otros nombres comunes para esta planta incluyen gota de rocío dorada, flor del cielo, lluvia de zafiro, Alba, Aussie Gold y baya de paloma. Esta planta pertenece a la familia de la verbena.

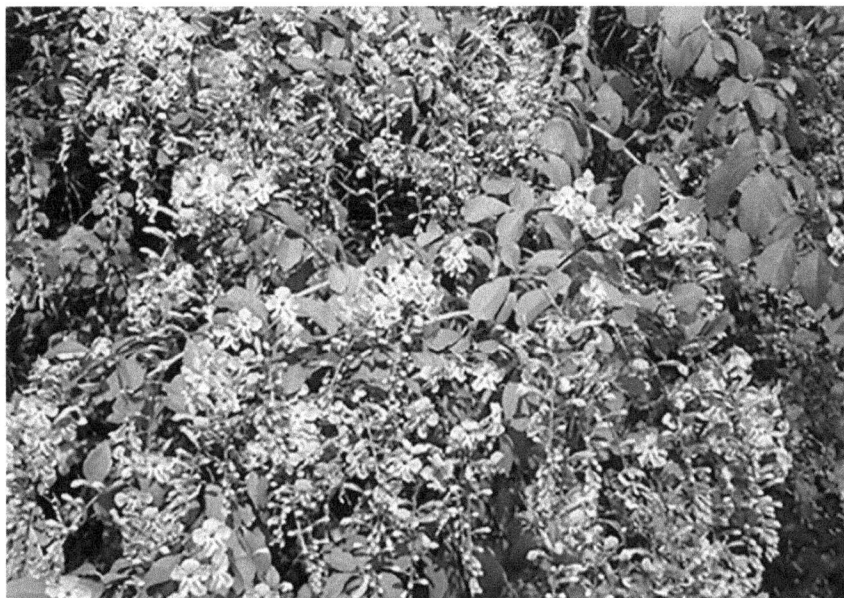

Descripción

Este arbusto extenso puede convertirse en matorrales densos si no se poda a tiempo. Crecen hasta una altura de 6 metros. Las plantas maduras mostrarán espinas axilares que no están presentes en las plantas más jóvenes. También dan frutos brillantes y dorados de 5-14 cm de ancho. Las hojas son opuestas, ovadas a elípticas con color verde claro.

Miden 7,3 cm de largo y 3,4 cm de ancho, y sus pecíolos miden 1,5 cm de largo. Las flores son de lavanda a azul claro. Puede ver algunas espinas en los tallos con una en cada base del tallo de la hoja. Las láminas de las hojas tienen una longitud de 17-85 mm y 13-57 mm de ancho con márgenes enteros y pueden tener estrías hacia las puntas redondas o puntiagudas.

Las flores tienen tallos cortos y florecen como racimos alargados de 4-27 cm de tamaño. Cada flor tiene un tubo delgado de 1 cm y tiene pétalos fusionados con cinco lóbulos distintos. Hay cinco sépalos de 3-9 mm de largo y las flores de 8-17 mm de largo. Los frutos son redondos y nacen como grandes racimos.

Hábitat y Distribución

Crece de forma nativa en las regiones del sur de Estados Unidos de Texas y el sur de Florida, el Caribe y regiones de América Central como Panamá, Nicaragua, Honduras, Guatemala, El Salvador, Costa Rica y Belice. En América del Sur, se puede ver crecer en Brasil, Surinam, Venezuela, Paraguay, Argentina, Perú, Ecuador, Colombia y Bolivia.

Toxicidad

Las hojas y las bayas son venenosas tanto para los animales como para los humanos. La intoxicación en perros y gatos se manifiesta como somnolencia, convulsiones tetánicas e hiperestesia junto con irritación del tracto digestivo. Esto se manifestará como diarrea, sangrado y vómitos.

Utilizar

Sirve como planta ornamental en la mayoría de las regiones del mundo. Golden Dewdrop posee propiedades antimicrobianas e insecticidas. Las propiedades terapéuticas se deben a la presencia de glucósidos, flavonoides, alcaloides, saponinas, taninos y esteroides además de otros compuestos útiles.

Sonajero de hojas en forma de cuña - Crotalaria retusa (Fabaceae)

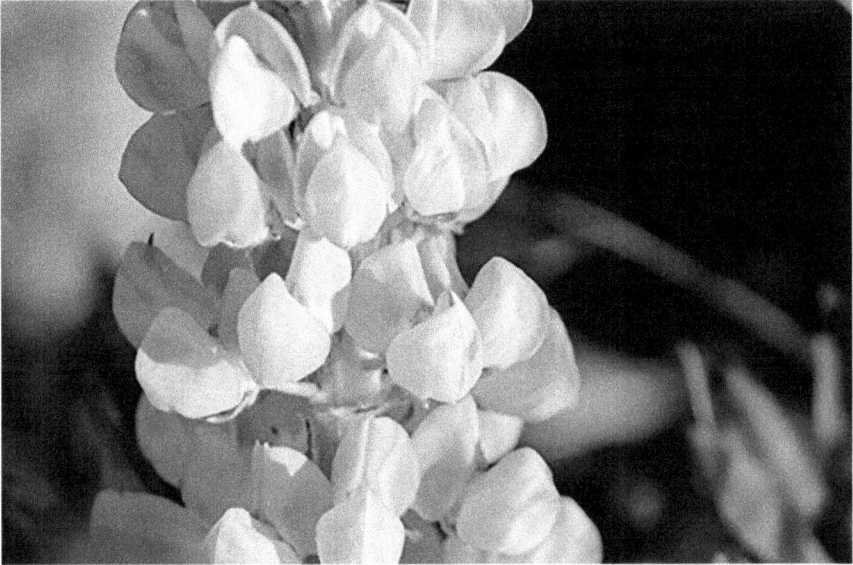

Venenosa para el ganado, la Crotalaria retusa también contamina los alimentos humanos. Esta planta anual crece a lo largo de ríos hasta 250 metros de altura. En los bosques caducifolios los puedes encontrar a alturas de 1.500 metros. Los nombres comunes incluyen vaina de cascabel de hoja en cuña, shak shak, altramuz amarillo, hierba de cascabel y frijol diablo. Pertenecen a la familia de las Fabaceae.

Descripción

Esta hierba anual tiene un tallo erecto y crece 1,25 metros de altura. Tiene hojas simples en forma de lanza invertidas de 3,3-9,4 cm de largo y 1,4-3,9 cm de ancho. Las puntas pueden tener puntas, pero normalmente son redondas y con muescas. La base de la hoja tiene forma de cuña y los tallos miden 3,2 mm de largo. Las flores miden

1,4-2,7 cm de largo y 12-23 cm de ancho. Tienen espinas laxas al final de las ramas que miden hasta 27 cm cuando se incluye el tallo. Los pétalos amarillos tienen una línea púrpura cerca de la base. Estos miden 1,4-1,8 cm de largo y 1,6-2,4 cm de ancho con alas oblongas . Las vainas son verdosas y luego se vuelven marrones y eventualmente se vuelven negras. No tienen pelo y miden 3,4 cm de largo.

Hábitat y Distribución

Es originaria de Kimberly en Australia. La Crotalaria retusa prefiere suelos arcillosos. También lo encontramos creciendo en Texas, el norte de México, el este de Arizona y el sur de Nuevo México.

Toxicidad

Swainsonine es el principio tóxico aquí. Es un alcaloide y causa la intoxicación de ganado, cabras, ovejas y caballos. Necesitan comer el 90% de su peso corporal antes de mostrar signos de intoxicación para los caballos. Esto se debe a que existen alcaloides hepatotóxicos de pirrolizidina. Comer el 200% del peso corporal durante 2-3 meses matará ovejas, cabras y ganado. Los caballos y el ganado comienzan a caminar sin rumbo fijo hasta que mueren.

Utilizar

El dulce sabor de las flores y las hojas lo convierte en un vegetal preferido en muchas partes del mundo. Medicinalmente, lo usan para calmar el frío haciendo una decocción de las hojas y flores. También se usa para tratar muchas otras molestias como fiebre, trastornos cardíacos, impétigo, sarna y diarrea. Utilizan una infusión de la planta para bañar a los niños para luchar contra las infecciones de la piel. Las semillas crudas actúan como analgésico para aliviar el dolor de la picadura de un escorpión. A veces, lo utilizan como cultivo de fibra.

Lirio Araña - Crinum asiaticum (Amaryllidaceae)

Las grandes plantas de Crinum asiaticum aman el calor y la humedad y tienen características de veneno de baja gravedad. Estos bulbos que florecen en verano tienen un follaje escultural y brillante. Los otros nombres para esta planta son lirio araña, lirio gran crinum, bulbo venenoso, lirio crinum gigante y lirio de pantano. Pertenecen a la familia Amaryllidaceae.

Descripción

Esta hierba perenne con hojas en forma de correa crecerá más de 5 pies en poco tiempo. Su pseudobulbo esférico que forma la base de la hoja es cilíndrico y la base ramificada lateralmente. Su diámetro es de 6-15 cm.

Las hojas miden 5 pies de largo, lancelot con márgenes ondulados. El ápice único de color verde oscuro es acuminado hasta 1 m de largo y 7-11 cm de ancho con 20-30 hojas en cada racimo.

La inflorescencia aromática es umbela con 11-23 flores con múltiples pétalos. El tallo sólido de la flor es erecto y tan largo como la hoja. Tiene 6 estambres rojizos y lóbulos de corola. El fruto es verde y mide 3-5 cm de ancho como una cápsula achatada.

Hábitat y Distribución

El Crinum Asiatica es originario de Asia oriental, las islas del Océano Índico, las islas del Pacífico, Australia y Asia tropical. Puedes ver las plantas con flores naturalizadas en Florida, el

Antillas, México, Archipiélago de Chagos, Madagascar, muchas islas del Pacífico y Luisiana.

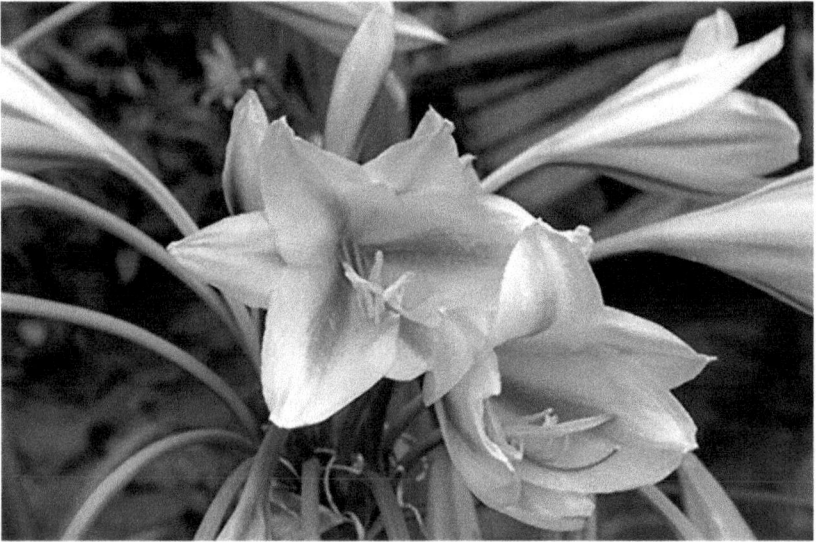

Toxicidad

Todas las cosas de la planta son venenosas si las comes. Pero el nivel de toxicidad es bajo. La exposición a la savia provocará irritación de la piel.

Utilizar

La gente usa la hoja en una aplicación externa como decocción. Ayuda a lidiar con la toxicidad de la hinchazón, laringofaringitis. Adenolinfitis, dolor de cabeza, entumecimiento, espasmo de artralgia, fracturas y hematomas. Se puede utilizar el extracto de bulbo, fruto u hoja.

Reina de los escaladores - Clematis (Ranunculaceae)

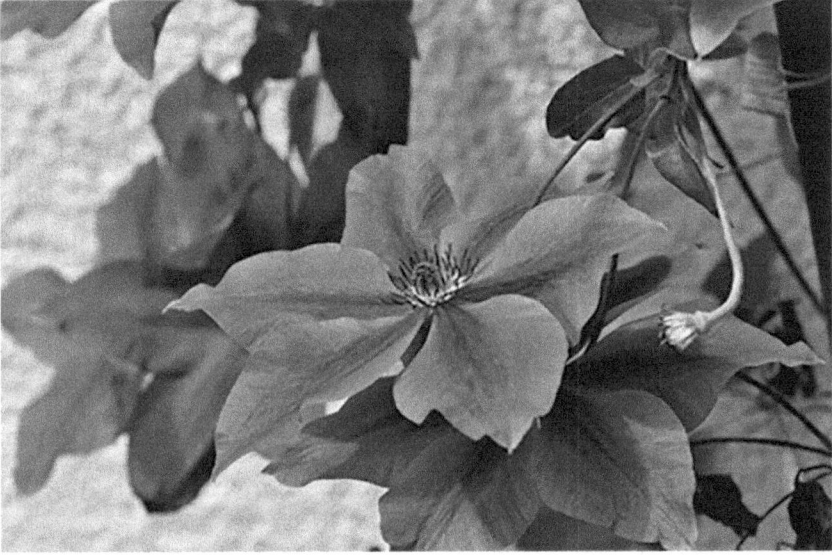

Estas enredaderas vigorosas, leñosas y trepadoras tienen un tallo frágil cuando son jóvenes. La gente cultiva la "Reina de los escaladores" en enrejados y paredes durante el verano para agregar variedad y color al jardín y los espacios abiertos. También hay variedades de floración invernal de hoja perenne y los nombres comunes incluyen alegría del viajero, barba de anciano, enramada de virgen, vid en florero y flor de cuero. Pertenecen a la familia Ranunculaceae.

Descripción
La clemátide tarda hasta tres años en desarrollar un sistema de raíces fuerte. Por tanto, el crecimiento seguirá siendo lento durante los dos

primeros años. Las hojas son opuestas y comprenden tallos de hojas y folíolos que se enrollan alrededor de las estructuras para soporte. Las variedades que crecen en climas fríos son de hoja caduca, mientras que las de climas más cálidos son de hoja perenne.

Las flores tienen una variedad de formas, según la especie. Incluyen en forma de estrella, semidoble, doble, simple, tubular, en forma de tulipán, en forma de campana y en forma de campana abierta. La mayoría de ellos tienen menos de 3 pulgadas de tamaño, mientras que algunos pueden medir hasta 8 pulgadas de ancho. El color varía de rojo, blanco y morado oscuro a rosa y azul.

Hábitat y Distribución

Podemos encontrar esto creciendo de forma nativa en regiones templadas del hemisferio norte. Rara vez crecen en regiones tropicales.

Toxicidad

Las plantas de este género contienen compuestos y aceites esenciales que son muy irritantes para las mucosas y la piel. Esta sustancia es muy tóxica y puede provocar hemorragias en el tracto digestivo si se ingiere en grandes cantidades.

Utilizar

Usado en pequeñas cantidades, el extracto de la planta puede curar las migrañas. También ayudará a tratar los trastornos nerviosos. La gente también lo usa para tratar infecciones de la piel. Los extractos muestran actividad antifúngica y antibacteriana. Puede usarlos para actividades antiinflamatorias y de cicatrización de heridas.

Lluvia Dorada - Cassia fistula (Fabaceae)

Esta planta ornamental es la Flor Nacional de Tailandia. Lo puedes encontrar en muchos jardines y lugares públicos porque embellecen los alrededores. El color amarillo brillante de las flores se suma al esplendor de cualquier entorno. Otros nombres para esta planta son el árbol de la pipa de pudín, la lluvia dorada, el laburnum indio y la casia purificadora. Este hermoso árbol tropical también tiene el nombre de Amaltas. Pertenece a la familia de las Fabaceae.

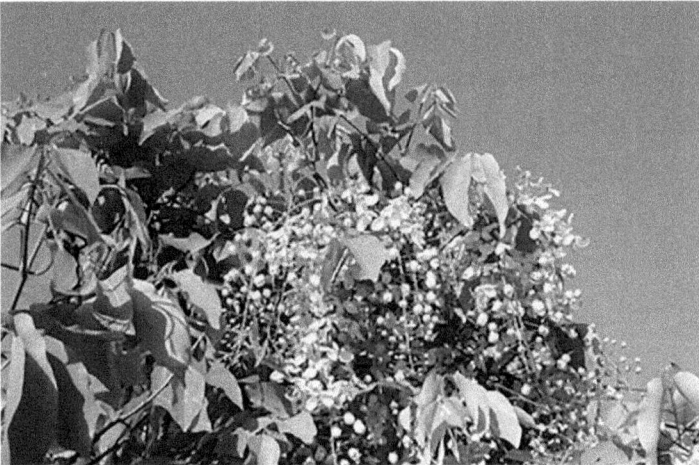

Descripción

Este árbol ornamental con un tronco rojo y duro puede crecer hasta 40 pies de altura. La corteza del tallo, lisa, delgada y de color gris pálido, se vuelve marrón oscuro y áspera cuando el árbol envejece. Las hojas dispuestas en espiral son alternas y paripinnadamente compuestas. Las hojas de 30-40 cm de largo tienen una disposición pinnada de 3-8 folíolos ovados emparejados de 7.5-12 cm de largo y 2-5 cm de ancho. Ocurren en racimos terminales que caen de 30 a 60 cm de largo. Las pequeñas flores zigomorfas y vistosas son de color amarillo brillante y pentámeras.

El fruto tiene la forma de una vaina cilíndrica pendular de 60-95 cm de largo y 1.5-2 cm de ancho. Las semillas elipsoides miden 8,9 mm de largo y son de color marrón brillante.

Hábitat y Distribución

Aunque es originario del sudeste asiático, este árbol se encuentra en todas las regiones tropicales. Lo encontramos creciendo de forma nativa en el subcontinente indio. Se extiende hacia el este hasta Myanmar y Tailandia, y hacia el sur hasta Sri Lanka. El cultivo del árbol se produce en la Guayana Francesa, Guyana, Belice, Ecuador, México, las Indias Occidentales y Costa Rica.

Toxicidad

No hubo efectos tóxicos significativos en las ratas utilizadas en el estudio. Tradicionalmente, la gente usaba el extracto como laxante debido al contenido de glucósido de antraquinona. En esto, la antraquinona principal es Rhein. No hubo mortalidad en ratas cuando aumentaron los niveles de toxicidad.

Utilizar

Cassia fistula es una planta ornamental para muchos propósitos. El árbol produce carbón vegetal y combustible de buena calidad junto con madera pesada y dura. Lo utilizan para hacer ruedas, postes, implementos agrícolas y muebles. También obtenemos colorantes y taninos de la corteza. Las ramitas del árbol Golden Shower son un excelente material forrajero. Las flores y las hojas dan extractos con actividad antibacteriana. La pulpa de la vaina es un laxante suave.

Orejas de elefante - Caladium (Araceae)

La planta del Corazón de Jesús, Caladium, tiene hojas llamativas y coloridas en forma de corazón con combinaciones de colores que van desde el rojo y el blanco hasta el rosa y el verde. Prosperan en condiciones climáticas cálidas y húmedas y prefieren condiciones de sombra total a parcial. Tienen nervios centrales de colores prominentes, márgenes y patrones contrastantes, que incluyen venas rayadas y moteadas. El nombre común de esta planta es Elephant Ears. La gente también la llama la planta de Suegra y Alas de Ángel. Pertenece a la familia Caladieae.

Descripción

Las hojas se encuentran en pecíolos largos ya que no tienen tallos. Hay dos tipos principales de formas para las hojas: forma de corazón completo y forma de semi corazón. La primera variedad de hojas de fantasía es más común. Las plantas crecen silvestres hasta una altura de 40-90 cm con hojas de 16 cm de largo y 47 cm de ancho. Las frutas son bayas con muchas semillas.

Hábitat y Distribución

El Caladium es originario de América del Sur y Central. Crecen en las orillas de los ríos y en bosques abiertos y se vuelven inactivos durante la estación seca. En la India, muchas islas costeras y partes de África, crece como una especie introducida.

Toxicidad

Todo en el Caladium es tóxico cuando mastica o traga esta planta. Los síntomas incluyen ardor intenso y doloroso con hinchazón de la garganta, lengua, boca y labios. También verá una salivación intensa. La irritación gástrica está presente junto con una picazón intensa, que puede provocar dermatitis.

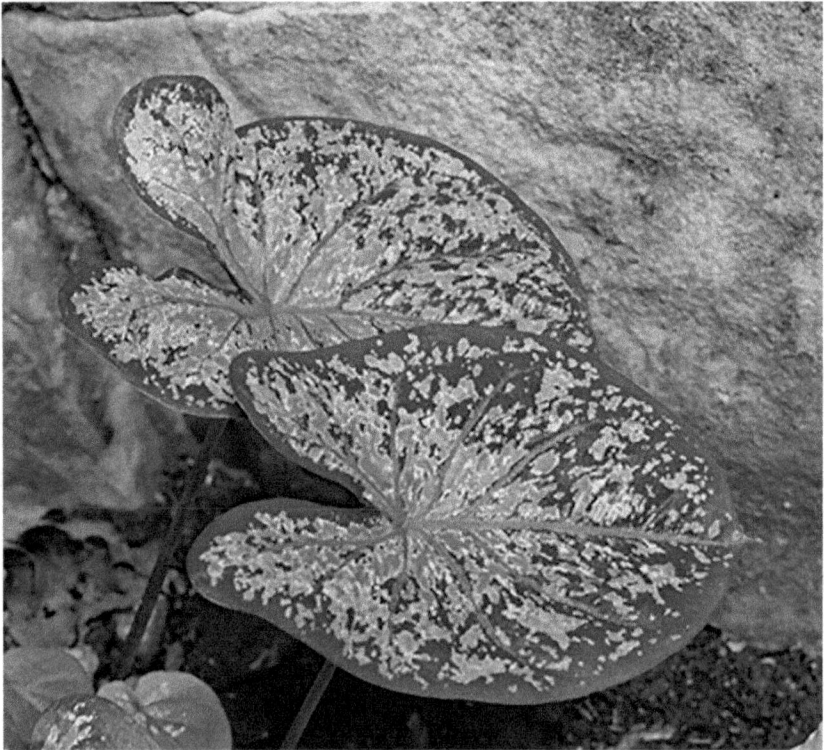

Utilizar

La gente usa el Caladium como los bordes de una pasarela o embellece un rincón del jardín. Esta confiable planta de ropa de cama de verano es la respuesta ideal para embellecer los espacios alrededor de su casa. Polvo del tubérculo para tratar las imperfecciones de la piel del rostro. Bañe a los niños en agua dulce a la que ha agregado hojas de Caladium maceradas para curar enfermedades. El enema elaborado con el jugo de los tallos ayuda a expulsar los gusanos redondos. Puede expulsar las alimañas de las plantas del ganado utilizando hojas trituradas.

Belladona - Atropa belladonna (Solanaceae)

Esta hierba alta y tupida es muy venenosa, cuyas raíces y hojas nos dan medicina. Llamada Belladonna o "Bella dama", las damas en Italia lo usaban para agrandar sus pupilas. Pero esta práctica fue peligrosa. La familia de las solanáceas incluye berenjenas, patatas y tomates. Otro nombre para esta planta es mora mora mortal.

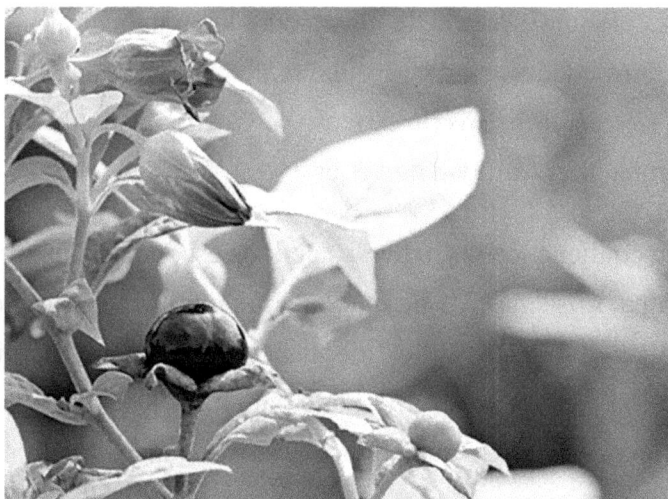

Descripción

Este es un arbusto herbáceo perenne ramificado que crece a partir de un patrón carnoso. Las plantas alcanzan una altura de 2 metros y las hojas ovadas miden 18 cm de largo. Las flores de color púrpura opaco tienen una fragancia tenue y tienen forma de campana y tienen matices verdes. Los frutos de esta planta son bayas de 1,4 cm, verdes en las plantas jóvenes y marrones cuando la planta madura. Las bayas contienen un alcaloide tóxico, pero los animales las consumen y dispersan sus semillas por todo el lugar.

Hábitat y Distribución

Atropa belladonna crece de forma nativa en el norte de África, el sur, el este y el centro de Europa, el Cáucaso, Irán y Turquía. También lo verá crecer en Gran Bretaña, Suecia y partes de América del Norte.

Toxicidad

Dado que la belladona es una de las plantas más tóxicas que existen, consumir cualquier parte de la planta dará lugar a muchos problemas como enfermedades cardiovasculares, complicaciones durante el embarazo, trastornos psiquiátricos y gastrointestinales. La raíz contiene una gran cantidad de veneno.

La toxina contiene los ingredientes activos escopolamina, atropina e hiosciamina. Los síntomas de intoxicación incluyen sensibilidad a la luz, pupilas dilatadas, dolor de cabeza, tambaleo, pérdida del equilibrio, visión borrosa y dificultad para hablar. La toxina altera el sistema nervioso y evita que controle las actividades involuntarias.

Utilizar

Las mujeres usan el extracto de la planta de belladona para agrandar sus pupilas, ya que esto las hace lucir atractivas. La gente lo usa como suplemento dietético. Otro uso es para tratar resfriados.

Amapola mexicana - Argemone mexicana (Papaveraceae)

Esta planta venenosa resistente es tolerante a las malas condiciones del suelo y la sequía. El látex amarillo brillante que produce es venenoso para los animales que pastan. La planta anual tiene tallos y hojas espinosos. Otros nombres son cardo / cardo Santo, cardo floreciente, amapola espinosa mexicana y amapola mexicana y pertenece a la familia Papaveraceae.

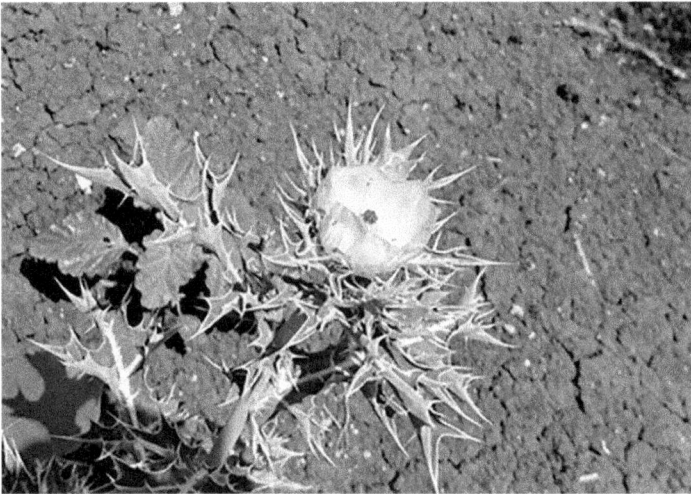

Descripción

La amapola espinosa es una planta anual / perenne ramificada, erecta. Sus primeras hojas son simples, de nervaduras verdes y dispuestas en roseta y también son blancas, sésiles y alternas. La hoja mide 6-8 cm de largo y 1 cm de ancho y termina en una espina corta. El tallo pálido y verdoso es liso y de oblongo a cilíndrico y las hojas son simples, sésiles y de color alterno y azul verdoso. Son de color azul verdoso, gruesos y correosos. Su forma es obovada, pinnada, lobulada de 6-20 cm de largo y 3-8 cm de ancho.

Tiene flores de 4-7 cm, solitarias sésiles, terminales o axilares, de color amarillo brillante y 6 pétalos redondos de color amarillo brillante. Las frutas son cápsulas ovoides, divididas en cinco cámaras. Hay muchas semillas, cada una de 1,72-2 mm por 1,5 mm.

Hábitat y Distribución

Prefiere los suelos secos y puedes verlos crecer en los bordes de las carreteras. Crece de forma nativa en América tropical. En África, crece en el norte, este y sur.

Toxicidad

Argemone mexicana se parece a las semillas de mostaza, por lo que existe el peligro de adulteración. Todo en la planta es tóxico, incluidas las semillas. El ganado se envenena al comer las hojas secas y las aves de corral tienen muchas muertes al comer las semillas. El aceite de la semilla es tóxico y causa un dolor intenso en todo el cuerpo. También provoca diarrea y fiebre.

Utilizar

Esta planta es una maravillosa planta decorativa. La gente usa este extracto de planta para tratar verrugas y heridas.

Lirio flamenco - Anthurium (Araceae)

La característica sobresaliente del Anthurium es su espata de flores de colores brillantes. Es una planta de follaje popular muy adecuada para iluminar los interiores de una casa o una tienda minorista. Las flores de anturio son muy limpias y no ensucian el agua en que las pones. Todas las partes de la planta son venenosas si se ingieren. Los otros nombres de esta planta incluyen Tail Flower, Flamingo Lily, Laceleaf y Painted Tongue y pertenece a la familia Araceae.

Descripción

La forma de la hoja de Anthurium es variable y a menudo está agrupada. Pueden ser epífitas o terrestres. En la inflorescencia se encuentran pequeñas estructuras florales masculinas y femeninas. Las flores están en el espádice en densas espirales. El espádice en sí permanece alargado como una espiga, pero también puede tener forma de garrote o de globo. La espata se encuentra debajo del espádice y tiene forma de lanza en muchas especies. Puede tener una curva o permanecer plano mientras cubre el espádice como una capucha. Las frutas son bayas jugosas que contienen dos semillas.

Hábitat y Distribución

Esta planta es originaria de América. Lo encuentras creciendo en el Caribe y desde el norte de Argentina hasta el norte de México.

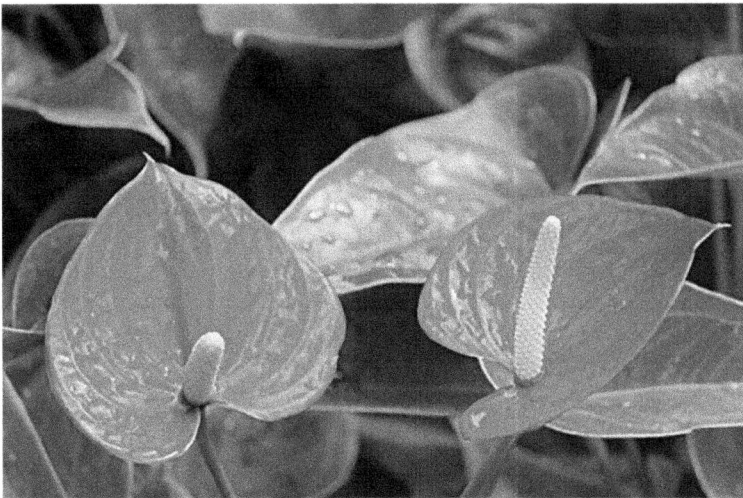

Toxicidad

Estas plantas son venenosas debido a la presencia de oxalato de calcio. Si toca la savia, irritará los ojos o la piel.

Utilizar

Utilizados como planta ornamental, propagan el Anthurium por semillas o mediante esquejes.

Amarilis (Amaryllidaceae)

Amaryllis es una maravillosa bombilla de interior fácil de cultivar y disponible en muchos colores. No necesitan ningún tratamiento especial y crecen bien en interior. Los nombres comunes para las flores de este género incluyen lirio de Jersey, lirio de belladona, lirio de Pascua, Amarillo y dama desnuda. Tienen el nombre de lirio debido a su forma y hábito de crecimiento. Esta planta pertenece a la familia Amaryllidaceae.

Descripción

El tamaño de los bulbos es de 5-10 cm, y el tamaño de las hojas verdes en forma de correa es de 32-52 cm de largo y 2-3 cm de ancho en dos filas. Dos tallos sin hojas emergen de cada bulbo y crecen hasta 30-60 cm. En la parte superior de estos tallos, vemos 2-12 hojas en forma de embudo. La flor tiene un tamaño de 6-10 cm con seis tépalos dispuestos en dos filas, tres en la fila interior y tres en la fila exterior. El color habitual es el blanco con vetas violáceas. Otros colores son el rosa y el morado.

Hábitat y Distribución

Esta planta es originaria de las regiones cálidas de América del Sur y también se ve en el Caribe. El género también es originario de Sudáfrica.

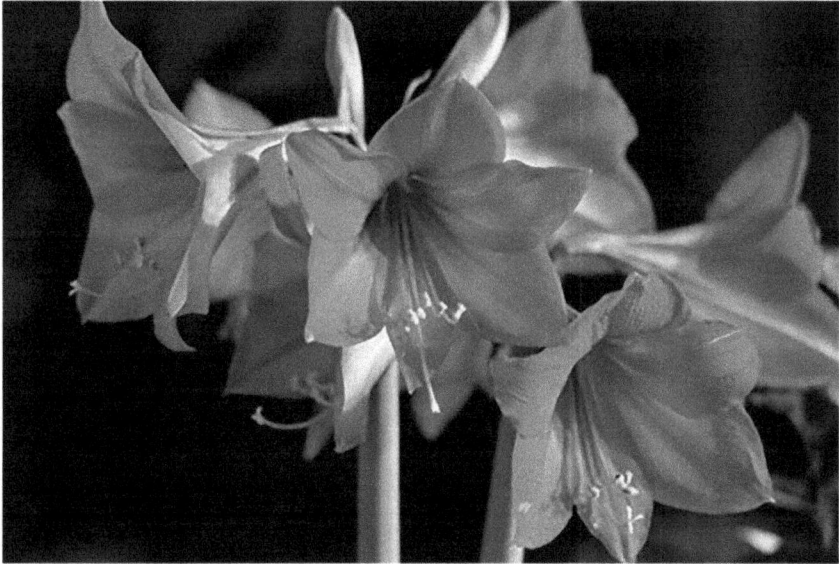

Toxicidad

Todas las especies de este género son tóxicas para los humanos si se ingieren. Los síntomas de intoxicación incluyen exceso de saliva, dolor abdominal, temblores, vómitos, diarrea, dolor abdominal y los efectos a largo plazo de la intoxicación incluyen pérdida de apetito y depresión.

Utilizar

La gente lo usa como plantas en macetas para decorar los interiores. La luz solar brillante e indirecta ayuda a las plantas de interior, mientras que la sombra parcial o total ayuda a las plantas de exterior.

Jessamine de floración nocturna - Cestrum nocturnum

Las flores tubulares blancas de esta planta florecen por la noche, liberando el aroma del perfume que se extiende a una distancia de 300 pies o más. Esto la convierte en la planta con el aroma más fuerte. Los otros nombres para esta planta son Night Jessamine, Lady of the Night, Night Queen, Galan de Noche, Night Blooming Jessamine, Night Jasmine, Queen of the Night, Night Blooming Cestrum y Dama de Noche. Pertenece a la familia de las solanáceas. Eso también se conoce como la familia de la papa o las solanáceas.

Descripción

Los tallos son pubescentes (tienen pelo fino) y flexibles (se doblan y se entrelazan) con ramitas más pequeñas que muestran más pelo. Las hojas elípticas, largas y lanceoladas miden 10-14 cm de largo y 4-7 cm de ancho. Son brillantes y lisos y tienen márgenes uniformes. Encuentra pelo fino en la superficie inferior de la nervadura central.

Las flores se encuentran al final de las ramas en densos racimos. Emergen en las uniones de hojas y ramitas, lo que da como resultado una densa multitud de hojas y flores. Las flores tubulares de color blanco verdoso se dividen en cinco pétalos o triángulos puntiagudos en la parte superior del tubo.

La parte tubular de la flor mide 2-2,5 cm de largo. Una vez abierta por la noche, la flor mide 1-1,3 cm de ancho. El tubo floral contiene las anteras y el estambre. Las frutas son bayas, verdes al principio, luego se vuelven blancas.

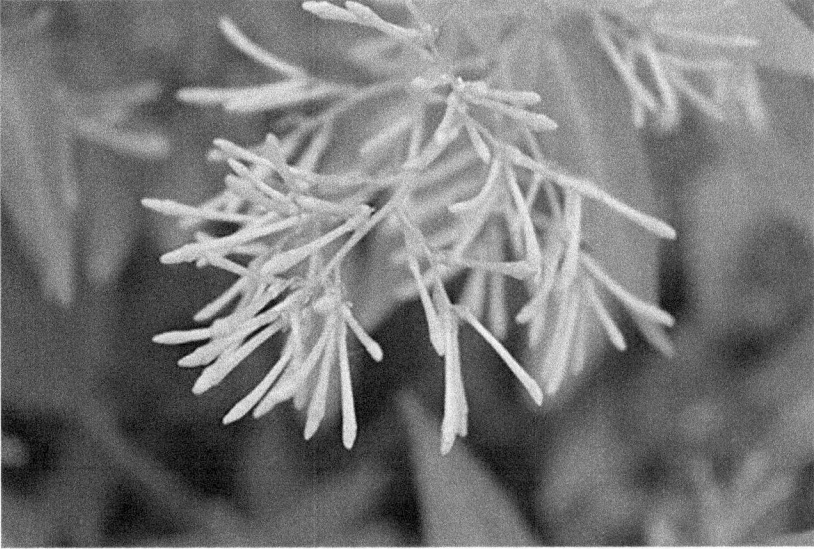

Hábitat y Distribución

Vemos que esto crece en muchas islas del Pacífico. Está naturalizado en muchas regiones tropicales y subtropicales del mundo, incluidas Nueva Zelanda, Australia, el sur de los Estados Unidos, el sur de China y Sudáfrica.

Toxicidad

Todas las plantas de la familia de las solanáceas son tóxicas debido a la presencia de solanina. Este es un alcaloide que causa problemas respiratorios si huele el olor. Si lo ingiere, experimentará síntomas febriles. Puede experimentar dolor de cabeza, irritación de garganta y nariz y náuseas. Se debe al ácido clorogénico presente en algunas variedades.

Utilizar

Night Jasmine es una planta de interior cultivada por su dulce fragancia. Es una buena planta de cobertura entre casas.

Ciruela San Vicente - Gliricidia sepium (Fabaceae)

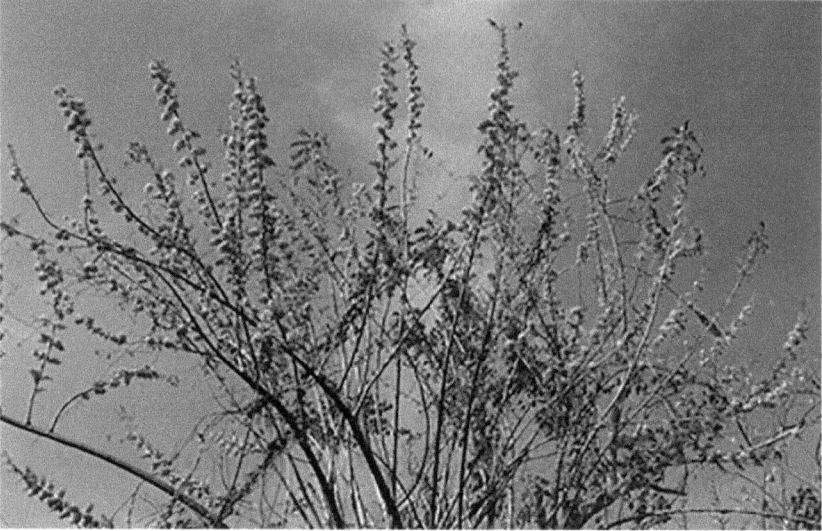

Este pequeño arbusto o árbol tiene una copa abierta. La gente lo cultiva como árbol de soporte y sombra. Tiene muchos nombres que incluyen palo rápido, ciruela San Vicente, Gliricidia, madre del cacao, lila mexicana, sombra de cacao nicaragüense, árbol de hierro y vara de Aarón. Pertenece a la familia de las Fabaceae.

Descripción

El pequeño árbol que crece hasta 10-12 m tiene una corteza lisa. El color gris blanquecino puede cambiar a un color granate intenso. Las flores florecen al final de las ramas que no tienen hojas. La vaina del árbol de 10-15 cm de largo es verde cuando es joven y se vuelve marrón amarillenta cuando madura. Tiene 4-9 semillas marrones.

Florece de forma intermitente muchas veces al año. Tienen flores de color lila o rosa brillante dispuestas en racimos que se agrupan. Las vainas de los frutos miden 10-18 cm de largo y 2 cm de ancho con 8-10 semillas.

Hábitat y Distribución

Crece de forma nativa al norte de México y Costa Rica en América Central. También crece en el norte de Sudamérica.

Toxicidad

La corteza en polvo, las semillas y las hojas son tóxicas para los humanos. Las hojas son tóxicas para los caballos y los perros. Las cabras y las vacas no se ven afectadas. Existe evidencia limitada de toxicidad para las condiciones normales de alimentación del ganado.

Utilizar

La gente lo usa como árbol de sombra para cultivos de plantaciones como el café. Hoy en día, sirve para muchos otros propósitos, como leña, forraje, cercas vivas, veneno para ratas, cultivos intercalados y abono verde. Durante el cultivo de arroz, las hojas de gliricidia se aran en el suelo. También sirve para estabilizar el suelo. Para envenenar a las ratas, la corteza en polvo se mezcla con arroz y se deja para que las ratas la coman.

Poinsettia salvaje

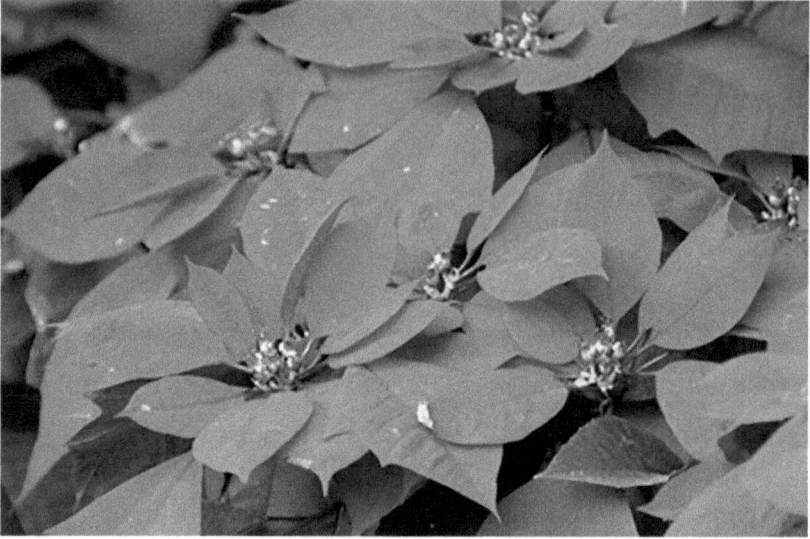

Conocida por su follaje rojo y verde, la poinsettia es una anual erecta con un tallo fuerte sin ramificar. Estos son arbustos o árboles pequeños que son muy tóxicos, por lo que las mascotas y los niños no deben acercarse a ellos. También se conocen con el nombre de Fuego en las montañas, planta de Kaliko, algodoncillo, espuela pintada, hoja pintada y euforbia pintada. Pertenece a la familia de los espolones (Euphorbiaceae).

Descripción

Las hojas alternas de tallo largo son de forma variable. Puede ser oblongo con lóbulos o muy lineal y con algunos dientes. Cerca de la inflorescencia, algunas de las hojas serán opuestas en tallos muy cortos. Tiene un color verde medio en la parte superior y en la parte inferior es un tono más pálido con cabello fino blanquecino. En la parte superior del tallo, se encuentra la inflorescencia. Las flores de

Euphorbia son únicas porque las flores se agrupan dentro de un cyathium. Las glándulas de néctar se forman en la base con apéndices abocinados hacia afuera que hacen que la flor parezca una taza. Tiene un tamaño de solo ⅛ de pulgada. Encontramos el tallo del cyathium que surge del centro del cyathium. Tiene un ovario con tres lóbulos y emergen tres estilos divididos. Tiene tres semillas marrones ovaladas.

Hábitat y Distribución

Ocurre en claros rocosos y praderas de arena, a lo largo de arroyos en las barras de grava, bosques rocosos y bordes de carreteras. La flor de pascua silvestre está esparcida por todo Illinois. Prefiere zonas alteradas. También puede verlo en el sur de Florida, México y en todo el sur de los Estados Unidos. La encuentras cultivada como planta ornamental en el sudeste y sur de Asia. En Tailandia e India, se considera una maleza.

Toxicidad

Las personas sensibles al látex mostrarán reacciones fuertes como anafilaxia y dermatitis. El jugo de látex también puede tener efectos cancerígenos. Se cree que la toxicidad se debe a una resina.

Utilizar

La gente lo usa en exhibiciones florales durante la Navidad debido a su color rojo brillante. Aunque las personas saben que es tóxico, lo usan para diversas aplicaciones médicas, incluida la producción de leche materna, el tratamiento de la fiebre y el aborto. También ayuda a inducir el vómito, mata las bacterias y el dolor.

Hierba del diablo - Datura Stramonium (Solanaceae)

Bien conocida en los círculos de hierbas medicinales, Datura Stramonium es venenosa si se ingiere en grandes cantidades. Esta maleza muy extendida está presente en más de 100 países. Los nombres comunes son hierba del diablo, trompeta del diablo, hierba carmesí, manzana espina común, flor de luna, campanas del infierno, pepino del diablo, rebaba espinosa, datura, hierba loca, hierba apestosa y hierba de Jamestown. Pertenece a la familia de las solanáceas.

Descripción

Esta hierba anual se ramifica libremente con un olor fétido. Crece hasta 64-145 cm de altura con un tallo robusto y erecto. La raíz es blanca, fibrosa y gruesa y las hojas son lisas, de color amarillo verdoso, dentadas, de 8-20 cm de largo y onduladas irregularmente. La flor es solitaria y en forma de trompeta con cinco lóbulos blancos o lavanda en la parte superior. Son fragantes y abiertos por la noche.

La cápsula de semillas tiene forma de huevo o está cubierta de espinas y tiene cuatro cámaras llenas de semillas.

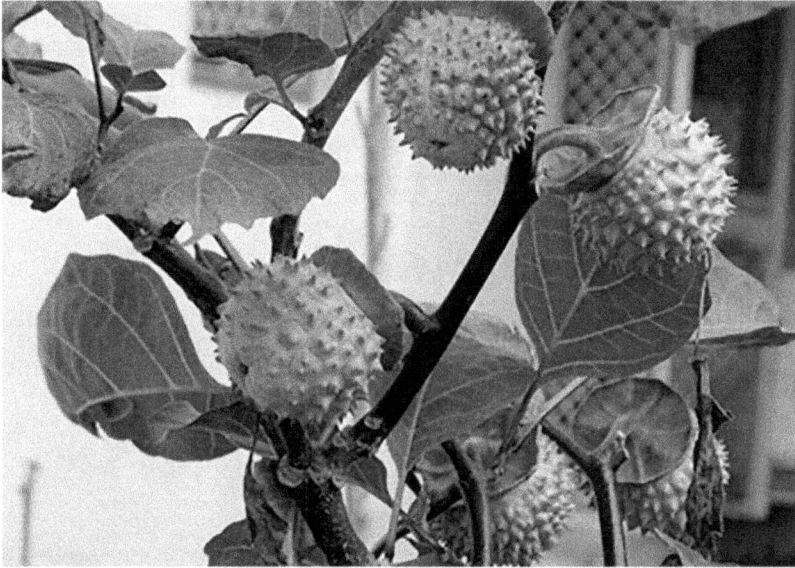

Hábitat y Distribución

La hierba de Jimson favorece el clima más seco y la luz solar. Por lo tanto, puede encontrarlo en corrales, pastos, campos, terrenos baldíos, ferrocarriles, bordes de caminos y áreas cultivadas. Es originaria de América del Norte. También puedes verlo en Centro y Sudamérica.

Toxicidad

Todas las plantas de Datura tienen niveles muy altos de alcaloides tropano, incluidos hiosciamina, escopolamina y atropina. Son anticolinérgicos o delirantes. El riesgo se debe a una sobredosis. Muchos de los que lo usan con fines recreativos se envenenan. La intoxicación por Datura producirá taquicardia, hipertermia, alucinaciones, delirio, midriasis severa, retención urinaria y comportamiento extraño.

Antídoto

Para casos graves de intoxicación, la fisostigmina intravenosa resultará útil.

Utilizar

La datura sirve como medicina y la gente fuma de forma recreativa también. Históricamente, lo usaban como analgésico al colocar huesos. Para los chinos, era un analgésico para usar durante la cirugía.

Allium (Amaryllidaceae)

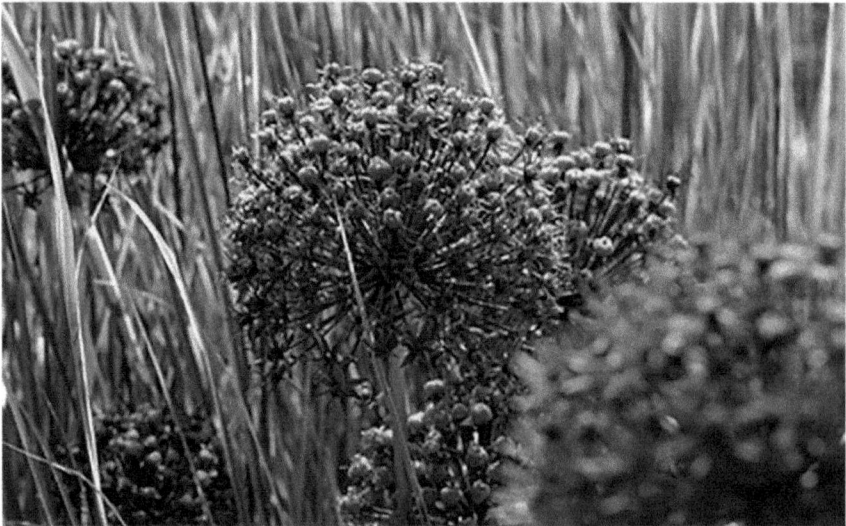

Hay cientos de especies en este grupo, e incluyen ajo, cebolla, cebollino, puerro, chalota y cebolleta. Describieron Allium por primera vez en 1753, y antes de eso, los griegos habían hecho referencias al olor del ajo. Allium es el único género de las Allieae que se encuentra en la familia Amaryllidaceae. Existe un polimorfismo considerable porque se adaptan a diferentes condiciones de cultivo. Los alliums crecen en muchos tonos de rosa, azul, rojo y blanco, razón por la cual tanta gente los cultiva en sus jardines. Pertenecen a la familia Amaryllidaceae.

Descripción

Todas las plantas de esta familia tienen bulbos subterráneos. Las tiras o hojas en forma de lanza agrupadas en la base del tallo se alternan a lo largo del tallo. Las flores tienen de tres a seis pétalos y tantos sépalos y los frutos son bayas carnosas o cápsulas secas. Muchos jardines de flores ornamentales cuentan con Amaryllidoideae, la subfamilia más grande de este grupo. El narciso, la campanilla blanca y el lirio belladona son algunos ejemplos de plantas de este grupo.

En la subfamilia Allioideae, vemos muchos cultivos alimentarios como ajo, cebolla, cebollino y puerro. African Lily es una de las plantas del tercer grupo Agapanthoideae de esta familia.

Hábitat y Distribución

Los 73 géneros de plantas distribuidos en 1.600 especies, prefieren las regiones tropicales y subtropicales. Estas plantas son nativas de América del Norte y Asia Central. También encontrará diferentes variedades de esta familia que crecen en Australia, América del Sur y Sudáfrica.

Toxicidad

Los seres humanos pueden consumir Alliums sin preocuparse, pero son tóxicos para gatos y perros.

Utilizar

Muchas de estas especies de plantas encuentran uso como planta de borde ornamental en el jardín.

Croton betulinus (Euphorbiaceae)

Este miembro de la familia spurge produce flores extensas. Los nombres comunes de esta planta incluyen croton y junco y la gama de plantas se extiende a arbustos y árboles. También se le conoce como croton de hoja de haya. Pertenece a la familia Euphorbiaceae.

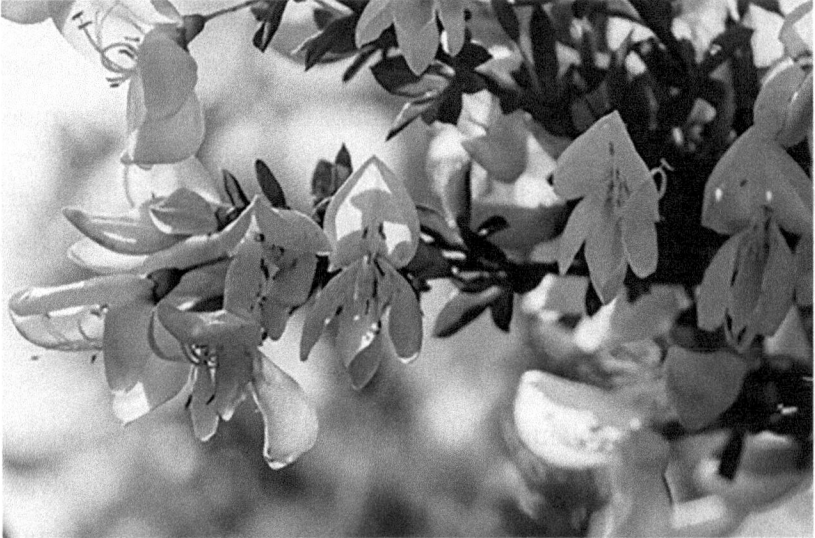

Descripción

Este arbusto o árbol pequeño incluye muchas variedades con diferentes características. Debido a sus habilidades mutativas, a menudo se vuelven invasivas. El crecimiento joven es sub-glabro a moderadamente pubescente. La longitud de la hoja varía con las láminas de las hojas de 10 a 45 cm de largo y de 1,5 a 10 cm de ancho. Son de forma variable obtusa a aguda. En el ápice, a veces es aristato. Se vuelve redondeado cuneado para atenuarse en la base. Cada cultivar tiene un color y un patrón de flores diferente.

Hábitat y Distribución

Ves esta especie creciendo en el Caribe y Florida. Crece de forma nativa en América del Norte, las zonas costeras del norte de América del Sur, el sureste de África, la costa sureste de la India y la costa este de Australia.

Toxicidad

El envenenamiento accidental por la ingestión de hojas de croton es raro debido al sabor amargo que tiene. Si lo ingiere, verá diarrea y vómitos. Si se come demasiado, el resultado puede ser fatal.

Utilizar

El aceite de esta planta es un purgante violento. Pero debido a su naturaleza tóxica, la gente ya no lo usa. Sirve como planta de jardín ornamental en muchas regiones del mundo. También ayuda a curar lesiones, estreñimiento y como vendaje líquido. La corteza de una especie ayuda a dar sabor al licor. También se utiliza como cortavientos para combatir la desertificación.

Caryota mitis (Arecaceae)

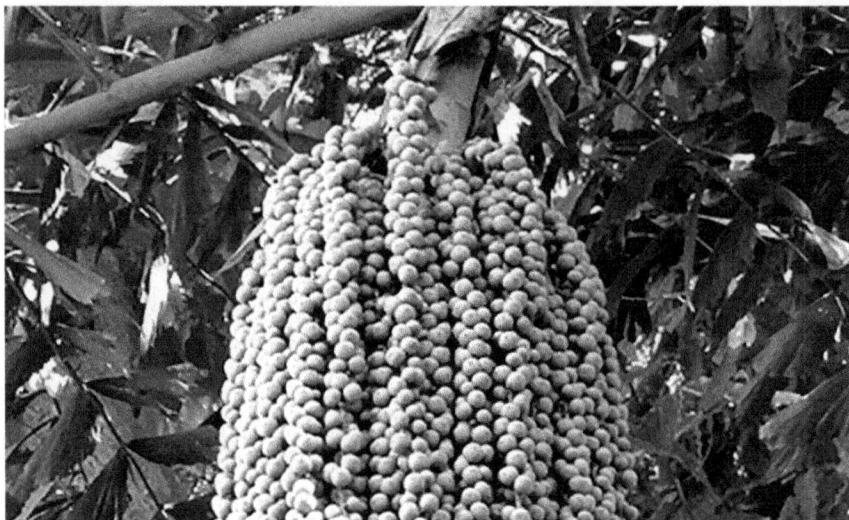

En este género de palmeras abundan los tallos agrupados y las flores de color púrpura. Una especie nos da el muy querido jaggery. También elaboran vino de palma de la misma especie. Prefiere regiones boscosas perturbadas. Pertenece a la familia Arecaceae.

Descripción

Tiene el nombre común de la palma de cola de pez agrupada. Con tallos agrupados de hasta 32 pies y 15 cm de diámetro, Caryota mitis tiene hojas de 10 pies de largo y flores de color púrpura. Los frutos son tóxicos y de color rojo intenso o morado. Cuando crecen, las palmas quedan rodeadas de cicatrices de hojas muy espaciadas. Las hojas son bipinnadas, induplicadas con folíolos colgantes de color verde opaco, mientras que los folíolos son premorales y obdeltoides. Las ramas colgantes tienen flores tanto pistiladas como estaminadas.

Hábitat y Distribución

Esta planta prefiere las zonas templadas cálidas a las tropicales. Es originario de Indochina y prefiere las regiones montañosas. Puede verlo en Vietnam, Laos, Camboya, Tailandia, Myanmar, India, Filipinas, Indonesia y Malasia.

Toxicidad

Hay una toxina en la fruta llamada oxalato cristalino. Irrita los ojos y la piel.

Utilizar

Es una planta de borde para muchos jardines y pasillos. Esta planta ornamental se suma a la belleza de cualquier jardín. Las personas también queman el pelo de las hojas de la planta para curar los trastornos de las extremidades.

Taro gigante - Alocasia macrorrhizos (Araceae)

Los tonos jaspeados de galaxias de los micorrizos de Alocasia alegrarán cualquier espacio del jardín. Tiene los nombres de taro gigante, mono, Piya, biga y alocasia gigante. Esta planta decorativa es tóxica. En Australia, se conoce con el nombre de cunjevoi. Otros nombres para esta planta incluyen Giant Taro, Upright Elephant Ear y Giant Elephant Ear. Pertenece a la familia Araceae.

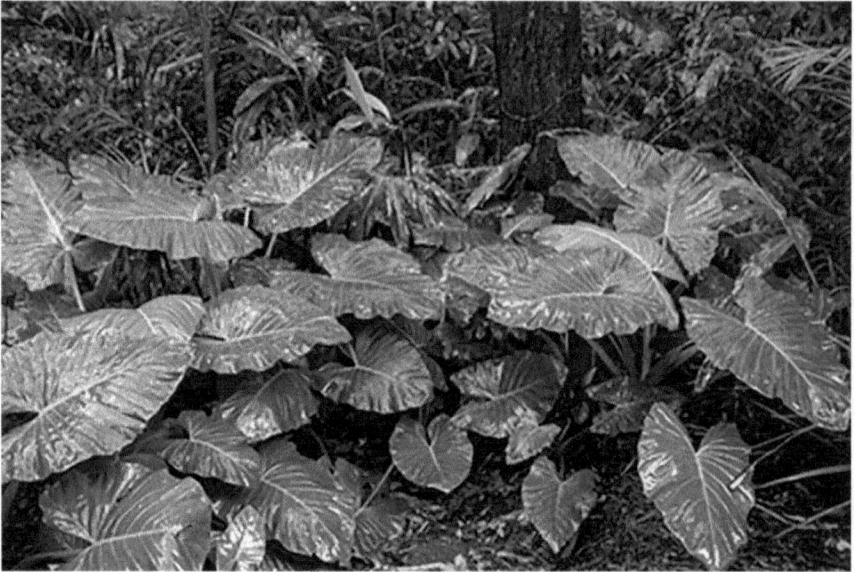

Descripción

Esta suculenta y herbácea planta puede crecer hasta 4,5 metros. Sus hojas en forma de flecha tienen lóbulos redondeados y poco profundos. Las hojas apuntan hacia arriba, formando una línea con el eje principal del pecíolo. Las hojas son casi peltadas y verdes y tienen una nervadura central visible. El tallo erguido sostiene las hojas en posición vertical y las flores son insignificantes pero fragantes, permaneciendo encerradas dentro de una franja de color verde amarillo.

Hábitat y Distribución

Crece de forma nativa en las selvas tropicales de Queensland, Nueva Guinea y la isla del sudeste asiático. La gente también lo cultiva en muchas islas del Pacífico, Filipinas y otros lugares de los trópicos. Las alocasias necesitan calor todo el tiempo. También necesita un suelo rico pero bien drenado. Riégalo a diario, pero asegúrate de que el agua no se estanque.

Toxicidad

Tiene rafuros de cristales de oxalato de calcio que irritan la piel. Si se ingiere, puede causar dolor de estómago intenso e inflamación de la lengua y la boca. Podría experimentar dolor de garganta, opresión en el pecho, labios hinchados, disfagia y obstrucción de las vías respiratorias.

Utilizar

Si lo cocinas durante mucho tiempo, puedes comerlo. El patrón es un diurético suave y laxante. Puede tratar enfermedades e inflamaciones de la piel y el abdomen. En India, ayudó en el tratamiento de la picadura de escorpión. El tallo de la planta ayuda a aliviar el dolor causado por el reumatismo y la gota.

Bígaro del Cabo - Catharanthus Roseus (Apocynaceae)

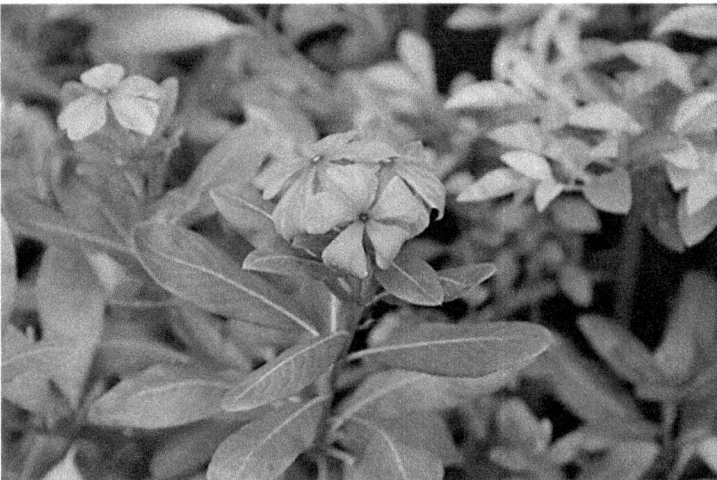

En peligro de extinción en estado salvaje, crece en jardines y parques en la mayoría de lugares del mundo. Sus semillas se dispersan con facilidad por las hormigas, el agua y el viento. Los nombres comunes son bígaro rosado, Catharanthus roseus, bígaro del cabo, bígaro rosado, vinca, bígaro rosado, solterona, ojos brillantes y bígaro de Madagascar. Pertenece a la familia de las Apocynaceae.

Descripción

Los árboles, enredaderas y arbustos de este grupo tienen látex lechoso. Es un subarbusto de hoja perenne que crece hasta 1 metro de altura. Las hojas son oblongas a ovaladas de 2,6 a 9,2 cm de largo y 1,2 a 3,4 cm de ancho. Las hojas son brillantes, sin pelo y verdes dispuestas en pares opuestos. Tienen un pecíolo corto de 0,9-1,8 cm de largo de color rojo o verde con una nervadura central pálida. El centro de la flor es rojo oscuro; los pétalos son de blanco a rosa oscuro. El tubo basal mide 2,5-3,1 cm de largo y tiene una corola de 2-5 cm de diámetro. Tiene cinco lóbulos en forma de pétalos. El fruto tiene dos folículos de 2-4 cm de largo.

Hábitat y Distribución

Es originario de Madagascar, pero ahora es una especie en peligro de extinción. Crece en bosques abiertos, matorrales, lugares arenosos a lo largo de la costa, lugares de desechos secos, vegetación de sabana y riberas de ríos. También se puede ver crecer a veces en suelos rocosos.

Toxicidad

La gente lo cultiva por su valor medicinal. Usan extractos de brotes y raíces (es venenoso) en la medicina tradicional india, Ayurveda, para tratar muchas enfermedades. Estos incluyen malaria, diabetes, linfoma de Hodgkin y leucemia.

Utilizar

Es una planta medicinal y ornamental y es una fuente de los medicamentos vinblastina y vincristina que se usan para tratar el cáncer. La gente lo cultiva a lo largo de las pasarelas como decoración.

Bahama Whitewood - Canela silvestre (Lauraceae)

Obtenemos esta especia de la corteza interior del género Cinnamomum. Este arbusto de hoja perenne tolera la sal, florece en verano y produce frutos en otoño. La madera de este árbol se conoce con el nombre de madera blanca de Bahama. Se puede conseguir en cualquier vivero local. Pertenece a la familia Lauraceae.

Descripción

Tiene vistosas flores blancas y moradas que cubren el árbol en verano. La canela crece en árboles de hoja perenne que tienen hojas de forma ovalada, frutos rojos y corteza gruesa. Solo se cosechan pequeños trozos de 0,5 mm de espesor y se descarta la corteza leñosa exterior. Esto deja que la canela de un metro de largo se enrolle en trozos más pequeños.

Este pequeño árbol tupido produce flores la mayor parte del año. La flor tiene pétalos blancos y mide 2,5 cm. Tiene hojas de forma ovalada dispuestas alternativamente. Los sacos de polen son terminales en los estambres y las flores tienen tres sépalos y 4-12 pétalos. Solo hay una abertura para el polen. Aproximadamente 2-6 carpelos se fusionan para convertirse en un solo lóculo. Los óvulos permanecen adheridos a la superficie interna de la pared del lóculo.

Hábitat y Distribución

La canela se naturaliza en todos los países del mundo. Crece de forma nativa en América tropical y Florida en regiones húmedas y sombreadas.

Toxicidad

La cumarina en la canela dañará los riñones y el hígado si se ingiere en exceso. Uno debe tener solo 0,1 mg por kg de peso corporal para estar perfectamente seguro siempre.

Utilizar

Tiene un uso como condimento y se pueden hacer muchos platos dulces y salados, botanas, comidas tradicionales, té y cereales para el desayuno. La gente también lo usa por su valor medicinal. Ayuda a dar sabor al alcohol. Puedes usarlo para envenenar peces, tóxico para los pollos y repele las cucarachas.

Laurel indio - Calophyllum (Calophyllaceae)

Este es un árbol multipropósito muy importante. Calophyllum crece en temperaturas cálidas y condiciones moderadamente húmedas. El aceite de tamanu que da es muy valioso. Los otros nombres para esta planta incluyen poon rojo, laurelwood, laurel indio, árbol de aceite de doomba indio, caoba de Borneo, playa Touriga, árbol de bolas de laurel de Alejandría, árbol de tacamahac y Touriga satinado. Pertenece a la familia Calophyllaceae.

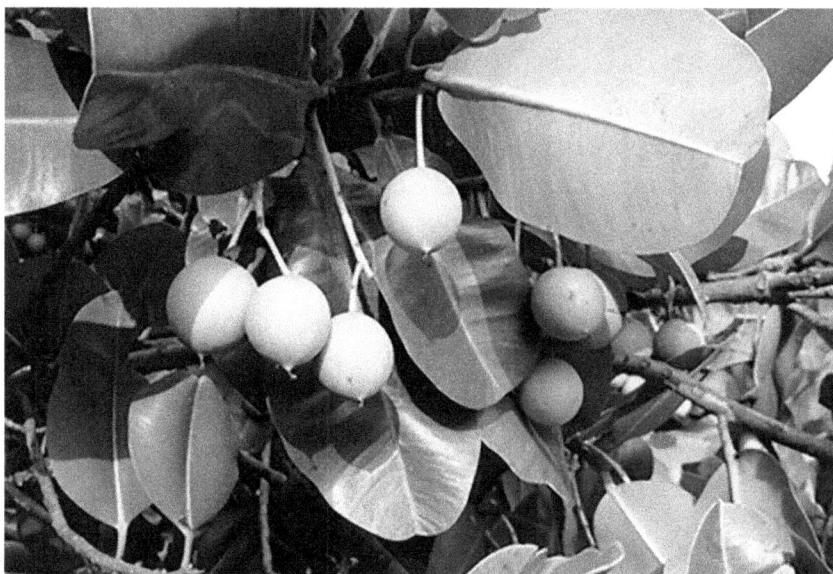

Descripción

Este es un árbol de crecimiento lento con ramas bajas. Tiene coronas irregulares y anchas y alcanza alturas de 8-20 metros. Tiene flores de 25 mm de ancho en inflorescencias paniculadas o en forma de racimo con 4-15 flores. La floración es perenne. El fruto es una drupa verde de 2-4 cm de tamaño con una semilla grande. Cuando está madura, la piel se arruga y el color cambia a rojo parduzco o amarillo.

Hábitat y Distribución

Los arbustos producen látex amarillo o blanco. Crece de forma nativa en África en Mauricio, Madagascar, Tanzania y Mozambique. En Asia, lo vemos en China, Camboya, las islas Andaman y Nicobar, India, Indonesia, Tailandia, Filipinas, Myanmar, Malasia y Japón. En la región del Pacífico, crece en Micronesia, Islas Cook, Guam, Francia y Palau. Polinesia y en Australia en Queensland y el Territorio del Norte.

Toxicidad

La savia del árbol es venenosa. La gente lo usa para envenenar a los peces. En Samoa, usan este veneno para apuntar sus flechas utilizadas en la caza. La fruta sirve como veneno para ratas.

Utilizar

La gente lo usa como usa Casuarina, como un árbol cortavientos. Ayuda a estabilizar el suelo y controlar la erosión del suelo. Puedes intercalarlo con Acacia. La madera de este árbol es valiosa ya que la gente la usa para pisos, construcción de barcos, fabricación de muebles y tallado.

Hierba de mariposa - Asclepias tuberosa (Apocynaceae)

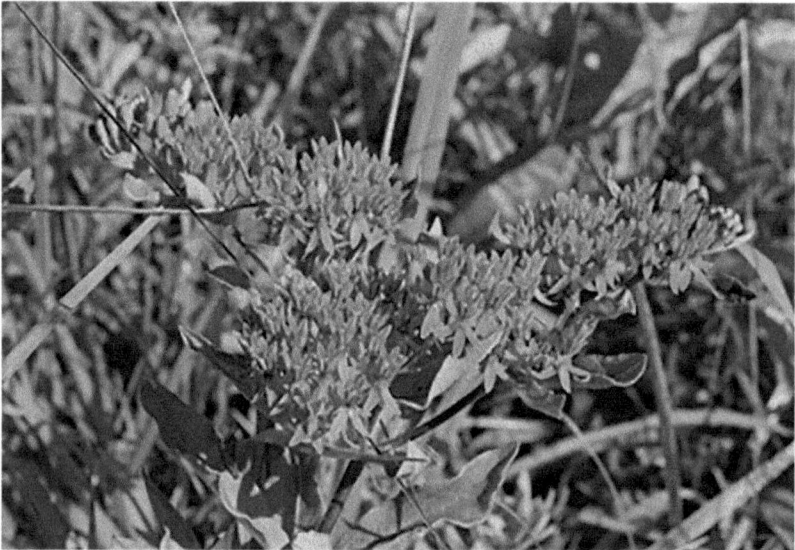

La hierba mariposa tiene características venenosas. Produce grandes cantidades de néctar que atrae a las mariposas. A diferencia de otros algodoncillos, no tiene un tallo cursi. Es la planta alimenticia de las larvas de las mariposas reina y monarca. Otros nombres de esta planta son raíz de pleuresía, algodoncillo, pincel indio, hierba de mariposa común, flor de nigua y algodoncillo de mariposa. Pertenece a la familia de las Apocynaceae.

Descripción

Esta planta perenne crece de 30 cm a 1 metro de altura. Muestra racimos de flores naranjas o amarillas que florecen desde principios de verano hasta otoño. En la naturaleza, estas flores exhiben un intenso color rojizo. Con sus coloridas umbelas y hojas en forma de lanza, dispuestas en espiral de 6-12 cm de largo y 2-3 cm de ancho. Tiene una extensión de 1-1.5 pies. Esta herbácea perenne tardará entre 2 y 3 años en producir flores.

Hábitat y Distribución

Prefieren suelos arenosos secos a gravosos. También puede verlos crecer en el margen de los arroyos. Es originaria de muchas partes de Estados Unidos y Canadá.

Toxicidad

Este género contiene alcaloides tóxicos, resinoides y glucósidos cardíacos. Los animales que pastan suelen evitarlo. Grandes dosis de esta planta, si se ingieren, pueden causar diarrea y vómitos en humanos.

Utilizar

Es una planta maravillosa para un jardín de pradera. Puedes usarlo con otras plantas ornamentales que atraigan mariposas.

Arbusto de Navidad - Comocladia dodonaea (Anacardiaceae)

Esta es una especie de árbol perteneciente a la familia del anacardo que tiene características de veneno severo. Puede encontrar este pequeño arbusto a lo largo de senderos y marquesinas abiertas. Con sus hojas de color verde oscuro, se parece al acebo. Otros nombres comunes incluyen arbusto de Navidad y ceniza venenosa. Pertenece a la familia Anacardiaceae.

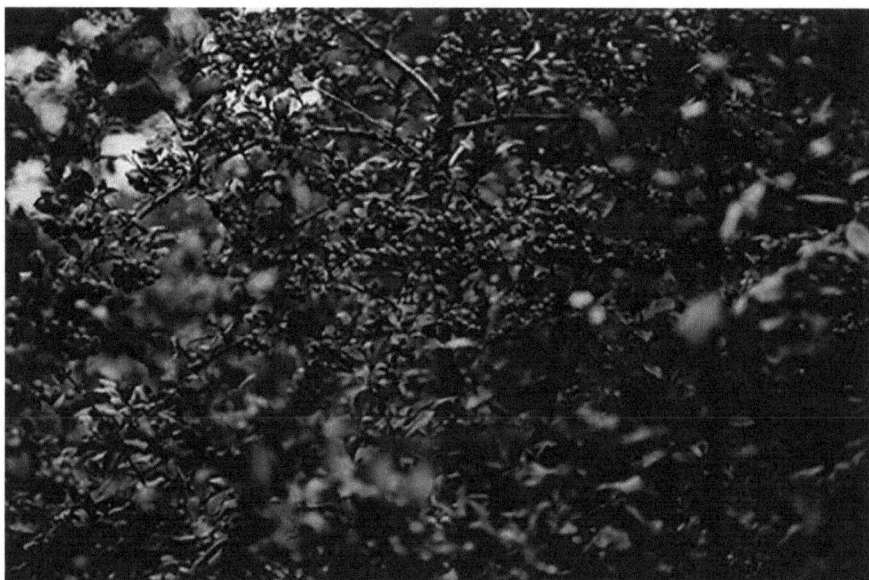

Descripción

Tiene hojas superpuestas de 1-3 cm de largo con 3-5 espinas en el nervio central y lateralmente y las flores se presentan en grupos de tres en un color rojo-púrpura. Sus frutos son de color rojo, de 1 cm de largo.

Hábitat y Distribución

Crece de forma nativa en las islas del Caribe. También lo encuentras en las estepas rusas y Granada.

Toxicidad

El veneno de urushiol es como el de la hiedra venenosa. Esta toxina está presente en la superficie de las hojas y en el látex. Irritación, hinchazón, ardor y picazón en la piel son síntomas de intoxicación. La erupción puede durar varias semanas.

Utilizar

El extracto de esta planta ayuda a aclarar los brazos y el rostro. La madera es Bastard Brazil utilizada para fines generales. Si la resina contamina las herramientas y la ropa, puede producirse una dermatitis.

Arbusto de leche - Lápiz Euphorbia (Euphorbiaceae)

Este suculento arbusto tiene ramas cilíndricas ramificadas y es tóxico si se toca su savia. Son resistentes a la sequía y toleran la luz. Tiene muchos otros nombres, como Fire Stick Plant, Rubber Hedge Plant, Pencil Tree, Pencil Cactus, Naked Lady, Milk Bush, Finger Euphorbia, Sticks on Fire, Rubber Hedge Euphorbia, Petroleum Plant, Pencil Euphorbia, Pencil bush, Milk Hedge, Indian Tree Spurge, Finger Tree y African Milk Bush. Pertenecen a la familia Euphorbiaceae.

Descripción

Tiene ramas dentadas suculentas del grosor de un lápiz. Puede crecer hasta 7 metros con ramitas longitudinales finamente estriadas de 7 mm que crecen en verticilos. Tiene hojas ovaladas de 1-2,5 cm de largo y 3-4 mm de ancho que se caen rápidamente. Vemos flores amarillas en los extremos de las ramas y los frutos son de color verde pálido con un tinte rosado.

Hábitat y Distribución

En África, crecen bien en suelos arcillosos negros y crecen de forma nativa en otros lugares del continente. También puede verlo en países tropicales como India, Filipinas, Brasil, Vietnam y Ghana.

Toxicidad

El látex lechoso provoca una picazón intensa en la mucosa y la piel. La exposición a los ojos puede provocar ceguera. Si se ingiere, provoca quemaduras en la lengua, los labios y la boca. El contacto con la piel provoca una sensación de ardor y enrojecimiento.

Utilizar

La gente lo cultiva en zonas de cría para alimentar al ganado. También pueden usarlo como cobertura.

Flor de dunas de la costa este - Helianthus debilis (Asteraceae)

Esta planta con flores que atrae a las mariposas tiene un tallo peludo y las cabezas siguen al sol durante todo el día. El color amarillo brillante agrega vivacidad a cualquier paisaje. Tiene muchos nombres comunes como East Coast Dune Flower, girasol débil, girasol de playa y girasol de hoja de pepino. Pertenece a la familia de las Asteraceae.

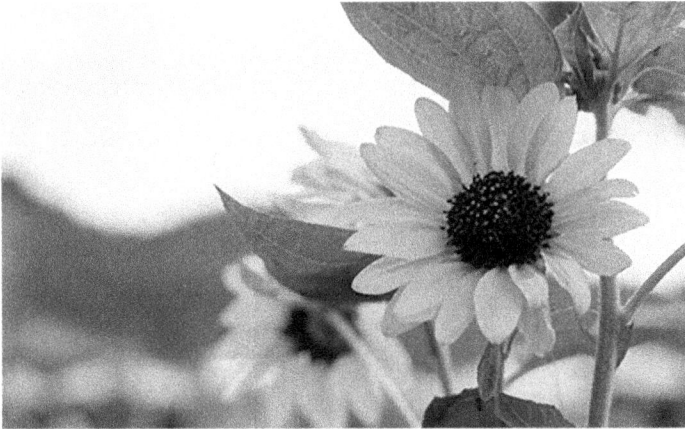

Descripción

Es una hierba anual o perenne que crece hasta los 2 metros de altura. No tolera bien el frío. Las hojas son alternas, de forma y tamaño variables. El cable más grande mide 14 cm de largo y 13 cm de ancho. La inflorescencia es una sola flor, o también puede ser de tres o cuatro cabezas. Tiene hasta 30 phyllaries en forma de lanza de 1,7 cm de largo. Tiene unos 20 floretes de 2,3 cm de largo. La cabeza está llena de floretes de color blanco, amarillo o naranja.

Hábitat y Distribución

Es originaria de los Estados Unidos y crece a lo largo de la costa del Golfo y el Atlántico. En otras partes del mundo como Cuba, Eslovaquia, Taiwán, Australia y Sudáfrica, es una especie introducida. Tolera ambientes ligeramente salados, bajos en nutrientes y suelos pobres.

Toxicidad

Existe el rumor de que los pétalos de esta planta son tóxicos. Pero eso no es verdad; no son tóxicos para perros y gatos.

Utilizar

Las flores de esta planta atraen mariposas y los frutos atraen pájaros. La gente lo usa como planta de jardín y como elemento de jardinería.

Blackjack - Bidens tripartita (Asteraceae)

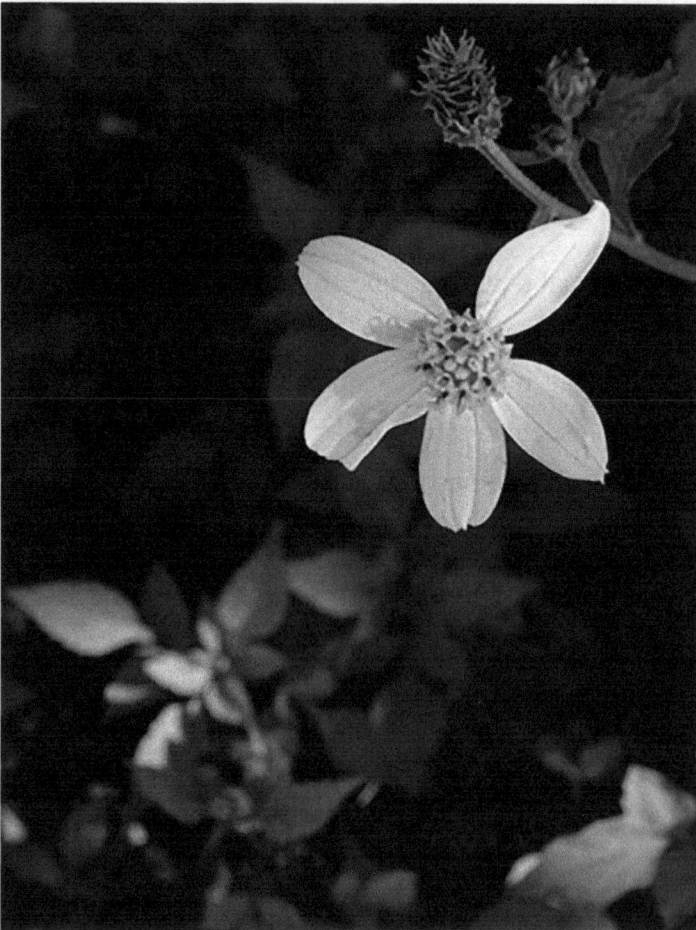

Esta especie de plantas se propaga lejos esparciendo sus semillas pegándose a la ropa. En algunas regiones, no hay suficientes mamíferos, y aquí esta planta evolucionó para extenderse flotando por el aire. Las semillas de esta planta tienen púas, y esa es la razón de los muchos nombres que tiene.

Tiene muchos nombres como blackjack, beggarticks, stickseeds, pinzas de zapatero, girasoles de garrapatas, agujas españolas y caléndula. Otros nombres para esta planta son beggarticks frondosos, beggarticks de tres partes, caléndula trífida y beggarticks de tres lóbulos. Pertenece a la familia de las Asteraceae.

Descripción

Esta planta herbácea tiene hojas triples y crece hasta 30-100 cm. Es una planta de floración anual con flores amarillas que se acumulan en los extremos de las ramas en cestas de inflorescencia. La fruta tiene ganchos que se adhieren a la ropa o al pelo del animal. Contiene aceites esenciales, vitamina C, caroteno, moco y oligoelementos cobre, cromo y hierro.

Hábitat y Distribución

La planta se encuentra en todo el mundo en regiones tropicales y templadas cálidas. Puede encontrarlo en África, América y Polinesia y algunas especies también se encuentran en Europa y Asia. Crece en prados y pantanos a orillas de lagos y ríos.

Toxicidad

La planta puede mostrar cierta toxicidad si se ingiere cruda.

Utilizar

Esta planta encuentra uso como planta de miel en muchos hogares. También sirve de alimento a orugas como la polilla noctuida. Tiene propiedades diuréticas y coleréticas y también se utiliza como medicamento para niños afectados de escrófula. Es estimulante digestivo y del apetito.

Adán y Eva - Lamium album (Lamiaceae)

Esta planta se parece a la ortiga, pero no pica, por eso la llamamos ortiga muerta. La gente usa el álbum Lamium para fabricar medicamentos. Los nombres locales de esta flor incluyen a Adán y Eva en la glorieta, flor de casco, ortiga de abeja y arcángel blanco. Pertenece a la familia de las Lamiaceae.

Descripción

Esta planta herbácea crece de 50 a 100 cm de altura con tallos verdes de cuatro ángulos. Tenemos hojas de 3-7,8 cm de largo y 2-5 cm de ancho. La forma es ancha, triangular, con un margen dentado y la base es suavemente vellosa. El pecíolo mide 5 cm de largo, mientras que las flores tienen verticilos de color blanco. Crecen en la parte superior del tallo. Las flores individuales tienen 1.3-2.8 de largo y son las favoritas de las abejas.

Hábitat y Distribución

Lo encontramos creciendo en los bordes de las carreteras y los setos. Es un nativo de Eurasia que se extiende desde Japón en el este hasta Irlanda en el oeste. También lo vemos en el norte de Escocia y Asia continental.

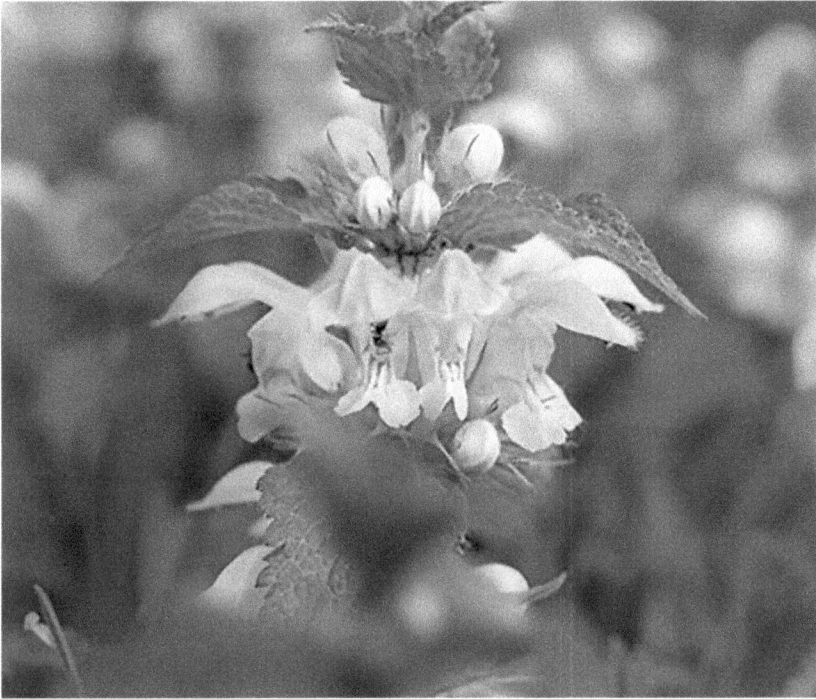

Toxicidad

Si bien para la mayoría de las personas parece seguro tomarlo por vía oral, no hay suficiente evidencia sobre la toxicidad de la planta. Podemos obtener dos glucósidos fenilpropanoides junto con quercetina y rutósido de las flores.

Utilizar

Es la fuente favorita de clorofila de algunos botánicos. También obtenemos pigmento vegetal de esta planta. En la medicina popular, lo usan para tratar el flujo vaginal y el dolor de garganta, aunque no hay evidencia documentada de su eficacia.

Boca de dragón - Linaria vulgaris (Plantaginaceae)

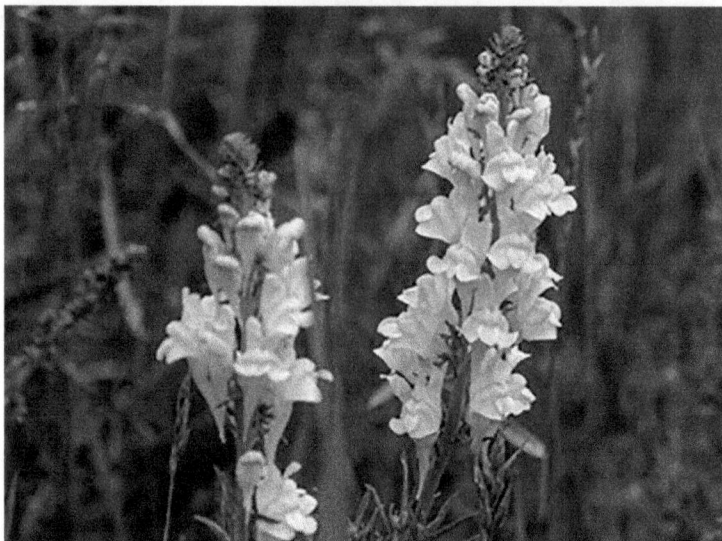

Otros nombres para esta planta son boca de dragón salvaje, mantequilla y huevos, flor de conejo, flor de mono, boca de león, abogado insolente, agalla, hierba de agalla, hierba continental, hocico de ternera, boca de conejito, pajar de conejito, hierba de novia, lino de sapo amarillo, escalera de Jacob, lino , ramsted, y toadflax común. Pertenece a la familia Plantaginaceae.

Descripción

Esta planta perenne tiene raíces extendidas con tallos erectos a decumbentes. Las hojas miden entre 2 y 6 cm de largo, son finas, filiformes y de color azul verdoso. Son de 1 a 5 mm de ancho y las flores de color amarillo pálido miden de 24 a 35 mm de largo y de color naranja en su punta inferior. Florecen en densos racimos terminales a partir de mediados del verano hasta mediados del otoño. Los abejorros visitan estas flores. El fruto tiene la forma de una cápsula globosa de 5-11 mm de largo y 4-7 mm de ancho. Tiene muchas semillas.

Hábitat y Distribución

La planta crece a lo largo de los bordes de las carreteras y las dunas, así como en las tierras alteradas y cultivadas. Crece de forma nativa en Gran Bretaña y la mayor parte de Europa, Grecia, Noruega, el este y sur de los Pirineos y el oeste de Asia.

Toxicidad

Se cree que esta planta es tóxica si se ingiere en grandes cantidades. Pero los estudios aún deben confirmarlo.

Utilizar

La gente lo cultiva para las flores cortadas, ya que duran una cantidad de tiempo notable en un jarrón. Apretar la base de la corola hará que la planta "hable". En la medicina popular, hacen un té con las hojas de la planta como laxante. También ayuda a curar la ictericia y actúa como diurético. Otras dolencias para las que se puede usar incluyen hemorroides, enfermedades de la piel, somnolencia relacionada con enteritis e hidropesía.

Lirio de vaca - Nuphar luteum (Nymphaeaceae)

Esta es una planta acuática en flor que produce flores de color amarillo brillante. Otros nombres incluyen botella de brandy, Wakas, SpatterDock, Cow Lily, Yellow Pond Lily y Yellow Water Lily y lo encontrarás en humedales y marismas. Pero también puede crecer en agua a 5 metros de profundidad.

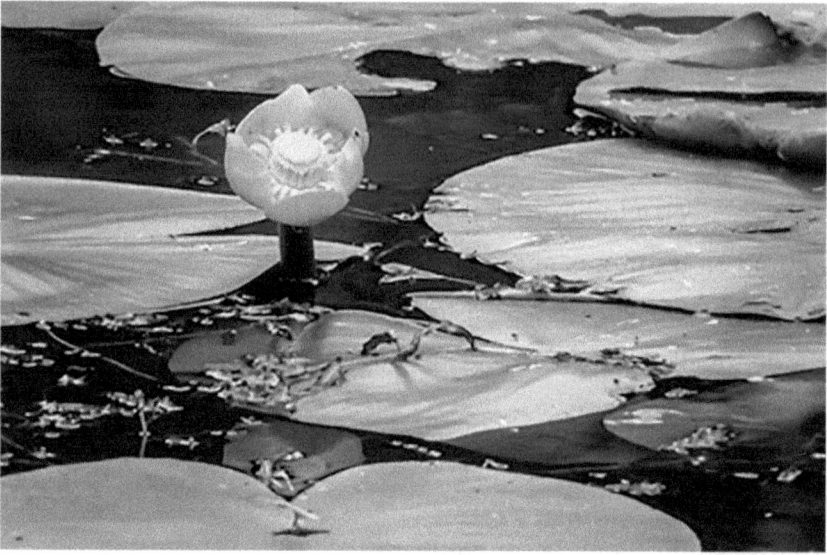

Las raíces y las hojas flotan en la superficie del agua, pero no crece bien en agua contaminada. Pertenece a la familia Nymphaeaceae.

Descripción

Esta planta acuática perenne tiene raíces carnosas. La flor es solitaria, terminal, hermafrodita de 2-4 cm de diámetro. Se mantiene por encima de la superficie del agua. Tiene de cinco a seis sépalos grandes de color amarillo brillante y muchos pétalos pequeños de color amarillo. Florece de junio a septiembre. Poco después de la floración aparece una fruta en forma de botella con muchas semillas.

Hábitat y Distribución

Lo puedes encontrar en estanques y lagos. Su área de distribución nativa es Eurasia, el este de Estados Unidos, el norte de África y las Indias Occidentales.

Toxicidad

Existe una sugerencia de que la planta es venenosa, pero no hay detalles. El resorcinol es el componente principal.

Utilizar

El té de hierbas ayuda a curar muchas dolencias, incluidos problemas cardíacos, infertilidad, presión arterial alta y digestión. También se utiliza como sedante, afrodisíaco y emoliente.

Orégano - Origanum vulgare (Lamiaceae)

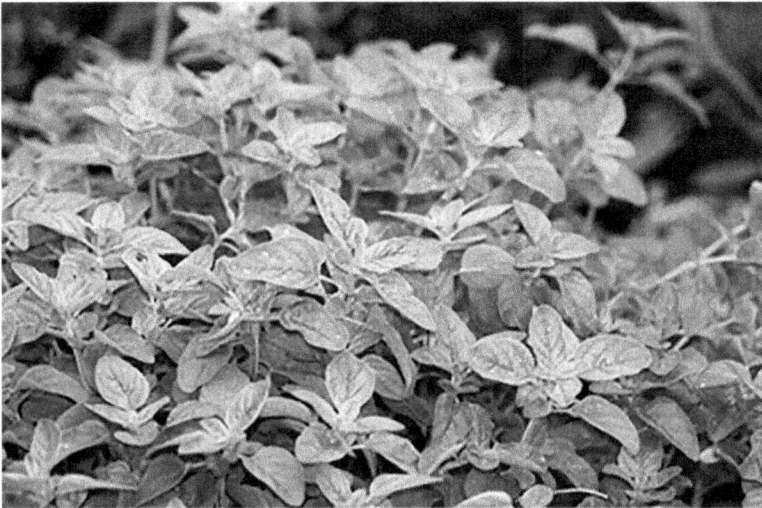

La gente ha utilizado el orégano durante mucho tiempo debido a su sabor y su valor medicinal. Hay sugerencias de que es tóxico, pero no hay evidencia de esto a menos que coma una gran cantidad. El orégano es una buena combinación de alimentos picantes. En el folclore, la gente dice que la diosa Afrodita la valora mucho. La gente también lo llama mejorana silvestre y mejorana dulce. Pertenece a la familia de las Lamiaceae.

Descripción

Esta hierba perenne crece de 20 a 80 cm de altura y tiene hojas opuestas de 1 a 4 cm de largo. Las flores son púrpuras de 3-4 mm de largo como espigas y tienen forma de espada y de color púrpura. No sobrevive al invierno y prefiere un clima cálido y relativamente seco.

Hábitat y Distribución

Crece de forma nativa en Túnez, Argelia, India y Afganistán. En otros lugares del mundo, se ha naturalizado.

Toxicidad

No hay sugerencias de que esta planta sea tóxica. Pero si ingiere una gran cantidad, podría provocar ardor en la boca e hinchazón de la lengua.

Utilizar

La gente lo usa para cocinar su comida. La gente lo cultiva para combatir la tristeza y traer suerte.

Vara de oro - Solidago virgaurea (Asteraceae)

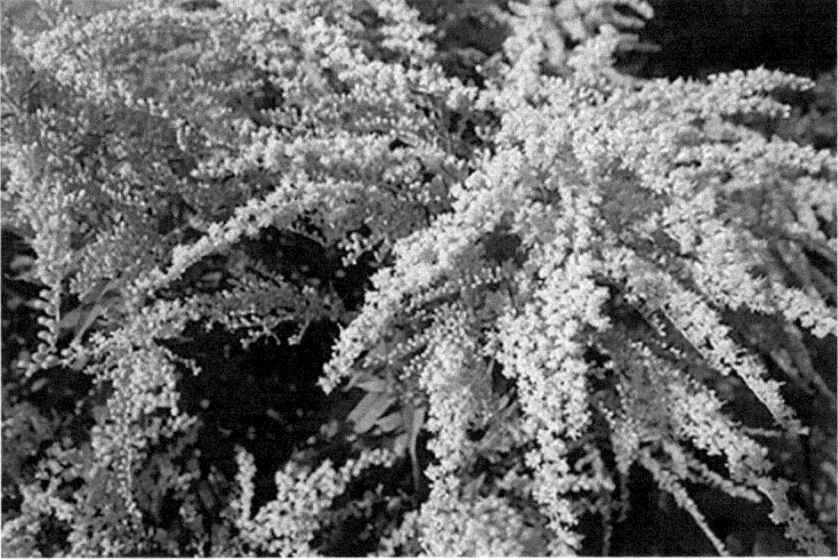

Esta flor se llama varas de oro y hay 100-120 especies en esta familia. Esta es una flor de color amarillo brillante y la flor del estado de Kentucky y Nebraska. La floración de las varas de oro en agosto es un recordatorio de que pronto comenzará la escuela y los niños deberán regresar. Pertenece a la familia de las Asteraceae.

Descripción

Estas plantas perennes crecen a partir de rizomas. Sus tallos se reclinan para ascender para erigirse. Pueden crecer desde 5 cm hasta más de un metro de altura. Normalmente no están ramificados, pero puede haber ramificaciones en las partes superiores de la planta. Tanto las hojas como los tallos carecen de pelo hasta la pubescencia de muchos tipos.

Las hojas basales se desprenderán antes de florecer. Los márgenes son enteros pero tienen dentadura pesada y algunas hojas pueden mostrar trivenación como se prefiere a la nervadura pinnada. Las cabezas de las flores son de tipo irradiado, pero es posible que también veas algunas discoides.

Hábitat y Distribución

Esta especie de tierra abierta prefiere suelos más secos. Lo encontrará en los bosques y sabanas, bordes de caminos, campos viejos y praderas. Crece en América del Norte, el norte de África, Asia y Europa, mientras que la variedad medicinal se origina en los países de Europa del Este como Polonia, Hungría y Bulgaria.

Toxicidad

La vara de oro puede causar alergia en personas sensibles. La vara de oro hace que el cuerpo acumule más sodio, lo que aumenta la presión arterial. Las personas alérgicas al látex experimentarán los efectos secundarios de esta planta.

Utilizar

Aunque no hay suficiente evidencia, las personas lo usan para la gota, el eccema, los cálculos en la vejiga, la artritis, las hemorroides, los cálculos renales, la cicatrización de heridas y la inflamación de la garganta y la boca. También es útil para detener los espasmos musculares y como diurético.

Verdadera consuelda - Symphytum officinale (Boraginaceae)

Esta planta con flores violetas brillantes crece junto a las riberas de los ríos, lagos y regiones pantanosas. En Symphytum, hay otras 34 especies. Esta especie es la consuelda o consuelda común. Otros nombres incluyen consuelda verdadera, consuelda de raíz resbaladiza, hueso de punto, conjunto de huesos, consuelda cultivada y consuelda cuáquera.

Descripción

Esta hierba perenne es una planta resistente que puede crecer de 1 a 3 pies de altura. Tiene una raíz negra parecida a un nabo y las hojas son anchas y peludas. Tiene flores en forma de campana de muchos colores. En la mayoría de los casos, son de color púrpura o crema con rayas.

Habitat

Crece bien en pastizales húmedos en muchas partes de Europa, como el Reino Unido y Asia. También crece en América del Norte e Irlanda. En las Islas Británicas, las flores tienden a tener un color violeta o azul.

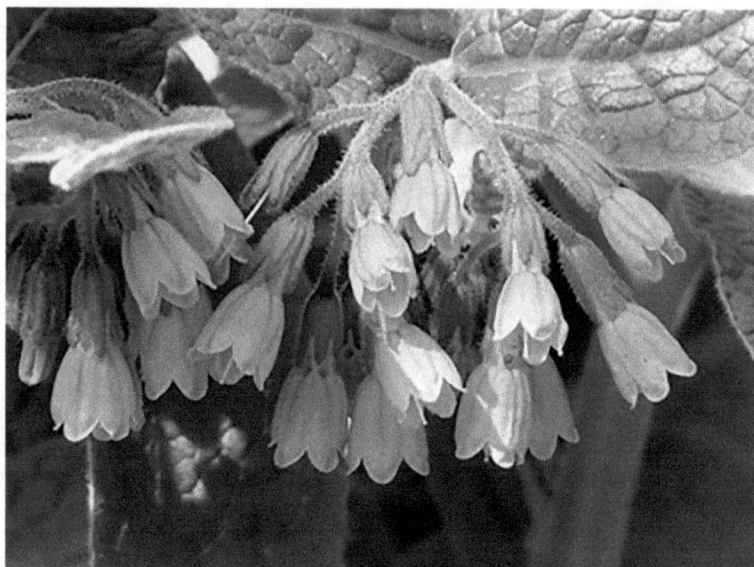

Toxicidad

No se recomienda el uso tópico a largo plazo de Boraginaceae porque puede provocar toxicidad hepática. La toxicidad se debe a la presencia del compuesto tóxico alcaloide pirrolizidina. Estos también son tóxicos para el ganado.

Utilizar

Boraginaceae ha encontrado un lugar en la medicina herbal durante más de 2000 años. Las personas usan extractos, ungüentos y pastas de las partes de la planta para tratar trastornos articulares, fracturas óseas, hematomas, gota y trastornos inflamatorios.

Botones amargos - Tanacetum vulgare (Asteraceae)

Esta planta germina en primavera, desarrollando una sola roseta. Tiene los nombres comunes de tanaceto común, amargo de vaca, botones amargos, tanaceto de jardín y botones dorados y pertenece a la familia Asteraceae.

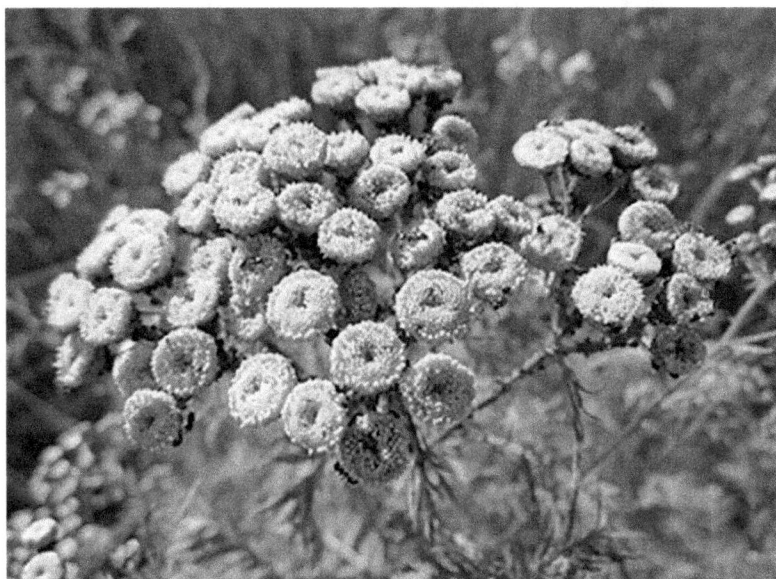

Descripción

Esta planta herbácea con flores es perenne con hojas compuestas finamente divididas. El tallo rojizo y robusto es erecto y crece de 50 a 160 cm y se ramifica cerca de la parte superior. Tiene hojas alternas de 10-15 cm de largo divididas casi hasta el centro en siete pares, pinnadamente lobuladas. Estos se dividen en lóbulos más pequeños con bordes en forma de sierra.

Las cabezas de las flores son planas y redondeadas y amarillas en forma de botón. Vemos racimos terminales en verano y huele a alcanfor o romero.

Hábitat y Distribución

Esta hierba es originaria de Asia y Europa templada. También crece en América del Norte, América del Sur y partes de la región de Oceanía. Crece en terrenos accidentados, prados, áreas verdes, riberas de ríos y terrenos baldíos.

Toxicidad

Algunas razas contienen un aceite esencial venenoso cetona beta tuyona. El consumo de estos en grandes cantidades provocará convulsiones y dañará el cerebro y el hígado. Otros son seguros para consumir.

Utilizar

La gente cultiva estas atractivas flores en los jardines. El aceite de T. vulgare ayuda a repeler insectos y moscas. Las puntas de las hojas se utilizan en la preparación de ungüentos y cosméticos. El ungüento de las hojas cura los tumores en los tendones.

Dedalera amarilla - Digitalis grandiflora (Plantaginaceae)

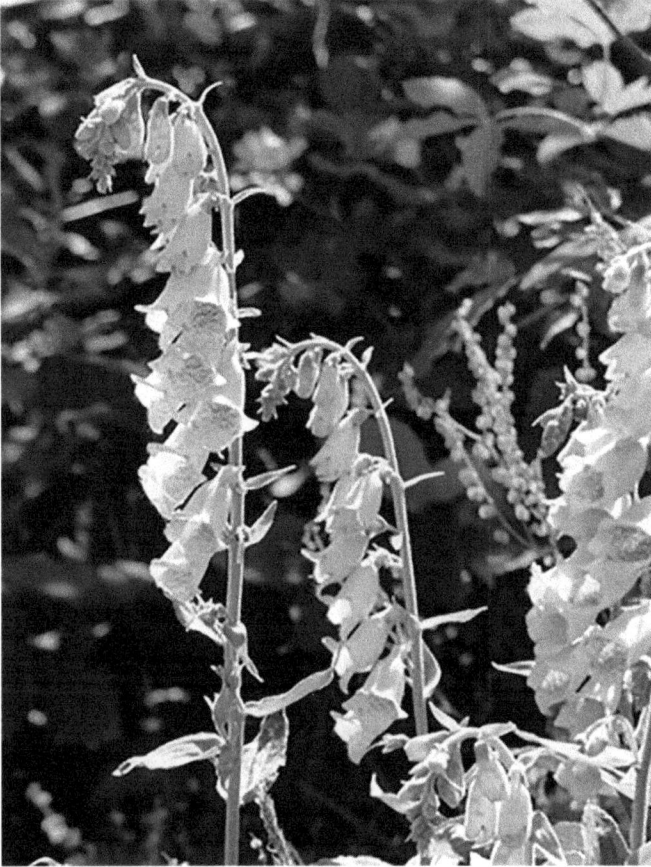

Esta planta forma grupos en regiones boscosas con suelos bien drenados. Tiene picos que le ayudan a autosembrarse. Tiene un buen valor médico pero desaparece pronto. Los otros nombres son dedalera de flores grandes, dedalera amarilla y dedalera amarilla grande y pertenece a la familia Plantaginaceae.

Descripción

El tallo floreciente alcanzará los 70-120 cm de altura. Las hojas son brillantes y veteadas de verde. Las flores amarillas miden 3-4 cm de largo y están espaciadas a lo largo del tallo. Han marcado un marrón jaspeado en el interior.

Hábitat y Distribución

En las montañas, crece en laderas cálidas, lugares pedregosos y bosques. Crece en toda Europa y Asia occidental.

Toxicidad

Esta planta es tóxica por la presencia de cardenólidos.

Utilizar

Lo usan para preparar una preparación de medicamentos que tiene glucósidos cardíacos, especialmente digoxina que se usa para tratar enfermedades cardíacas.

Capítulo Dos

Hongos

Hongos como alimento

Una vez considerados un artículo exótico, los hongos están ganando popularidad rápidamente como superalimento. Dado su alto contenido de proteínas y su textura carnosa, personas de todo el mundo incluyen este alimento en su menú diario. La razón es el rico valor culinario y nutricional que tiene. El contenido de nutrientes incluye minerales como cobre, ergotioneína, potasio y selenio y vitaminas B como niacina, ácido pantoténico y riboflavina. Pero, ¿qué sucede cuando una persona identifica un hongo silvestre venenoso como comestible y lo cocina?

Familiarízate con los hongos

Todo el mundo está familiarizado con la sustancia pálida, blanca y esponjosa que cocinamos y comemos. ¿Pero, qué es esto? ¿Y cómo nos resulta venenoso? El hongo es un cuerpo fructífero portador de esporas. Es una cosa que crece como una planta. Dado que no hay clorofila (la sustancia que las plantas usan para producir alimentos), deben buscar otra forma de arreglárselas. Descomponen el material vegetal muerto para obtener su fuente de alimento.

Tipos de hongos

Los hongos crecen en la corteza de los árboles y en la madera en descomposición. Incluso crecen en alimentos en descomposición. Prefieren los hábitats frescos y oscuros que son húmedos. Antes de recolectarlos, conviene identificarlos bien para estar seguros de que son comestibles. Entonces, ¿qué variedades hay en los hongos?

1. Hongos comestibles

2. Hongos venenosos

3. Hongos medicinales

4. Hongos psicodélicos

Los métodos de cocción adecuados garantizan una seguridad total. Entonces, aprenda a cocinarlos primero, y luego podrá encontrar la clave para la felicidad perfecta con este alimento exótico.

Hongos comestibles

¿Sabes lo mejor de las setas? ¡Son libres de colesterol! Encuentran su lugar como potenciadores del sabor de la comida en la cocina gourmet de todo el mundo. Podemos cosechar en la naturaleza o cultivar estos hongos comestibles. Los fáciles de cultivar están disponibles en el mercado. Podemos conseguir aquellos que no siempre están disponibles, como morilla, mutsutake y trufa, de jardineros y coleccionistas privados. Es importante señalar que hay que prepararlos con cuidado o se volverán tóxicos. Además, lo que está bien para algunos no estará de acuerdo con otros. Asegúrese de verificar si hay alergias individuales antes de comer cualquier hongo.

La mejor opción es elegir y elegir solo los muy familiares que se hayan cultivado adecuadamente.

Hongos venenosos

Las variedades tóxicas de hongos contienen veneno que podría causar molestias gastrointestinales. También puede tener diarrea y vómitos. Pero hay algunos que tienen efectos mortales. Estas son algunas de las variedades de hongos venenosos.

1. Alpha Amanitin Mortal

2. Falotoxina no letal

3. Orellanine Mortal

4. Muscarine potencialmente mortal

5. Monometilhidrazina mortal

6. Coprine no letal

7. Ácido iboténico potencialmente mortal

8. Muscimol potencialmente mortal

9. Arabitol no letal

10. Bolesatina no letal

11. Ergotamine Mortal

Alfa Amanitina

Causará daño hepático fatal dentro de los tres días posteriores a la ingestión. Esto se debe al límite de muerte de toxinas.

Falotoxina

Muchos hongos tienen esta toxina. Provoca malestar gastrointestinal.

Orelanina

Esto causará insuficiencia renal dentro de las tres semanas posteriores a la ingestión del hongo. Esto se debe a la presencia de un ciclador Redox que es como paraquat.

Muscarina

Provoca salivación excesiva por crisis colinérgica. Vemos esto en muchos tipos de hongos. El antídoto es la atropina.

Monometilhidrazina

Se manifiestan daño cerebral, convulsiones, hemólisis y trastornos gastrointestinales. La principal toxina de este veneno metabólico es Gyromitra y el antídoto son grandes cantidades de clorhidrato de piridoxina administradas por vía intravenosa.

Coprine

Cuando se toma con alcohol, causa enfermedad.

Ácido iboténico

La excitotoxina es el principal veneno.

Muscimol

Provoca alucinaciones y depresión del SNC.

Arabitol

Algunas personas pueden tener diarrea.

Bolesatina

Las personas experimentan náuseas, vómitos e irritación gastrointestinal.

Ergotamina

El sistema vascular se daña. Esto podría provocar un paro cardíaco o la pérdida de la extremidad.

Según estimaciones, conocemos 100.000 especies de hongos en todo el mundo. Aproximadamente 100 de ellos son venenosos para nosotros, pero la mayoría de los envenenamientos no son fatales. Casi todo el envenenamiento fatal se debe al hongo Amanita phalloides.

Capítulo Tres

Hongos venenosos

Gorro de muerte - Amanita phalloides

Este hongo basidiomiceto mortal y venenoso es uno de los muchos de la familia Amanita. Crece de forma nativa en Europa y la gente los presenta cuando planta su pino, roble y castaño.

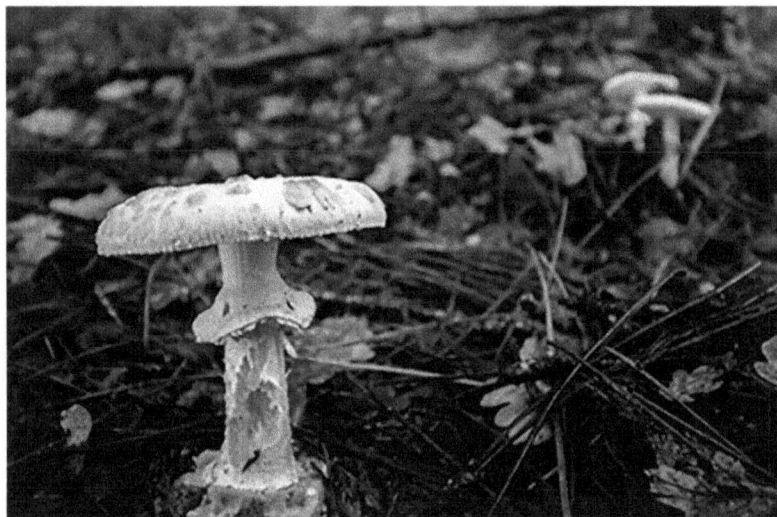

Las setas aparecen en otoño y verano. Tienen tapas verdosas con branquias y una raya blanca. El color de la gorra es variable y suele ser blanco.

El riesgo de intoxicación aumenta porque muchas especies comestibles, como el hongo César y el hongo paja, se parecen a esta variedad venenosa. Además, la toxina presente en estos hongos, las amatoxinas, son termoestables. Por lo tanto, no puede eliminar la toxicidad cocinándolos. La toxina presente en la mitad de un hongo del casquete de la muerte matará a un hombre adulto. Las muertes históricas incluyen las del emperador Carlos VI y el emperador romano Cladius.

La principal toxina es la alfa amanitina. Causa daño hepático y renal que conduce a la muerte casi siempre.

El cuerpo fructífero del hongo es grande con un sombrero de 5 a 12 cm de diámetro, redondeado al principio pero aplanándose a medida que envejece.

Diferencia entre hongos venenosos y comestibles

No hay forma de notar esta diferencia. Solo los expertos absolutos pueden distinguir los hongos individuales. Aunque existen reglas generales, no se deben usar a ciegas porque podría ser peligroso. Por ejemplo, consulte lo siguiente:

1. Los hongos que crecen en la madera son seguros - ¿Qué tal la campana funeraria mortal que crece en la madera?

2. Está bien si puedes quitar la tapa. ¿Qué pasa con Death Cap, la más venenosa de todas?

3. Si los animales se los comen, están a salvo - ¡No es cierto! Muchos animales pueden atiborrarse de la variedad venenosa y no sentir ninguna diferencia.

En cuanto a los principiantes, use estas reglas para mantenerse alejados del peligro. Si lo hace, es posible que se pierda la recolección de un hongo comestible encantador, pero evitará muchos peligros.

1. Si el hongo tiene branquias blancas, o una volva, o una falda o un anillo alrededor del tallo, evítelo. El hongo podría ser del grupo mortal Amanita.

2. Evite los hongos que tengan un tallo o sombrero rojo.

3. No coma nada que no haya identificado bien.

También recuerde, el venenoso se verá como los comestibles inofensivos. En total, se han encontrado unas 30 especies de hongos venenosos. La mayoría de ellos pertenecen al mismo grupo. Aquí, en esta lista, discutimos los más mortíferos (no discutidos hasta ahora) y los que causan más daño.

Agárico de mosca - (Amanita muscaria)

Este es el hongo más popular que uno sabe que nunca debe recoger. Destaca por su gorro rojo vivo y manchas blancas. Los niños ocasionalmente pueden intentar arrancarlos si los encuentran creciendo cerca. Pero no es comprensible por qué los perros (y el gato ocasional) querrán comerlos, especialmente cuando los matará.

Los principales agentes tóxicos de este hongo son el ácido iboténico y el muscimol. Actúan sobre el sistema nervioso central y provocan pérdida de coordinación, náuseas y estados alternados de sueño y agitación. Incluso puede experimentar alucinaciones. Estos síntomas comienzan a manifestarse una hora después de la ingestión; rara vez son fatales. El mayor efecto es la exhibición de un comportamiento loco; nuestros antiguos no se lo perdieron. Usaban los hongos para sus rituales.

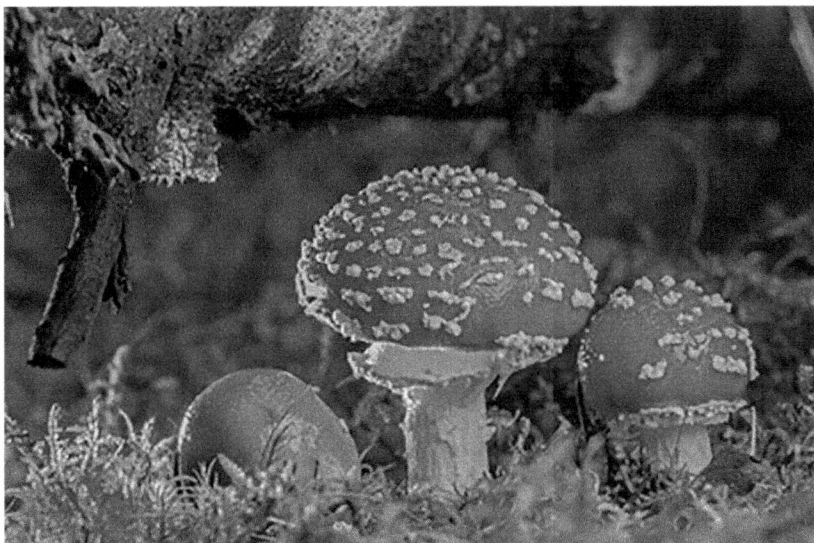

Salvaje y fotogénico pero tóxico, el agárico de mosca crece cerca de árboles de hoja perenne o árboles de hoja caduca como el abedul. La temporada de brotación comienza en agosto y termina en diciembre. La altura promedio del hongo es de 20 cm y el ancho es de 25 cm.

Gorra: hemisférica, comienza en rojo pero a veces puede volverse naranja. Se vuelve plano y desarrolla escamas blancas a amarillas. Estas son escamas que quedaron del saco volvic. Si llueve, las manchas pueden lavarse para que la gorra quede suave y sin manchas.

Branquias: Las branquias permanecen apiñadas y de color blanco a crema. Las branquias no se unen al tallo.

Tallo: Aparece de una estructura en forma de saco bulboso (saco volvic), el tallo blanquecino aparece con los restos del saco volvic adheridos a él.

Falda: Esto está más arriba. Es colgante y generalmente blanco, pero los bordes pueden ser amarillos.

Volva: Vemos anillos peludos y escamosos alrededor de esta estructura bulbosa.

Carne: La pulpa del hongo es blanca.

Toxicidad

Este hongo es muy tóxico. La dosis fatal es de 15 cápsulas. En la antigüedad, la gente usaba métodos desintoxicantes eficientes para hacer que el hongo fuera comestible. El reno vive este hongo, por lo que la gente usa los hongos para reunir al reno. Sami y la gente de Siberia usaron una variedad local de este hongo como enteógeno e intoxicante. Un enteógeno es una sustancia psicoactiva que induce un cambio en el estado de ánimo, el comportamiento, la cognición y la percepción. Se especula sobre el uso de este hongo en lugares como América del Norte, Escandinavia, Eurasia y Medio Oriente.

El nombre proviene de la práctica de rociar hongos en polvo en la leche para matar moscas. También existe la idea de que la parte de la mosca se refiere al delirio que las personas obtienen al comer el hongo.

Habitat

El agárico de mosca se encuentra de forma nativa en las regiones boreales y templadas del hemisferio norte. Prefieren los bosques caducifolios y de coníferas y las elevaciones más altas de las regiones más cálidas. Entonces, crecen en América Central, el Mediterráneo y las regiones de Hind Kush.

Gorra Panther - Amanita pantherina

Este es un hongo poco común que tiene los nombres de colorete falso y gorra de pantera. Contiene una sustancia psicoactiva, Muscimol. Pertenece a la familia Amanitaceae.

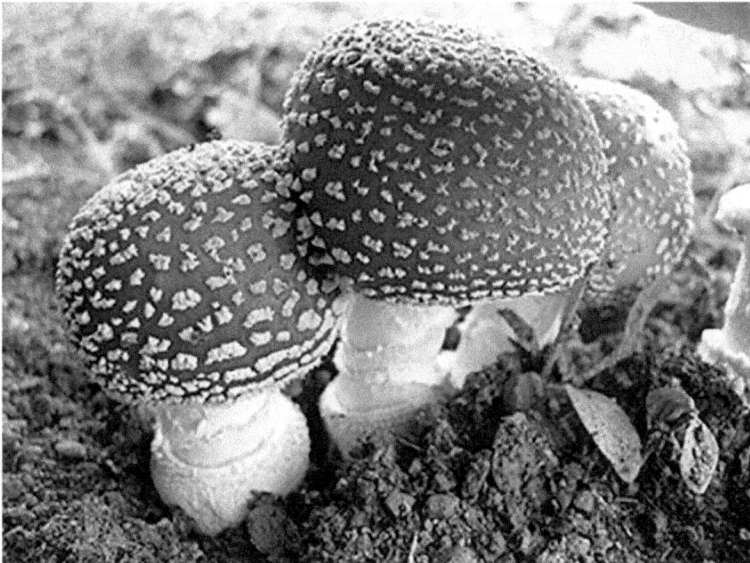

Descripción

Gorra: El tamaño de la gorra varía entre 5 y 11 cm. Tiene un margen muy finamente estriado y el color es marrón grisáceo o marrón brillante. Al principio permanece abovedado, pero cuando la fruta madura, tiende a aplanarse. Los restos del velo blanco universal permanecen punteados en la parte superior de manera uniforme.

Branquias: Libres, blancas y apiñadas; las branquias son amplias.

Tallo: El tallo de la Amanita pantherina mide entre 6 y 12 cm de altura, es de color blanco puro y tiene un anillo colgante. Es bastante grueso al principio, pero se volverá delgado y blando a medida que madura.

Volva: Esta base de tallo un poco hinchada mantiene los restos de la volva en forma de uno o más anillos lanudos. O podría ser como una hélice con un canalón estrecho debajo.

Esporas: son de forma ovoide a elipsoidal y lisa en forma amplia. El tamaño es de 8-12 x 6,7 - 7,5 µm, es inamiloide.

Olor / Sabor: No tiene olor distintivo. Cuando está magullado, el hongo huele a rábano. Advertencia: No intente probar este hongo mortal.

Temporada: La temporada comienza en agosto y termina en noviembre.

Distribución

Esto es bastante común en el sur de Europa. El suroeste de Portugal tiene muchos falsos coloretes.

Morillas tempranas - Gyromitra esculenta

Gyromitra esculenta (familia Discinaceae) es fatal si se la come cruda. Pero es un manjar en muchos lugares, incluidos Europa del Este, Escandinavia y en América del Norte, en la región superior de los Grandes Lagos. Tiene muchos nombres, incluyendo orejas de elefante, hongo turbante, hongo bistec y hongo cerebro debido a su apariencia arrugada y enrevesada. Otros nombres son morillas tempranas y morillas de dedal. Se parece a otras morillas deliciosas y, por lo tanto, pertenece al grupo de las morillas falsas.

La especie esculenta crece de forma nativa en Europa. Parece Morels Morchella esculenta, que es delicioso, y mucha gente lo busca. El problema aumenta debido al nombre "esculenta", que significa "bueno para comer". Causó muchos accidentes en los países de Europa del Este, pero con la llegada de Internet, la gente se ha familiarizado con los hongos tóxicos.

Gorra: Arrugada y enrevesada con desviaciones y pliegues cerebrales. El color es marrón rosado o marrón rojizo y, a veces, negro, según la edad. Es parcialmente hueco por dentro y la carne es de color tostado o blanquecino.

Branquias: no tiene branquias. Existen esporas en la superficie del sombrero y la parte inferior del sombrero no es visible.

Tallo: Corto y delgado con profundos pliegues verticales.

No tiene ningún olor o sabor distintivo.

Esporas: Son lisas y elipsoides. Tiene un color rojo o anaranjado.

Comestibilidad: tóxico

Hábitat: Forman frutos en el suelo, preferiblemente debajo de las coníferas. Este hongo se alimenta de materia vegetal muerta. A veces, exhiben una naturaleza micorrízica (una relación simbiótica en la que la planta suministra azúcar al hongo y también aporta nutrientes minerales y agua a la planta).

Distinga una verdadera morilla de una falsa.

La forma más sencilla de comprobar si una morilla es verdadera o falsa es cortarla por la mitad a lo largo. El tallo de la verdadera morilla es hueco; la tapa permanece fusionada al vástago en toda su longitud.

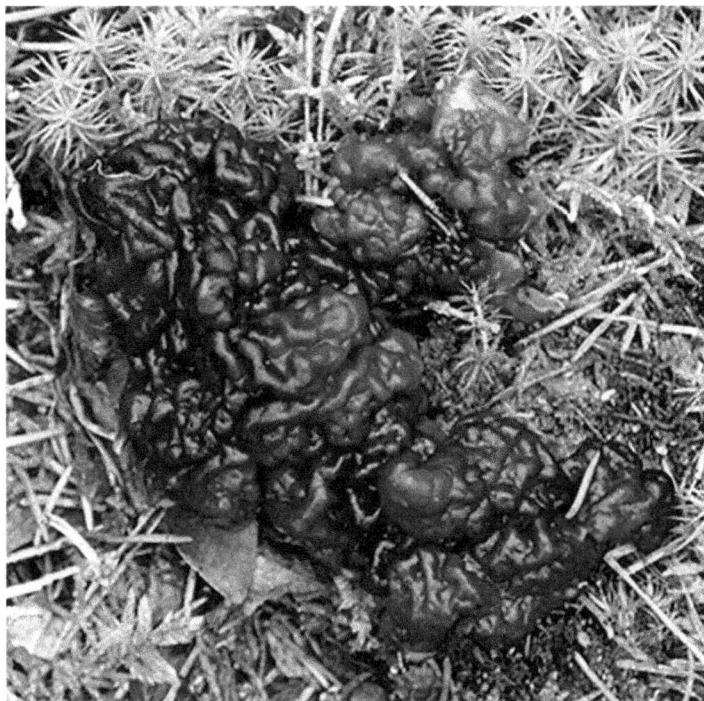

En la falsa morilla, el tallo es sólido o está relleno de tejido algodonoso. El interior se asemeja a un arreglo de campana y badajo.

Beneficios de Gyromitra esculenta

A menudo, este hongo se seca en el campo y, si esto sucede, durará mucho tiempo. La gente afirma que Gyromitra esculenta es comestible. Pero no hay prueba de ello. Además, no hay pruebas del valor medicinal de este hongo. Contiene una sustancia a partir de la cual podemos fabricar combustible para cohetes.

Toxicidad

Se registran muchos casos de muerte por consumo de Gyromitra esculenta. Pero esto no disuade a la gente de comerlo. El nombre de la toxina es giromitrina. Tanto en humanos como en perros, la toxina destruye los glóbulos rojos. También causa daño al sistema nervioso, al hígado y al tracto gastrointestinal.

Los síntomas aparecen dentro de las 12 horas posteriores a la ingestión de los hongos tóxicos. Se puede tratar a los pacientes, algunos sobreviven y muchos no. Los síntomas leves incluyen diarrea, dolor de cabeza, letargo y vómitos. Los casos graves resultarán en coma, delirio y muerte en cinco a ocho días.

La dosis letal de giromitrina es de 19 a 49 mg por kilogramo de peso corporal en adultos y de 9 a 29 mg / kg para niños. Esto equivale a ½ a 1 kg y ¼ a ½ kg para niños en una dosis.

El tratamiento implica la descontaminación del tracto GI con carbón activado, pero hay que hacerlo inmediatamente después de comer el hongo. Tratamos la diarrea severa y los vómitos dándoles a los afectados líquidos por vía intravenosa para rehidratarlos. Verifican y corrigen los parámetros biológicos según sea necesario. Uno podría necesitar diálisis cuando los riñones están fallando. Además, damos transfusiones de sangre si es necesario.

Cocinando

Cuando cocinas el hongo, los vapores que surgen de la comida son tóxicos. Además, cocinar no destruye las toxinas ya que son térmicamente estables.

La toxina produjo efectos cancerígenos en ratones; también podría sucederle a los humanos. Los entusiastas de los hongos pueden comer esta variedad durante años y no sentir nada y luego obtener un mal lote un día, comerlo y morir. El grado de vulnerabilidad también varía de una persona a otra. Las mujeres embarazadas son más vulnerables.

Distribución

Está muy localizado en Irlanda y Gran Bretaña. Muy a menudo, se encuentran debajo de los pinos. Introdujeron esto en toda Europa y lo vieron en partes de América del Norte. Crecen en suelos arenosos en bosques de coníferas templados. También puede verlos crecer bajo los álamos. La temporada es de abril a julio. Para algunas especies, el brote puede ocurrir incluso cuando cae nieve.

Algunas personas en Finlandia informan que han enterrado periódicos impregnados de hongos en la nieve y los han cosechado la primavera siguiente. Es abundante en Cascade Range y Sierra Nevada en el noroeste de América del Norte. La gente lo ha informado desde el oeste de Turquía.

Podostroma cornu-damae

Este hongo parece aterrador porque tiene apéndices deformados y un color rojo brillante. Los japoneses son valientes y un poco aventureros con su comida. Este hongo se parece a Ganoderma lucidum, y la gente come este hongo venenoso por error. Pertenece a la familia Hypocreaceae.

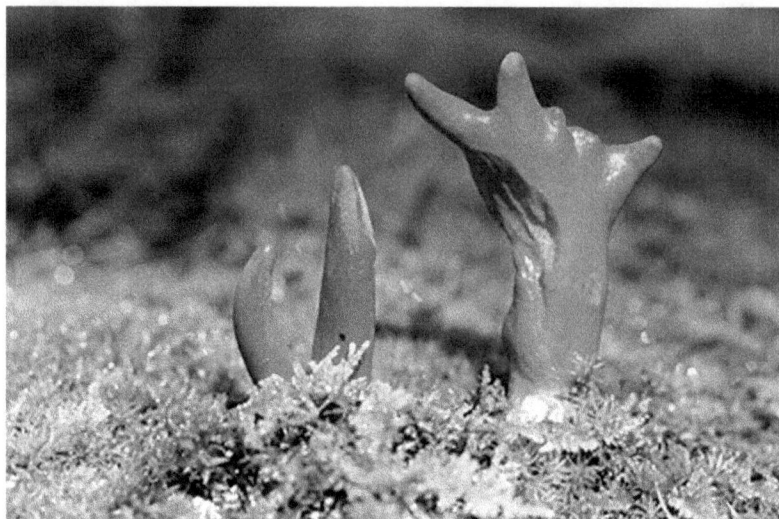

Toxicidad

Las micotoxinas tricotecenas son las principales toxinas del hongo. Estos causan efectos desagradables y pueden provocar la muerte si no se tratan. Los efectos secundarios afectan el cerebro, los riñones y el hígado, entre otros órganos. Vemos un agotamiento de las células sanguíneas junto con la descamación de la piel de la cara y la cabeza, lo que hace que parezca que la persona tiene intoxicación por radiación.

Gama de Podostroma Cornu-damae

Al principio, solo Corea y Japón tenían este hongo. Hoy, lo encontramos creciendo en el norte de Australia, Papúa y Java.

Webcap mortal - Cortinarius rubellus

Este hongo es letalmente venenoso y tiene el nombre común de velo mortal. Parece ordinario y se parece a muchas especies comestibles de hongos porque es de color tostado a marrón. Este género de C.

rebelellus es uno de los siete del grupo Orellana de la familia Cortinariaceae.

Distribución

En el hemisferio norte, C. rebelellus crece en partes de América del Norte y partes de Gran Bretaña y Gales. También lo vemos en países del norte de Europa y Escandinavia.

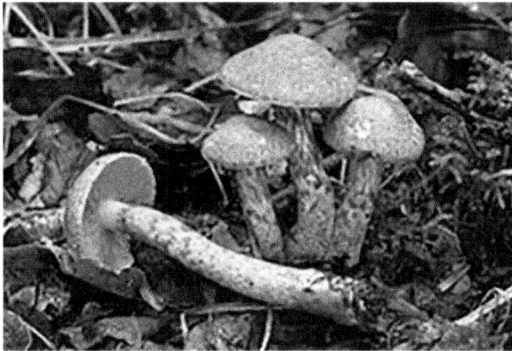

Toxicidad

La toxicidad de C.rebellus se debe a la toxina orellanina, que destruye el hígado y los riñones si alguien ingiere el hongo.

Descripción

Este hongo venenoso tiene un color rojo anaranjado y olor a rábanos. La gente lo confunde con el hongo Cantharellus cibarius, que es muy sabroso y comestible. Los síntomas iniciales de intoxicación se retrasan de 2 a 3 días, que es lo mismo que los síntomas de la gripe. Después de ingerir los hongos, uno tiene dolores de cabeza y vómitos. La insuficiencia renal ocurre si uno no recibe tratamiento y, en unos pocos días, la persona morirá.

Si uno se somete a diálisis junto con otros tratamientos para los riñones y el hígado, la persona sobrevivirá.

Sombrero: El hongo joven tiene un sombrero marrón rojizo anaranjado convexo que se vuelve plano con el envejecimiento. Pero incluso entonces, conserva un ligero umbo. Tiene restos del velo (cortina) adheridos a la parte inferior del gorro. La superficie está un poco escamosa y seca.

Branquias: En los hongos jóvenes, las branquias son de color amarillo pálido. A medida que las esporas maduran, adquieren un color marrón oxidado.

Tallo: Este es un poco arqueado en lugar de recto. Es más pálido que el sombrero pero tiene las fibras moteadas de rojo. Este tallo fibroso se estrecha un poco hacia la base. Mide 5-17 mm de ancho y 5-11 cm de altura. El patrón es un poco amarillento y parecido a una piel de serpiente.

Esporas: Es un subglobo rugoso a elipsoidal. La impresión tiene un color marrón rojizo.

Velas de mástil de haya

El hongo que crece en la envoltura exterior de las semillas de haya (llamado Beechmast) es el Beechmast Candlesnuff. Son insustanciales pero resistentes y no comestibles. Pertenecen a la familia Xylariaceae.

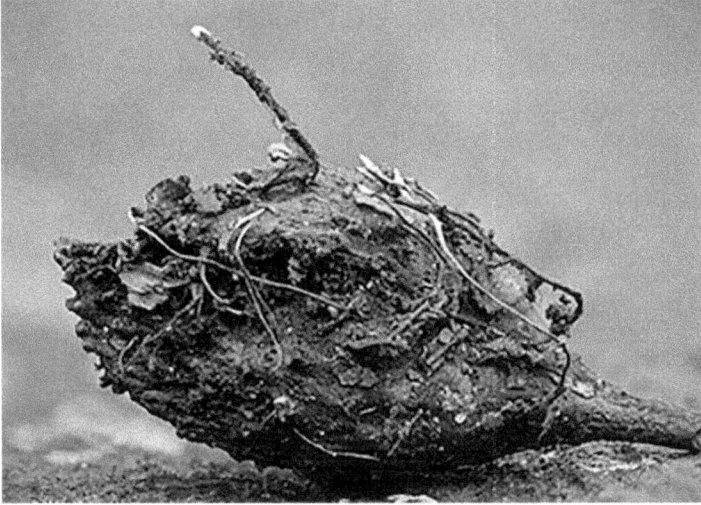

Descripción

Este es filiforme de 2-5 cm de largo con un grosor de 0.5-1 mm. Podría tener ramas. Al principio negro cerca de la base, se vuelve blanco en las puntas. Todo el cuerpo de la fruta se vuelve negro eventualmente. Las puntas blancas son esporas asexuales. Cuando la fruta madura, las ascosporas maduran dentro del matraz como peritecios. En la superficie exterior de los cuerpos frutales, tenemos pequeñas protuberancias con diminutos agujeros que muestran la ubicación de la peritecia.

Esporas: Suaves y con forma de frijol, 10-13 x 4-5,6 μm. La impresión de esporas es negra.

Asci: normalmente 120x6 μm. Tiene alrededor de ocho esporas por ascus.

Olor / Sabor: Ambos son indistintivos.

135

Temporada: Todo el año. Produce ascosporas en otoño y principios de invierno. Durante este tiempo, todo el cuerpo de la fruta se vuelve negro.

Distribución

Crece bien en Gran Bretaña e Irlanda. También podemos verlo en muchos lugares de América del Norte y Europa.

Toxicidad

Este hongo no se considera comestible.

Alas de angel

Este hongo recibe su nombre por su apariencia y su apariencia blanca. La gente solía comerlo ya que no hubo informes de intoxicación. Pero en 2004, 60 personas en Japón se enfermaron después de comer alas de ángel, y en este grupo, 17 personas murieron. En Japón, la gente lo llama sugihiratake. Pertenece a la familia Marasmiaceae.

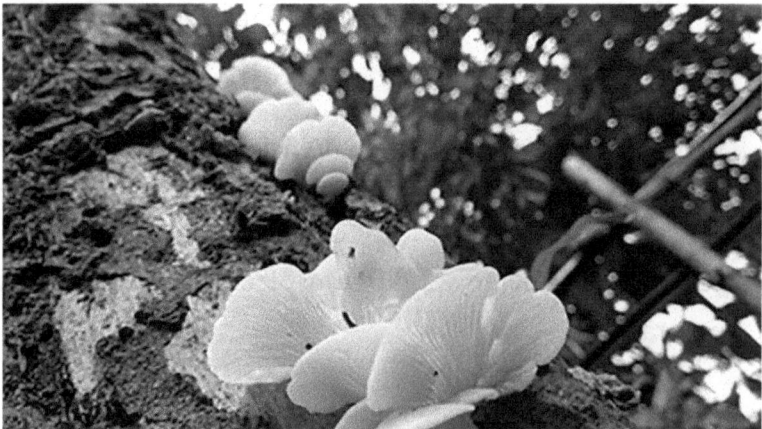

Descripción

Este hongo de descomposición de la madera de podredumbre blanca favorece la madera de coníferas, como la cicuta. La gente comía alas de ángel en el pasado hasta que descubrieron que tenían sustancias tóxicas en 2004 en Japón. La toxina parecía ser un aminoácido inestable llamado pleurocybellaziridine. Los cuerpos frutales son blancos cuando son jóvenes, pero se tiñen de amarillo a medida que envejecen. El estipe es corto o está completamente ausente. El olor de la carne es tenue pero agradable.

> Sombrero: El sombrero blanco, liso y sin tallo mide de 2 a 9 cm de ancho con un embudo incompleto de lados divididos. A veces se parece a una lengua con un margen lobulado. La carne es fina y blanca.
>
> Branquias: son de color blanco marfil.
>
> Esporas: Lisas y globosas, de 5-6 µm de tamaño.
>
> Hábitat: Madera de coníferas bien podrida con una cubierta de musgo.
>
> Temporada: En Irlanda y Gran Bretaña, es de agosto a noviembre.

Toxicidad

Cuando la toxina ingresa al cuerpo, el riñón se ve comprometido. No puede filtrarlo, por lo que el aminoácido vuelve a la circulación en el cuerpo. Cuando llega al cerebro, atraviesa la barrera hematoencefálica y conduce a una condición encefalopática. Esto es como la enfermedad de las neuronas motoras.

Distribución

Lo encontramos en el norte de Inglaterra y Escocia. Lo vemos en algunos lugares de América del Norte y las regiones frías de Asia. También crece en el norte de Europa continental.

Dapperling mortal

Este pequeño hongo es, como su nombre indica, mortal. Muchos hongos de la familia Lepiota a la que pertenece, tienen la mortal amatoxina. Este veneno destruirá el hígado y causa más del 70-80% de todas las muertes por hongos. La tasa de muerte para los casos no tratados es del 50% y del 10% para los tratados. Los síntomas comienzan con trastornos gastrointestinales y luego continúan provocando insuficiencia renal. Tiene una sombrilla de miembro de la familia igualmente mortal. Pertenece a la familia Agaricaceae.

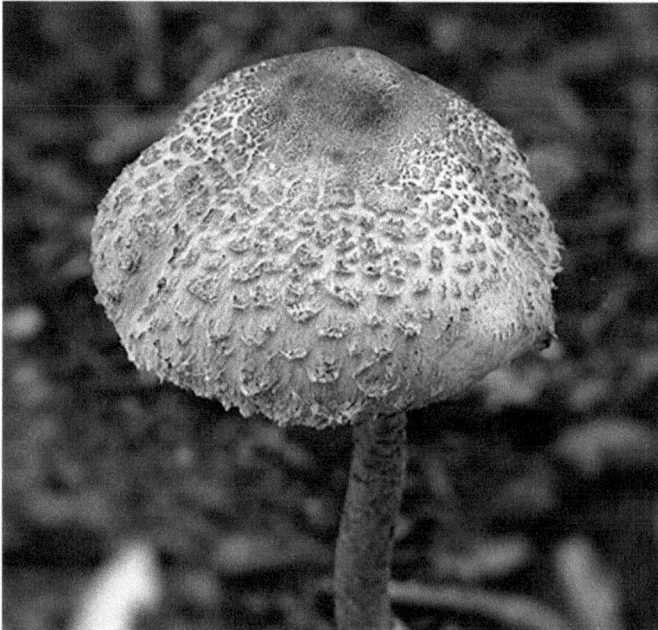

Distribución

Lo encontramos en toda América del Norte y Europa. A Lepiota Brunneoincarnata le gustan las áreas verdes de los campos y parques y se parece al Fairy Ring Champignon (Marasmius oreades) y al Caballero gris (Tricholoma terreum) comestibles. No lo vemos mucho en Irlanda o Gran Bretaña, pero abunda en las zonas templadas de Asia occidental.

Descripción

Gorra: Tiene 2.6-4.3 cm de ancho al inicio hemisférico que se vuelve convexo de manera amplia, por lo que es casi plano con un pequeño umbo. La superficie es de fieltro y marrón rosado. Este se rompe en escamas lanudas para formar anillos concéntricos irregulares que se vuelven más pálidos y más espaciados hacia los márgenes. La carne es blanca. Cuando madura, el diámetro se vuelve de 2,5 a 6 cm de ancho.

Branquias: son de color blanco cremoso, libres y abarrotadas. Los queilocistidios están estrechamente clavados o son cilíndricos.

Tallo: El color del tallo es blanco cremoso y tiene un rubor rosado. La longitud es de 2,5 a 4,9 cm, con un diámetro de 5,2 a 9 mm. La mitad superior es uniformemente blanca y la mitad inferior escamosa de color marrón oscuro con un anillo lanoso indistinto.

Esporas: Son dextrinoides lisos y elipsoidales.

Olor y gusto: Olor débil, afrutado, sabor mortal - no prueba.

Temporada: en Irlanda y Gran Bretaña, lo vemos crecer de julio a noviembre.

Toxicidad

Es un veneno mortal, por lo que es mejor evitar esta especie de hongos. Contienen cantidades letales de alfa-amanitina y pueden causar la muerte si se ingieren.

Tratamiento

Es importante comenzar la medida protectora del hígado de inmediato. La silibinina intravenosa puede reducir la captación de amanitina. Otras opciones de tratamiento son la n-acetilcisteína y la penicilina G. También debe iniciar la rehidratación del paciente.

Un casquete de otoño

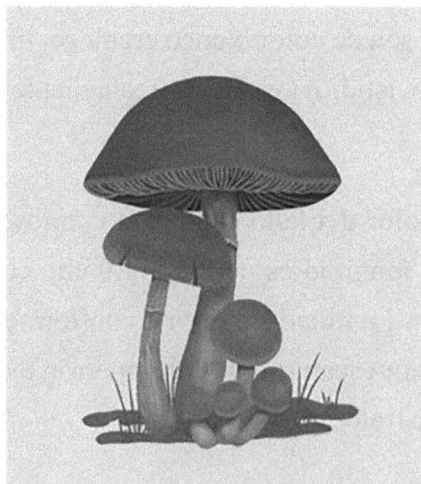

Este atractivo hongo puede parecer comestible para muchos entusiastas de los hongos novatos. Pero son mortales y hará bien en evitar este hongo. Tienen el nombre común de Funeral Bell o Autumn Skullcap, y su nombre botánico es Galerina marginata. Pertenecen a la familia Hymenogastraceae.

Descripción

Estos hongos tienen pequeñas tapas marrones que son pegajosas con un anillo blanco y huellas de esporas de color marrón oxidado. Por lo general, crecen en madera podrida.

Sombrero: Cónico a campana de 1,5 a 2,5 cm de diámetro, pegajoso y marrón cuando está húmedo, amarillento cuando está seco. El margen es estriado cuando está húmedo.

Pileus: Suele ser glabra con velo tipo cortina en frutos jóvenes.

Branquias: Adheridas al tallo en la parte superior, al principio amarillas cuando son jóvenes, se vuelven marrones cuando se desarrollan.

Tallo: Bronceado o marrón claro, son fibrilosos por debajo del anillo. Son huecos y la base tiene un micelio blanco denso.

Anillo: es blanco pero se vuelve marrón a medida que aumenta el número de esporas. Está en la parte superior del tallo y los hongos más viejos no lo tendrán.

Impresión de esporas: Marrón oxidado.

Toxicidad

La naturaleza muy tóxica de este hongo hace que sea importante identificar bien este género. La mayoría de los cazadores de hongos buscarán los hongos alucinógenos Psilocybe. Debido a la similitud superficial de la Galerina marginata con las setas Psilocybe, existe un peligro real de recoger venenosas. La forma más sencilla de identificarlos es comprobar el carácter de la tinción. Los frutos de Psilocibina Psilocybe se tiñen de azul cuando están magullados, mientras que Galerina no. La Galerina puede mostrar un ennegrecimiento que los cazadores de hongos malinterpretan como una mancha azul.

Ángel destructor

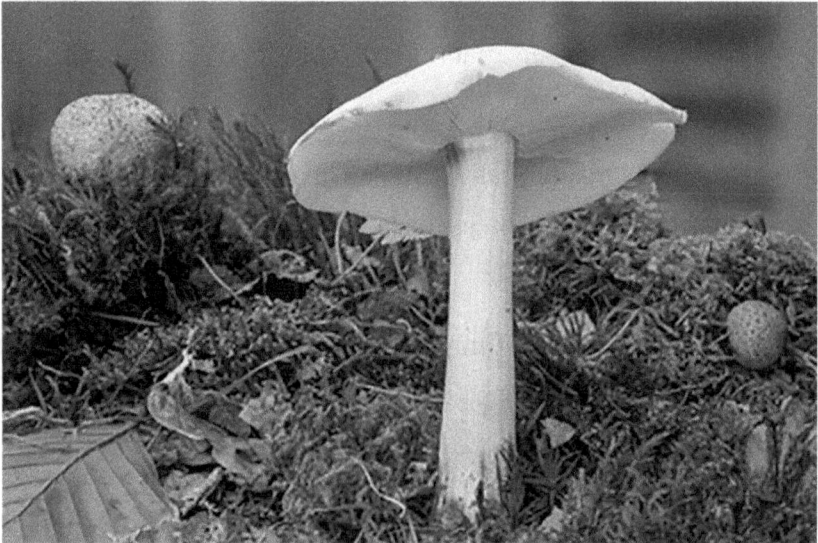

Este es un hongo basidiomiceto mortal de la familia Amanita. Aparecen en otoño y verano y tienen el nombre botánico Amanita virosa. Esto causa muchas muertes relacionadas con los hongos.

Todo en este hongo es blanco. Cuando son inmaduros, se parecen a muchas especies comestibles, lo que conduce a la intoxicación. Las variedades más pequeñas se parecen a los hongos portobello, y un hongo es suficiente para matar a un adulto.

Descripción

La altura promedio del hongo es de 12 cm y el diámetro es de 12 cm. Es un objeto con forma de huevo cubierto por un velo universal. Cuando crece, el hongo se libera, haciendo que los bordes del velo se rasguen. Al principio cónico con bordes hacia adentro, la tapa se vuelve hemisférica y plana. El diámetro es de hasta 11,72 cm con un saliente distinto. Podemos pelarlo y ver la carne blanca, pero el centro puede ser de color marfil.

Las branquias permanecen apiñadas y blancas como el estipe y la volva; el estipe tiene un anillo colgante acanalado. Mide 15 cm de altura. La impresión de esporas es blanca y la forma es como un huevo, de tamaño cónico de 7 a 10 µm. Cuando usamos yodo, se tiñe de azul. La pulpa es blanca y sabe a rábano. Se vuelven amarillos con hidróxido de sodio.

Factor de riesgo

Dado que este hongo se parece a muchas variedades comestibles como Agaricus campestris y A. arvensis, no es posible distinguir la diferencia si las tapas no están abiertas y las branquias no son visibles. En el cultivo de hongos, consideramos la capacidad de pelar como un signo de comestibilidad, pero esto es un error. También se deben considerar otros factores.

Distribución y hábitat

Amanita virosa prefiere el haya pero puede crecer en cualquier bosque mixto. Prefiere el suelo cubierto de musgo y crece en otoño y verano. Lo encontramos creciendo en las regiones montañosas de Irlanda y Gran Bretaña. También crece en las tierras bajas de Escocia y los bosques de coníferas de Escandinavia. Durante julio, agosto y septiembre, los ángeles destructores aparecen en el norte de Europa.

Toxicidad

El hongo contiene dosis letales de amatoxinas. Los síntomas iniciales de intoxicación son vómitos, convulsiones, delirio, calambres y diarrea al día siguiente de ingerir el hongo. La destrucción del riñón y del hígado comienza de inmediato y se debe iniciar la acción protectora; de lo contrario, la persona morirá.

Laughing Jack - Gymnopilus junonius

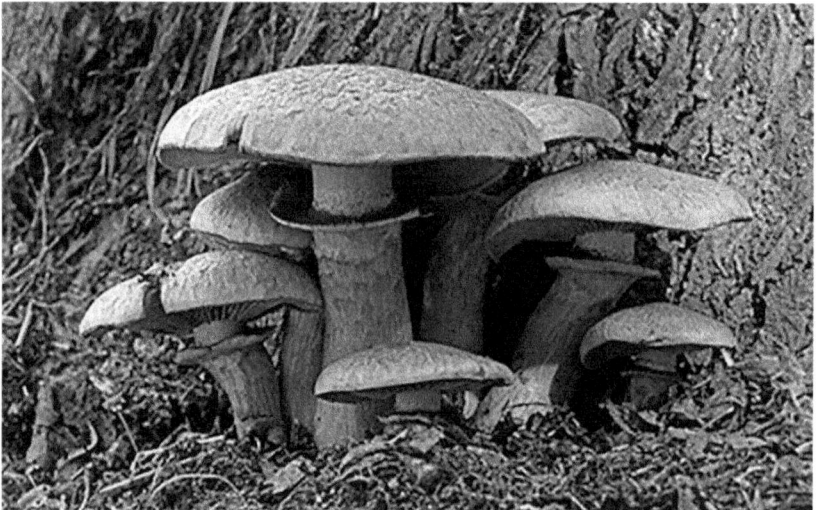

Gymnopilus junonius o Spectacular Rustgill crece en tocones de árboles, troncos y la base de los árboles. De color naranja, es una colorida especie que pudre la madera y crece desde la primavera hasta el comienzo del invierno. Algunas subespecies tienen la toxina gymnopilina. Tienen los nombres Laughing Jack o Laughing Jim (o Gymn) porque Gymn significa desnudo, refiriéndose a la gorra calva, y Juno era la hija de Saturno. También era la esposa de Júpiter. Pertenece a la familia Cortinariaceae.

Descripción

La fruta grande y dorada parece tentadora para comer. Pero no es recomendable ya que son tóxicos.

> Gorra: El tamaño de la gorra varía entre 4-20 cm, las grandes tendrán 30 cm de ancho. Es convexo al principio y el margen está enrollado hacia adentro, pero se aplana pero conserva un leve umbo. La apariencia dorada del Spectacular Rustgill proviene de las fibras radiales de albaricoque o naranja sobre un fondo siena o amarillo. El color de la carne es de amarillo pajizo a crema. Es bastante firme y espeso.

> Branquias: Las branquias de los cuerpos frutales inmaduros quedan cubiertas por una cortina amarilla. Se arruga y aparece como fragmentos a lo largo del borde del sombrero y alrededor del estipe. Las agallas apiñadas son adnatos y se adhieren de manera amplia al estípite. El color es de color beige a amarillo pajizo que cambia a un color oxidado brillante cuando las esporas maduran.

Tallo: El color del estipe robusto es el mismo que el del sombrero. La superficie debajo del anillo es fibrosa. Las esporas se acumulan y pronto el color se vuelve marrón oxidado. El estípite es claviforme (con forma de maza) o bulboso en la base. El tallo es sólido y tiene una pulpa amarilla gruesa.

Esporas: Tienen forma de almendra a elipsoidal. Tienen un tamaño de 8 x 6 μm.

Olor / Sabor: Tiene un leve olor afrutado que aumenta cuando lo cortamos. Tienen un sabor amargo.

Temporada: en Irlanda y Gran Bretaña, la temporada comienza en junio y termina en noviembre.

Distribución

Crece de forma nativa en Australasia, Europa y América del Sur. No crece en América del Norte. Les gusta crecer en troncos de coníferas y madera dura. Lo encontramos creciendo profusamente en el denso bosque cerca del río.

Toxicidad

Contiene hispidina y bis-noryangjin. Son como pironas alfa que vemos en la kava. Los investigadores también han encontrado neurotoxinas u oligiosoprenoides en el hongo. Es mejor evitarlo ya que no hay evidencia sobre la toxicidad o comestibilidad del hongo.

Gorro de ángel - Mycena arcangeliana

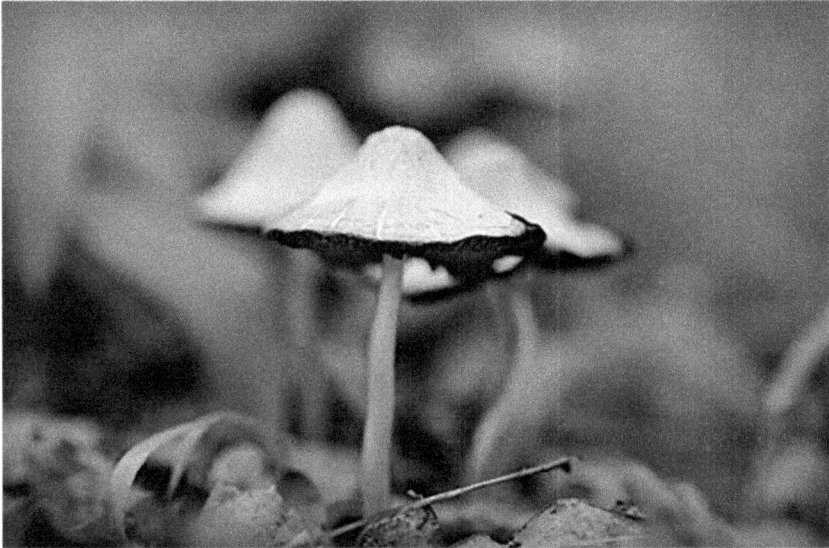

Los nombres del entusiasta de los hongos, Giovanni Arcangeli, esta especie de hongos son pequeños, por lo que no podemos usarlos para cocinar. Además, debido a su fuerte olor, no se pueden comer. Crecen en madera muerta durante el otoño en montones, pero prefieren formar racimos. Tienen el nombre común de capó de ángel o capó de final de temporada. Pertenece a la familia de las Mycenaceae.

Descripción

Identificarlos por la forma en que crecen en mechones no es confiable porque también ocurren en singletons. Pero podemos separarlos de otros miembros de la familia a través del color de sus gorras y branquias.

Gorra: Miden 0,72-2,6 cm de ancho (algunos pueden tener 4,5 cm), cónicos que adquieren forma de campana. Son en forma amplia umbonatos lisos pero con estrías translúcidas. Tiene tonalidades de amarillo a oliva en la parte superior que se vuelven grises al secarse y el cambio de color se debe a su naturaleza higrófana. En el hongo Angel's Bonnet, el sombrero se vuelve plano a medida que envejecen.

Queilocistidios: Vemos grandes cantidades de queilocistidios sobresaliendo de los bordes de las branquias. Pueden crecer hasta 55 µm de largo. Los queilocistidios en forma de pera tienen muchas células en cepillo delgadas en sus puntas. La estructura de la branquia se enfrenta a la misma.

Branquias: son un poco decurrentes o adnatas. Su color es el blanco, que se vuelve gris rosado con la edad. Los bordes están un poco dentados.

Tallo: mide 4.2-8 cm de altura y 2-4 mm de diámetro. En el ápice, es blanco. Las plantas jóvenes tienen un tinte lila. La parte inferior del tallo es gris con matices oliva. No tiene anillo; hay pelos blancos suaves.

Esporas: La impresión de esporas es blanca y tiene forma de pepita a elipsoidal. Es amiloide y tiene un tamaño liso de 8x6 µm.

Olor / Sabor: Huele a yodo. El sabor es suave pero indistinto.

Distribución

Mycena arcangeliana crece en pequeños grupos de madera de hoja caduca muerta, preferiblemente fresno y haya. También crece en coníferas, helechos y nudos japoneses. La gente dice haberla visto crecer en los pastizales. En las Islas Británicas, crece desde finales de verano hasta otoño. Puedes verlo crecer en muchos lugares de Europa.

Toxicidad

Las setas no son comestibles. Puedes identificarlos por el olor a yodo.

Embudo nublado - Clitocybe nebularis

A este hongo le encantan las coníferas. Tiene un olor fétido y lo encontrará creciendo solo o en grupos. Hay alrededor de 300 especies de este hongo en este género. Crecen en el suelo, descomponen la basura del suelo forestal y pertenecen a la familia Tricholomataceae. La gente no los recoge para su consumo.

Una vez que se expanden, las tapas crecerán de 6 a 20 cm. El color permanecerá gris con un característico patrón de nubes en el centro. En la superficie, es común encontrar una flor similar a un fieltro en el centro y pálida.

Branquias: Las branquias blancas se vuelven cremosas con la edad, apiñadas y adnatas, o un poco inclinadas hacia el tallo.

Tallo: tiene una base hinchada y llega a tener 2-3 cm de diámetro hacia la parte superior. El embudo nublado tiene un tallo sólido y liso de 6 a 12 cm de altura. Es un poco más pálido que la gorra.

Esporas: Suaves y elipsoidales, tienen un tamaño de 7.5x4 µm. La impresión de esporas es de un beige pálido a un blanco cremoso.

Olor / Sabor: No tiene un sabor distintivo. El olor es afrutado.

Temporada: comienza en agosto y continúa hasta principios de diciembre.

Distribución

Son comunes en Irlanda y Gran Bretaña. El embudo nublado también crece en Escandinavia y muchas partes de América del Norte.

Toxicidad

La gente solía comerlo hasta hace poco que causa malestar gástrico a menudo. La comestibilidad depende del lugar donde crece. La gente afirma haber comido el hongo hervido sin experimentar ninguna molestia.

Descripción

Clitocybe significa cabeza inclinada. Crecen en anillos de hadas, y el nombre Clouded Funnel se refiere al color similar a una nube en la tapa.

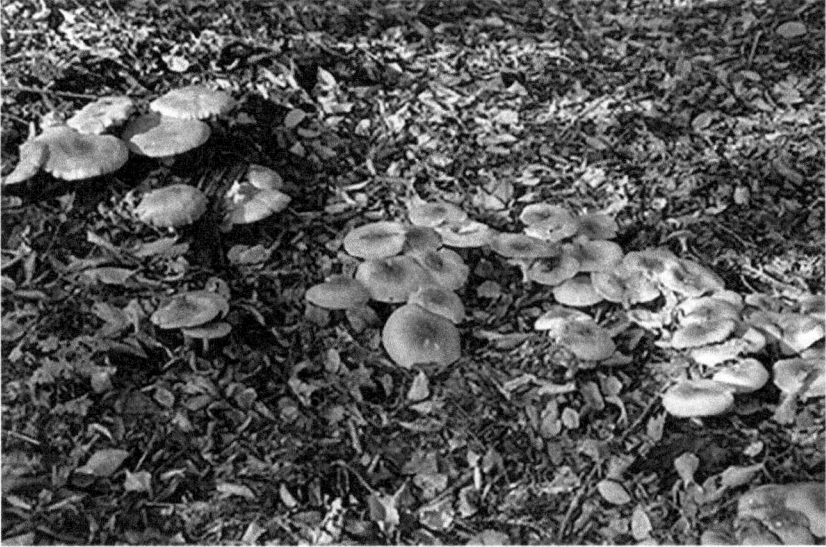

Sombrero: Convexo y cónico al principio, tomará hasta un mes para que se desarrolle el sombrero. Luego, se aplanan y se vuelven un poco en forma de embudo. Los márgenes siguen siendo ondulados, generalmente hacia abajo, y también pueden estar un poco inscritos.

Laccaria cerosa - Laccaria laccata

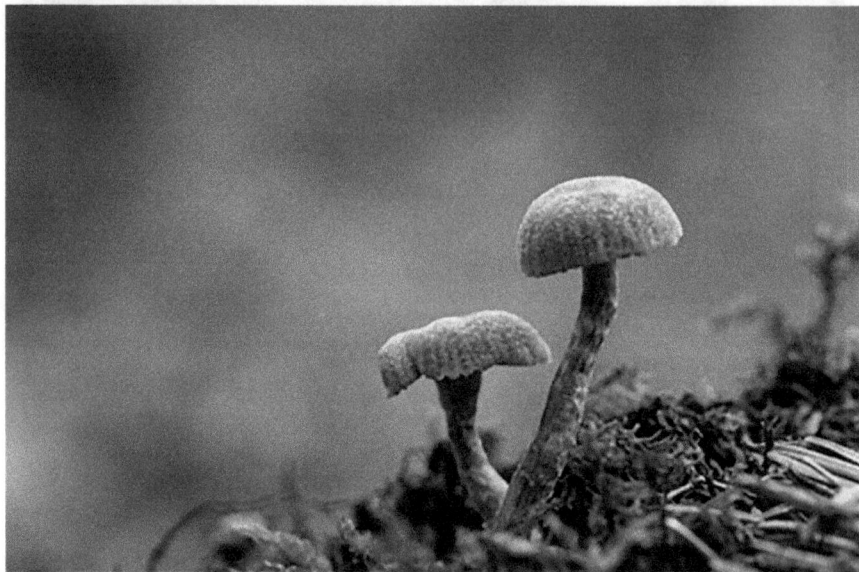

Este es un hongo muy variable que puede verse incoloro y monótono a veces y vibrante y colorido en otros lugares. Los jóvenes tienen un color de rojo a naranja y crecen bien. Otros nombres para este hongo son laccaria cerosa y el engañador y pertenece a la familia Hydnangiaceae.

Descripción

Este es un hongo pequeño y comestible que los entusiastas consideran una maleza debido a su estatura simple. Tienen una naturaleza micorrízica.

Sombrero: Miden de 2 a 7 cm de ancho al comienzo de la convexidad y se vuelven planos cuando envejecen. Cuando está mojado, la gorra de un Engañador joven tiene un color marrón rojizo o bronceado intenso, pero a veces puede ser naranja. Cuando se seca, el color se vuelve mucho más pálido y finalmente se vuelve blanco. Engañadores muy viejos pueden distorsionarse y la tapa tendrá forma de embudo.

Branquias: son profundas, anchas y muy espaciadas. Tienen branquias cortas intercaladas entre ellos. Las branquias bronceadas comienzan a perder color mucho antes de que la gorra se torne de color beige. Esto sucede porque quedan cubiertos de esporas.

Esporas: Globosas con espinas, 7-10 µm con una altura de 1,5 µm. La impresión de esporas es blanca.

Olor / Sabor: Ambos son indistintivos.

Temporada: La temporada comienza en junio y termina en noviembre. En el sur de Europa, esto se retrasa un poco.

Olor / Sabor: No hay sabor ni olor distintivo.

Distribución

Vemos a los Engañadores en tropas dispersas en áreas boscosas y, a menudo, en suelos pobres y prefiere el clima fresco y las zonas templadas del norte. Desarrolla una relación micorrízica con muchos tipos de árboles, incluidos abedul, haya y pino. Crece ampliamente en Europa, América del Norte, Costa Rica y México.

Toxicidad

Estos son comestibles y sabrosos, pero hay que tener cuidado con los pequeños hongos venenosos.

Toughshank manchado - Rhodocollybia maculate

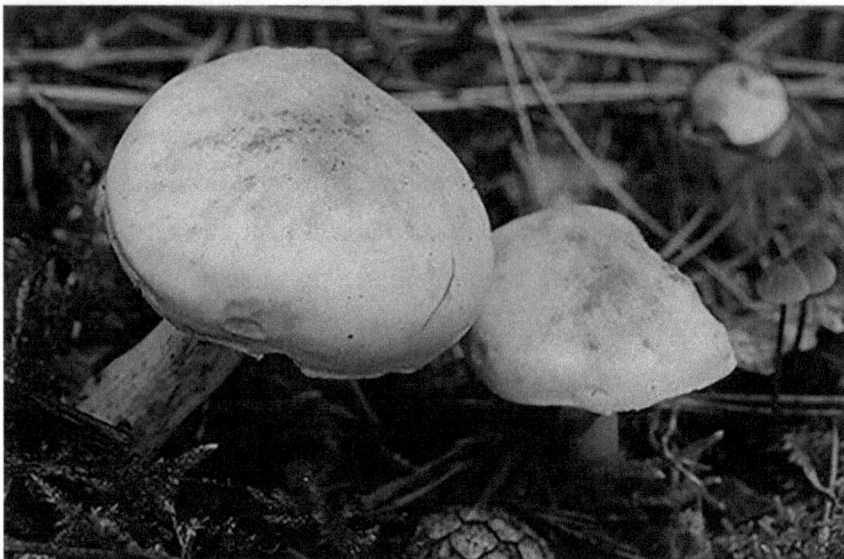

Otro nombre para Rhodocollybia maculata es Manchado Toughshank. Este es un hongo duro, por lo que no es comestible. Crece en pequeños grupos en la hojarasca y debajo de las coníferas. Aparece casi de la noche a la mañana con pequeñas manchas rojizas en su sombrero. Estos luego erupcionan al azar sobre las branquias. Pertenece a la familia Marasmiaceae.

Descripción

Es atractivo y las frutas aparecen en grupos. No le importa dónde crece.

Gorras: miden de 5 a 12 cm de ancho de cónico obtuso a convexo, eventualmente aplanamiento plano-convexo con un margen ondulado. Gira hacia arriba para crear una forma de platillo irregular. Tiene un color blanco rosado cremoso con manchas o manchas de color canela.

Branquias: Bordes adnados, anexos y desiguales de color crema, blanco apiñado. Desarrolla manchas de color rojo pardusco parecidas al óxido con la edad.

Tallo: Mide 5-11 cm de altura 0,9-1,23 cm de diámetro. No tiene anillo, es blanco y se oxida con el tiempo.

Esporas: Elipsoidales a subesféricas y lisas, 6x5 µm. La impresión de esporas es crema con un tinte rosado.

Olor / Sabor: Sin olor distintivo, el sabor es tan amargo que el hongo no es comestible.

Temporada: Comienza en junio y dura hasta noviembre.

Distribución

Es sapróbico, lo que significa que vive en un entorno relativamente libre de oxígeno y rico en materia orgánica. Lo encuentras en arena de agujas o madera bien podrida debajo de coníferas. Crece en los países del centro y norte de Europa. También lo ve en muchos lugares de América del Norte y Canadá.

Toxicidad

Aunque no es tóxico, el sabor es tan amargo que la gente no lo recoge para el consumo.

Verpa bohemica

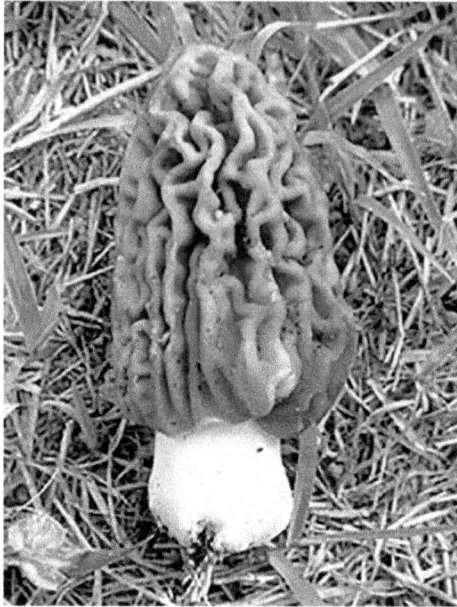

Este hongo a principios de primavera, razón por la cual muchas personas lo llaman por error Morilla temprana. Pero continúa fructificando durante el verdadero período de la morilla. Tiene un parecido con las morillas Morchella punctipes y Morchella populiphilia. Pero la mitad de las morillas son solo la mitad gratis. Cuando lo comparas con Verpa bohemica, vemos que cuelga completamente gratis.

Descripción

Otra forma de separar V. bohemica de las medias morillas es cortarlas a lo largo de su longitud. Las morillas medio libres son huecas, pero V. bohemica tiene un tipo de carne tipo algodón de azúcar en el interior.

Sombrero: El sombrero de color amarillo pálido o marrón es cónico o en forma de campana de 2-4 cm de ancho y 2-5 cm de altura. La superficie tiene arrugas o contusiones cerebrales. Las crestas son más oscuras que las fosas, secas o húmedas, calvas o borrosas. El color es de bronceado a marrón y la parte inferior es blanca.

Tallo: mide 8.5-24.3 cm de largo y 1.5-3 cm de ancho, un poco ahusado en la parte superior o inferior de color amarillo mate a blanco cremoso. Se tiñe de naranja cuando está magullado.

Carne: Tanto la pulpa del tallo como la del casquete es delgada y hueca. Los interiores tienen tenues fibras blancas.

Olor y sabor: No hay olor ni sabor distintivo.

Esporas: El tamaño es de 48-85 x 14-24 µm. Son elipsoides lisos, de paredes gruesas y alargados.

Distribución

Encontramos V. bohemica creciendo en Asia, Europa y América del Norte. Crece en la madera del suelo después de que la nieve se derrita.

Toxicidad

Es sospechoso y puede causar molestias gastrointestinales en personas sensibles. Estas personas experimentarán mareos, diarrea, dolor abdominal, calambres musculares, fatiga e hinchazón.

Veneno Pax - Paxillus involutus

Este hongo es una especie variada y crece bajo muchos árboles. Este hongo basidiomiceto se distribuye ampliamente y se tiñe de marrón cuando se golpea. Este hongo mortal con agallas tiene forma de embudo. Cuando se magullan, se tiñen de marrón. Sus otros nombres son pax venenoso, borde enrollado común y borde enrollado marrón. Pertenece a la familia Paxillaceae.

Descripción

Crece en áreas urbanas y en el bosque solo, de manera gregaria o dispersa en verano u otoño. Se distribuye ampliamente en América del Norte.

Gorra: Es de 4,6 a 14,3 cm convexo a, en general, convexo. El margen fuertemente enrollado es algodonoso. Se deprime centralmente y plano-convexo seco o pegajoso. Es finamente peludo o liso, marrón oliva, marrón o marrón amarillento.

Branquias: corre por el tallo y es separable como una capa. Cercano o abarrotado, se vuelve en forma de poro o enredado cerca del tallo. El color es pálido, oliva, canela pálido o amarillento. Se magullan de marrón rojizo a marrón.

Tallo: La longitud es de 2-9 cm y 2,1 cm de grosor. Se estrecha hacia la base y se seca suave o con pelos finos. Tiene el mismo color que la gorra.

Pulpa: Es amarillenta, espesa y firme. Se decolora a marrón cuando se expone.

Olor y sabor: No es distintivo ni tiene un sabor ácido. El olor no es una fragancia distintiva o leve.

Espora: Las impresiones son de color marrón amarillento a marrón violáceo.

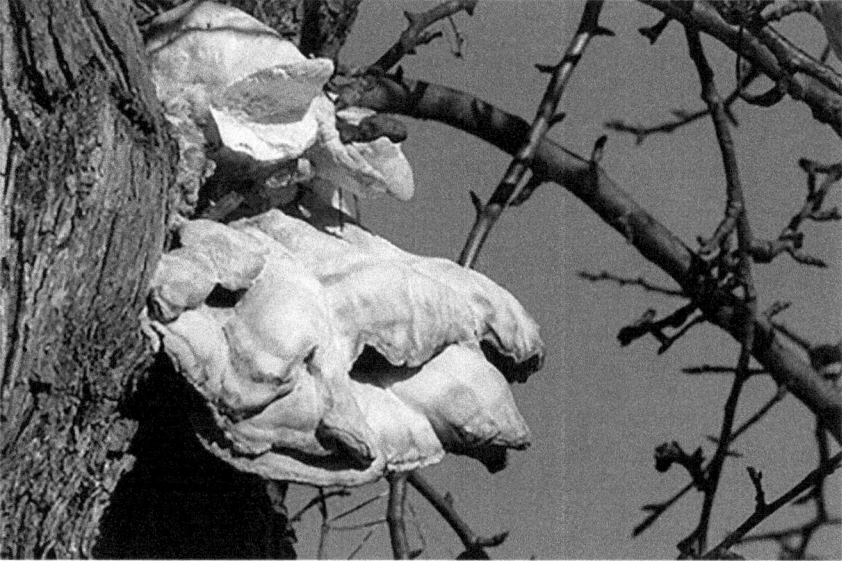

Distribución

No hay necesidades de nutrientes especializadas; el hongo tiene una amplia gama de huéspedes. El P. involutus produce compuestos antifúngicos que protegen a la planta huésped contra la pudrición de la raíz. muy abundante, el hongo crece en todas partes de Asia y Europa. Lo puedes ver en India, China, Turquía, Irán y Japón. Se distribuye ampliamente por América del Norte y el suroeste de Groenlandia.

Toxicidad

El hongo tiene un antígeno que hace que el sistema inmunológico ataque a los glóbulos rojos. Las complicaciones incluyen insuficiencia respiratoria aguda, shock, intravascular diseminado, coagulación y lesión renal aguda.

Lanudo Gomphus - Turbinellus floccosus

Este hongo tiene los nombres de rebozuelo escamoso, lanudo o peludo. Y hasta 2011, se llamaba Gomphus floccosus. Otro nombre que tiene es gomphus lanudo. Es un hongo cantarelloide perteneciente a la familia Gomphaceae.

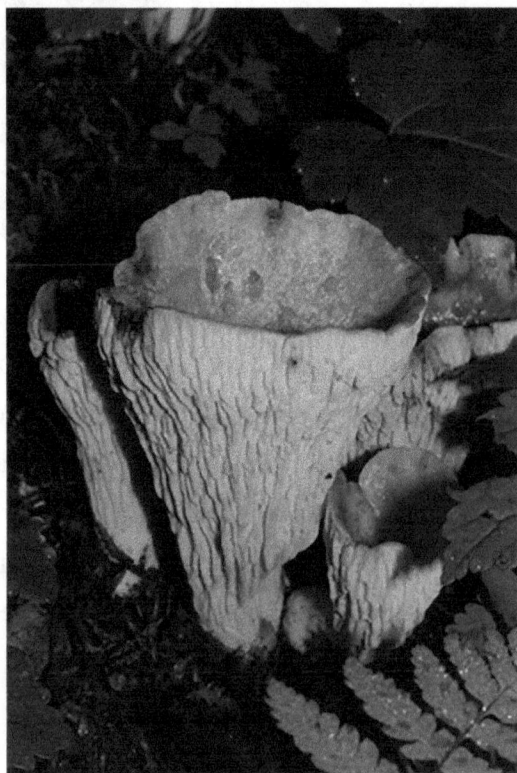

Descripción

El hongo son coníferas micorrizadas como el abeto, el abeto, el pino y la cicuta. Los cuerpos fructíferos son de color naranja y en forma de jarrón o trompeta.

> Sombrero: El cuerpo fructífero de la naranja tiene 5-15 cm de ancho al principio, cilíndrico con el centro hundido. A medida que madura, se deprime profundamente. La forma puede ser infundibuliforme o ciatiforme. La superficie es seca, cubierta de escamas erectas y recurvadas pero pequeñas. El color de las escamas es beige, amarillo a naranja pálido. La pulpa es blanca y fibrosa, y los márgenes ondulados.
>
> Himenio: Bordes estrechos, romos y arrugas que dan lugar a venas anastomosas irregulares de color crema a amarillo.
>
> Tallo: no es distinto del himenio. Mide 8-20 cm de altura y 1-3 cm de base. Es de color beige.
>
> Olor y sabor: Tiene olor y sabor suaves.
>
> Espora: Entera, minuciosamente arrugada, elipsoidal y de paredes gruesas. Tiene un tamaño de 11,5-14,5 x 7-8 µm.
>
> Comestibilidad: Algunas personas pueden comerlo y no sentir nada. Pero es recomendable evitar comerlo.

Distribución y hábitat

El hongo forma una relación simbiótica con muchas coníferas, como el abeto, el abeto Douglas, el pino, el abeto europeo y el abeto momi.

El Gomphus floccosus crece en los bosques de coníferas de América del Norte. Vemos a T. floccosus más abundante en los rodales más antiguos del bosque donde hay madera descompuesta.

Toxicidad

Contiene la toxina Ácido Norcaperatico. Esta toxina es un irritante gastrointestinal y puede causar vómitos, diarrea y dolor de estómago si se come el hongo.

Pollo de los bosques - Laetiporus sulphureus

Este hongo tiene un nombre común apetitoso, Chicken of the Woods. El grupo de hongos del género Laetiporus es pequeño. Son un pequeño grupo de poliporos de pulpa blanda de color naranja o amarillo brillante. Estos hongos "Pollo del bosque" causan la pudrición marrón de la madera tanto en las maderas duras como en las coníferas y pertenecen a la familia Fomitopsidaceae.

Descripción

Con la edad, la carne se vuelve dura y no comestible. Colapsan y se descomponen en una papilla negra.

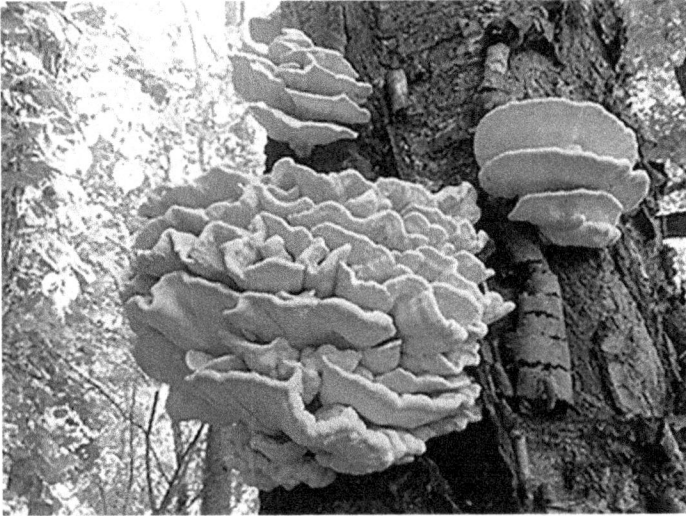

Gorro: Los brackets son suaves y esponjosos con bordes ondulados y márgenes amplios. Cuando envejecen, se vuelven delgadas y pálidas. Varían en ancho de 10 a 40 cm y tienen un

espesor de 3-12 cm. El color se encuentra entre el amarillo huevo y el amarillo cremoso con bandas de un tinte naranja y rosa. Cuando está húmedo, la pulpa es de color amarillo anaranjado.

Tubos y poros: hay pequeños tubos ovalados o redondos en la parte inferior de los soportes. Son 2-3 por mm con una profundidad de 15-30 mm. Tienen un color amarillo o blanco muy pálido.

Esporas: de forma ancha, de ovoide a elipsoidal 5-7 x 3,5 μm. La impresión de esporas es blanca.

Olor / Sabor: El olor es a hongos; sabe un poco amargo.

Temporada: Crece durante los períodos de verano y otoño.

Distribución y hábitat

Tiene una naturaleza sapróbica que se alimenta de maderas duras muertas, especialmente castaño, roble y haya. A veces, lo vemos crecer en sauces y cerezos. Si tiene suerte, puede ver este hongo creciendo en coníferas como el tejo.

Podemos encontrarlo creciendo desde Alaska hasta California en América del Norte. También es abundante en toda Europa. En la región mediterránea la encontramos creciendo sobre eucaliptos y ceratonia.

Toxicidad

Este hongo es comestible. El envenenamiento causa solo síntomas leves como vómitos, diarrea, náuseas y calambres en algunas personas.

Borde de rollo común - Paxillus involutus

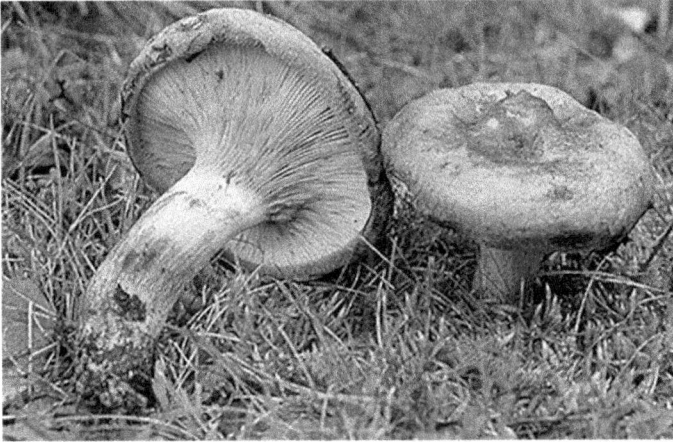

La forma de este hongo podría sugerir que pertenece al grupo de hongos en embudo. Aquí el color de las branquias es blanco en lugar de marrón como las de las setas de embudo. Las esporas son de color marrón, a diferencia de los hongos en forma de embudo que tienen esporas blancas. Los nombres comunes de este hongo son Common Roll Rim, Poison Pax y Brown Roll Rim. Este hongo basidiomiceto pertenece a la familia Paxillaceae.

Descripción

El Brown Rim Roll forma relaciones ectomicorrízicas con coníferas y maderas duras. Los estudios muestran que P.involutus podría ser una especie compleja en lugar de una especie individual.

Gorra: La tapa ocre es convexa al principio y se deprime centralmente. Hay un umbo notable y el color se vuelve marrón gradualmente hacia los bordes. Los bordes se enrollan hacia las branquias, y esta es la razón de su nombre. Los bordes suelen estar estriados. Cuando el clima es seco, es

165

velloso; se vuelve viscoso cuando se moja. El crecimiento del sombrero es de entre 5 y 12 cm y la superficie suave se vuelve resbaladiza cuando el hongo envejece.

Branquias: Son de color ocre pálido al principio, pero se vuelven marrones cuando el hongo envejece. Aparecen manchas oxidadas y los lugares donde las branquias se magullan se volverán marrón oxidado. Las agallas abarrotadas permanecen profundamente decurrentes.

Tallo: Tiene 7-13 mm de diámetro y 6-13 cm de altura. Permanecen dobladas y crecen paralelas a la planta huésped. Comienzan como ocre claro pero se vuelven castaños a medida que envejecen o se magullan.

Esporas: son lisas, elipsoidales y de 7,4 x 8,2 y 5,2-6,2 μm. La impresión de esporas es siena.

Distribución

Les gusta crecer bajo abedules y otros árboles de hoja ancha; prefieren suelos ácidos. Crecen en muchas partes del mundo, incluidos Gran Bretaña, Irlanda, Nueva Zelanda, Australia, América del Norte y Asia.

Toxicidad

Brown Roll Rim es tóxico; esto ahora está establecido. La toxina causa trastornos gástricos y, en casos extremos, la muerte. Esto sucede debido a un antígeno que ataca a los glóbulos rojos a través del sistema inmunológico. Esto causa insuficiencia respiratoria, daño renal y shock.

Scarletina Bolete - Neoboletus luridiformis

Este hongo de la familia de los bolete produce poros y tubos debajo de sus tapas. Conocido antes como Boletus luridiformis y erróneamente como Boletus erythropus, este hongo tiene muchos nombres, entre ellos scarletina bolete, bolete de tallo punteado, bolete de tallo punteado y bolete de pie rojo. Comer boletes de pies rojos crudos causa trastornos gástricos. Este hongo pertenece a la familia Boletaceae.

Descripción

Este hongo sólido grande tiene un casquete convexo a hemisférico. Es marrón laurel y mide hasta 20 cm de ancho. Son bastante felty cuando son jóvenes. Sus esporas son de color rojo anaranjado y pequeñas y se oxidan cuando envejecen. Se vuelven de negro a azul cuando se magullan. Los tubos son de color verde amarillento, que se vuelven azules cuando se magullan. El tallo es colorido, densamente salpicado de rojo y de 4-11 cm de altura. No tiene ningún patrón de red. La carne se tiñe de azul cuando se corta o se magulla. No tiene un olor significativo. El polvo de esporas es de un color oliva marrón verdoso.

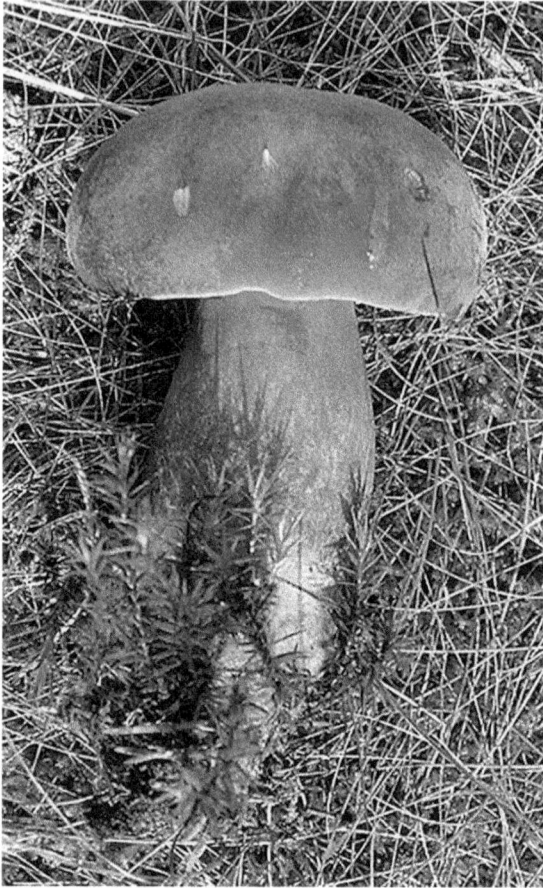

Distribución y hábitat

Lo encontramos creciendo en todos los lugares de Europa en las temporadas de verano y otoño. Se asocia con abeto y haya. Prefieren el suelo ácido sobre todo lo demás.

Toxicidad

Aunque este hongo es comestible, a menudo se confunde con el bolete Rubroboletes satanas del diablo. Al cocinarse, se vuelven negros y es posible que a la gente no le guste un plato oscuro.

Trametes suaveolens

Muchas de las especies de Trametes son de interés industrial y medioambiental debido a su vínculo con las enzimas. El género contiene alrededor de 50 especies y crece en todo el mundo. Tienen un basidiocarpo pileado característico e himenio sin cistidios. Tiene tintes verdes de algas y crece en árboles de hoja ancha muertos y vivos, particularmente en sauces y álamos. Pertenece a la familia Polyporaceae.

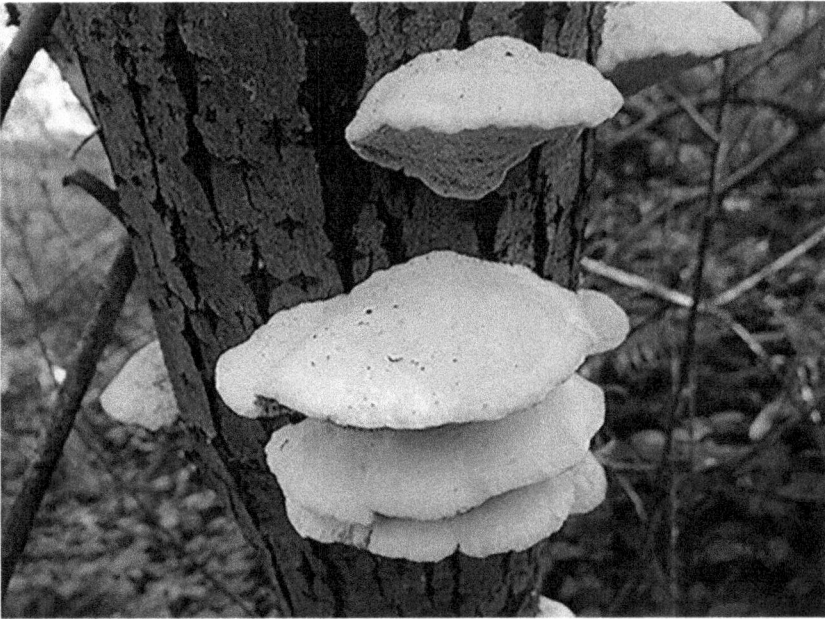

El hongo del soporte se forma en muchas capas, especialmente cuando crece sobre tocones muertos.

Descripción

Este soporte es muy claro o de color blanco cremoso en todas partes. La superficie superior es ondulada y vellosa, las algas crecen la mayor parte del tiempo. Los soportes miden entre 6 y 12 cm de ancho y son redondos, para empezar, pero los bordes se vuelven más afilados a medida que maduran. Su superficie superior es fértil, mientras que la inferior es infértil. La carne es dura y no tiene tallo.

Tubos y poros: Tiene tubos blancos de 10-15 mm que terminan en poros un poco alargados o redondos beige, blancos o gris pálido amarillentos. Permanecen espaciados entre 0,5 y 1 mm y parecen más estirados cuando la superficie de los poros se inclina. Tras el hematoma, se vuelve marrón.

Esporas: Alantoide (que significa en forma de salchicha) liso 8-1,3 x 4-4,3 µm, inamiloide. La impresión de esporas es blanca.

Olor / Sabor: Las setas frescas tienen un fuerte olor a anís; no hay sabor significativo.

Temporada: Todo el año, arroja esporas en otoño.

Distribución

Crece en regiones templadas de Europa continental y también se puede ver en partes de Asia y en muchos lugares de América del Norte.

Toxicidad

Aunque nadie lo ha reportado como tóxico, el hongo es demasiado difícil de comer.

Typhula fistulosa

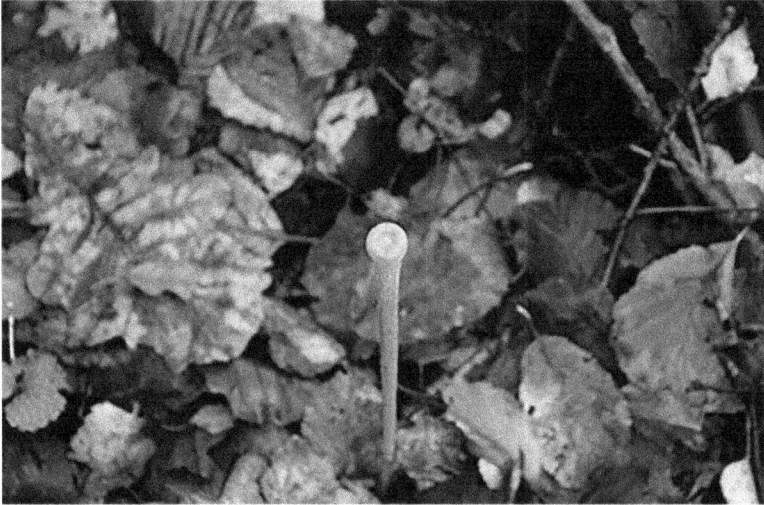

Los tallos sencillos y no ramificados en forma de maza que parecen gusanos erectos, Typhula fistulosa, son flexibles y suaves y se balancean incluso con la brisa más suave. No son comestibles y sus nombres significan tubo o tubería. Pertenecen a la familia Typhulaceae.

Descripción

Cuerpo frutal: Quedan un poco aplanadas lateralmente y tienen ranuras longitudinales. En algunos casos, son rectos, pero a menudo son ondulados. Son mazas simples con puntas mitriformes o redondeadas. Los colores van del marrón claro al ocre y, a veces, al naranja cuando las puntas son más fértiles. Cada tallo mide 5-30 cm de largo y aproximadamente 10 mm de grosor.

Esporas: Son lisas y con forma de lágrima. El tamaño es de 10-17 x 5,4-8,6 μm, inamiloide, hialino.

Distribución y hábitat

Los encontramos en los bosques caducifolios saprobios en la hojarasca del suelo. A veces, crecen a partir de madera podrida, especialmente abedul. Lo encontramos en la mayoría de lugares de Irlanda, Gran Bretaña y Europa continental. También lo vemos crecer en partes de América del Norte.

Toxicidad

Los hongos Pipe Club no son comestibles.

Rebozuelo falso - Hygrophoropsis aurantiaca

Conocida como False Chanterelle, Hygrophoropsis aurantiaca crece en brezales y bosques en muchas partes del mundo. A veces lo vemos en las astillas de madera que usamos en jardinería. La gente lo confunde con el muy apreciado Chanterelle Cantharellus cibarius. El False Chanterelle pertenece a la familia Hygrphoropsidaceae.

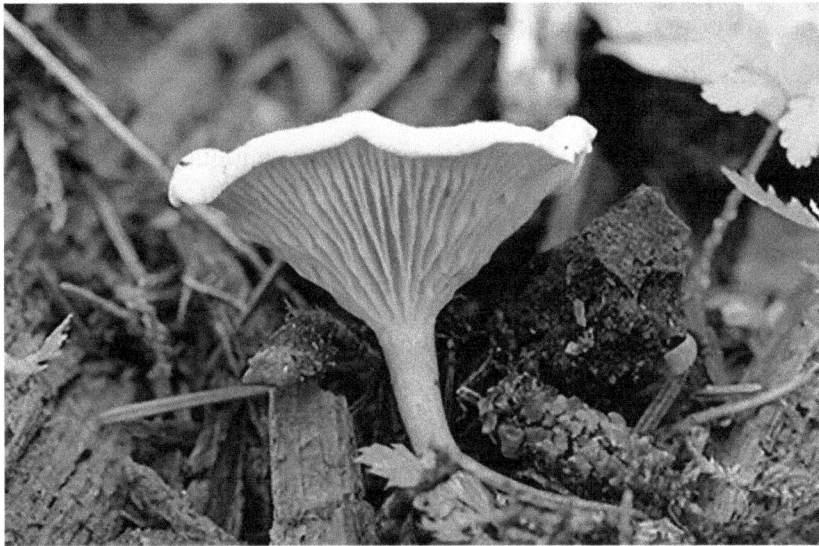

Descripción

Pileus: Es convexo 2,5-7 y ancho y casi llano cuando está maduro. A menudo, el disco permanece deprimido, el margen se curva y se curva. La superficie es seca y finamente tomentosa. El color varía de amarillo-marrón a naranja-marrón o naranja. Es más oscuro en el disco, pero a veces se organiza en bandas concéntricas. El color se desvanece a medida que envejece, la pulpa es delgada, de pálida a naranja pálido.

Láminas: son estrechas, estrechas, bifurcadas repetidamente, decurrantes y de color naranja, por lo general más brillantes que el sombrero.

Stipe: Mide 2-7 cm de alto, 0.5-1 cm de espesor igual o agrandado en la base, central o excéntrico en el apego. Tiene una superficie seca concolora con la tapa; no hay velo.

Esporas: Son dextrinoides, elípticas lisas de 5-7,5 x 3-4,2 µm. La impresión de esporas es blanca.

Comestibilidad: no hay suficiente evidencia sobre si son seguros o tóxicos. Algunos afirman que es seguro, pero otros dicen que es tóxico.

Temporada: La temporada comienza en agosto y se prolonga hasta noviembre.

Distribución

Aunque es un género escaso con cinco especies, lo vemos crecer en Irlanda y Gran Bretaña. Está bien distribuido en Europa continental. América del Norte también tiene su parte de este hongo.

Poisonpie amargo - Hebeloma sinapizans

Este hongo tiene un fuerte olor a rábano junto con una base de tallo bulboso. Tiene los nombres comunes de hebeloma de tallo áspero y Bitter Poisonpie y pertenece a la familia Hymenogastraceae.

Descripción

Sombrero: El color es de ocre amarillento a ante pálido y, a veces, se vuelve marrón claro con un tinte canela. Tiene forma de campana junto con una involuta, es decir, un pequeño margen enrollado. Esto permanece curvado hasta que la tapa se expande. Se vuelve cóncava o un poco umbonada de manera amplia y se vuelve plana con la edad. Es pegajoso cuando está húmedo, suave y sedoso cuando está seco. En la mayoría de los casos, el margen es un poco ondulado e incluso lobulado a veces. Mide 5-13 cm de diámetro.

Branquias: Tiene un color ante arcilla que se vuelve marrón rojizo con la edad. Es emarginado y con muescas, lleno de gente. No emana gotas acuosas que se secan y se vuelven manchas marrones.

Tallo: Este es de color amarillo muy pálido o blanco. Se vuelve harinoso hacia el ápice y escamoso por debajo. La base está hinchada, completamente cilíndrica. La longitud es de 5-12 cm, el diámetro es de 1-2 cm. No hay anillo.

Esporas: De limón a almendra cubiertas de verrugas superficiales. El tamaño es de 10-13 x 6,5-8,3 µm, lentamente dextrinosa.

Olor / Sabor: Tiene olor a rábano junto con un sabor amargo.

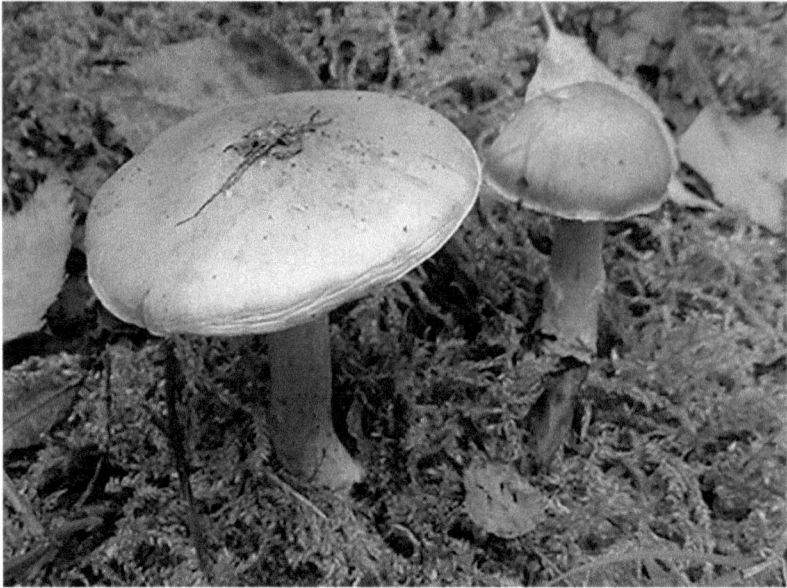

Temporada: comienza en julio y termina en noviembre.

Distribución

Crece en grupos de mechones en los bosques latifoliados y se asocia con las hayas. Lo vemos crecer en todos los lugares de la Europa continental, donde combina micorrizas con hayas y robles. En América del Norte, existe una especie con el mismo nombre.

Toxicidad

Estos hongos son venenosos. El nombre Bitter Poisonpie es suficiente para advertir a la gente sobre la naturaleza de este hongo. Esto no es para propósitos alimenticios.

Campana lila - Mycena pura

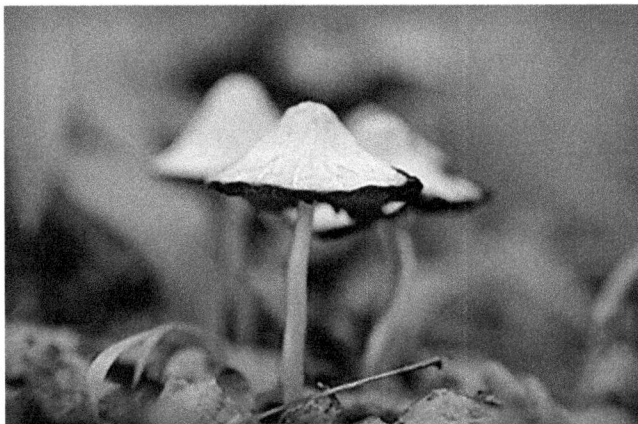

Mycena pura, la campana lila o el capot lila, es muy colorida. Este color depende del hábitat y de la cantidad de luz que cae sobre él a través del dosel de los árboles. En los pastizales, aparece en sus formas amarillas y se vuelve difícil de identificar.

Descripción

Cuando es joven, los colores lila o morado casi siempre están presentes. También pueden estar presentes otros tonos, dependiendo de dónde esté creciendo.

Gorra: Mide 2-6 cm en forma de campana o convexa y se aplana. El margen tiene líneas y calvo. Puede ocurrir tanto en estados secos como húmedos. Por lo general, de color lila o púrpura cuando son jóvenes, se vuelven pálidos y desarrollan otros tonos que incluyen marrón rosado o rojo, amarillo o blanco.

Branquias: tienen un diente para adherirse al tallo. Pueden estar cerca o casi distantes. El color es blanco o un poco púrpura a rosado. Desarrolla venas cuando madura.

Tallo: mide 4-10 cm de largo y 2-6 cm de grosor. Son huecos, iguales y lisos, pero a veces pueden tener pelos diminutos. El color es blanco o enrojecido con el color de la tapa.

Pulpa: No es significativa, de color gris aguado a blanco.

Olor y sabor: Olor a rábano a veces, puede no estar presente. El sabor es muy parecido al del rábano.

Esporas: Subcilíndricas a elipsoidales y lisas. El tamaño es amiloide de 6-9 x 3-4 μm. La impresión de esporas es blanca.

Distribución

Lo vemos crecer en toda Irlanda y Gran Bretaña. También crece en todos los lugares de Europa continental y América del Norte.

Toxicidad

Mycena pura contiene la toxina muscarina, que es mortal, pero debido a que está presente en concentraciones bajas, no causa la muerte de inmediato. Los síntomas de intoxicación incluyen vómitos, diarrea, calambres y mareos.

Entoloma serrulatum

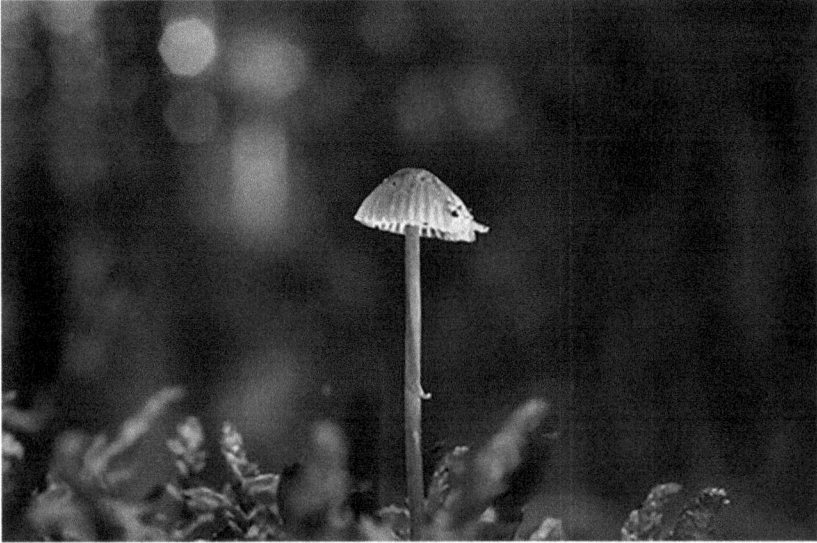

Ver hongos en color azul-negro es raro. Pero hay muchos ejemplares azules de los cuales Entoloma es quizás el más hermoso.

Descripción

Gorra: la tapa mide 1,5-3,5 cm de diámetro. Es convexo al principio y se expande; se vuelve umbilicato o de forma amplia convexa. Los jóvenes son de color negro azulado mientras que los mayores son de color marrón. Son radialmente fibrilosas; la textura es finamente escamosa o sedosa.

Branquias: permanece anexa y en ocasiones tiene un diente decurrente. Son amplios y el espaciamiento es moderado. Tiene bordes dentados o dentados con un color blanco azulado pálido. Esto vuelve la carne rosada y tiene bordes azul negruzco.

Tallo: mide 4-7 cm de largo y 2-3 mm de grosor. Es sedoso con puntos negruzcos cerca del ápice, negro azulado y liso por debajo. Además, es hueco y cilíndrico sin anillo.

Esporas: Las esporas son irregulares y la vista lateral muestra de 5 a 7 ángulos. El tamaño es de 9-12 x 6,5-8 μm. La impresión de esporas es rosa.

Olor y sabor: Tiene un poco de olor a harina. El sabor no es distintivo.

Temporada: La fructificación comienza a principios del verano. Continúa hasta finales de otoño cuando el clima es templado.

Distribución

Crece gregariamente en bosques en regiones húmedas. A veces, fructifica en bosques cubiertos de musgo. Puede encontrarlo ampliamente distribuido en América del Norte, especialmente en Arizona. Ocurre en toda Europa y en la región asiática del Mar Negro. Crecen bajo bosques de hoja caduca como hayas, robles y ocasionalmente abedules.

Toxicidad

Este hongo causa el 11% de las muertes por intoxicación por hongos en Europa. Es gastrointestinal con síntomas que incluyen vómitos, diarrea y dolor de cabeza que ocurren dentro de la media hora a dos horas después de la ingestión. Los síntomas pueden durar dos días. También puede ver síntomas psiquiátricos como alteraciones del estado de ánimo y toxicidad hepática aguda junto con delirio. A veces, los síntomas pueden durar meses.

Tinta de alcohol - Coprinus comatus

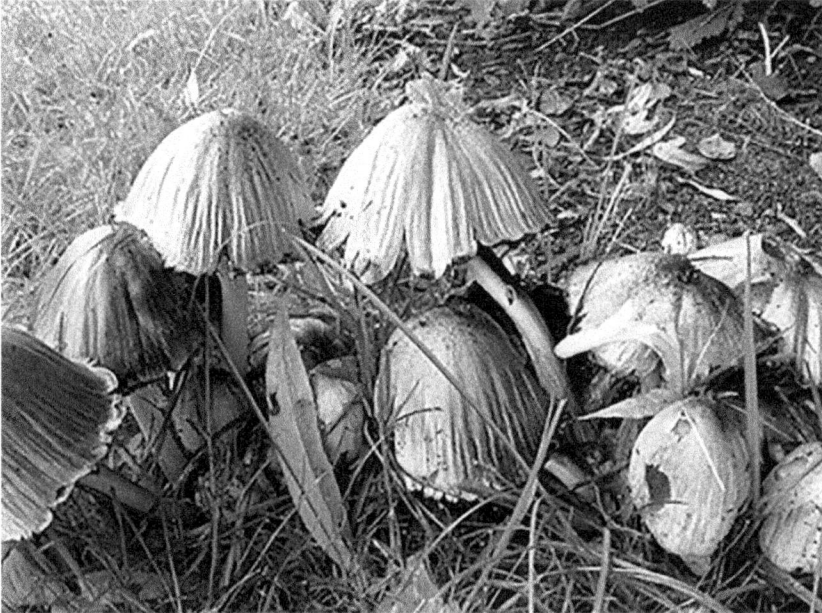

Este hongo común crece en el césped y junto a caminos de grava. Otros nombres para esta melena peluda, peluca de abogado y gorro de tinta peludo. El nombre técnico es Coprinus comatus. Pertenece a la familia Agaricaceae.

Descripción

Sombrero: Es liso y con forma de huevo y tiene una pequeña zona en el centro cubierta de escamas aplanadas. No hay fragmentos de velo. Más tarde, la gorra adquiere forma de campana. Hay un leve umbo, y luego se delícea hacia el margen. Su color es gris-marrón o gris, y luego se vuelve negro. Las tapas miden 3-7 cm de ancho.

Branquias: La Common Inkcap tiene branquias libres y abarrotadas que son blancas al principio, luego se vuelven marrones y después de un tiempo negras. Luego se digiere automáticamente.

Tallo: Es de color blanco con fibrillas de color marrón rojizo cerca de la base. El grosor es de 7-15 mm y la altura es de 5-12 cm.

Esporas: De forma almendrada a elipsoidal 7.5-12 x 4.5-6 µm. Tiene un poro germinal apical.

Temporada: comienza en mayo y continúa hasta noviembre.

Olor y sabor: No es distintivo. Advertencia: Es venenoso si se consume dentro de uno o dos días o si toma alcohol.

Distribución

Crece en áreas inesperadas como las regiones verdes de las ciudades y lo vemos en prados y pastizales de América del Norte y Europa. Es una especie introducida en Islandia, Nueva Zelanda y Australia.

Toxicidad

Este hongo es tóxico si lo ingieres junto con alcohol. Si hace esto, los efectos son graves. Si planea tomar o ha tomado alcohol dentro de los tres días, no coma este hongo.

Melena lanuda - Coprinus comatus

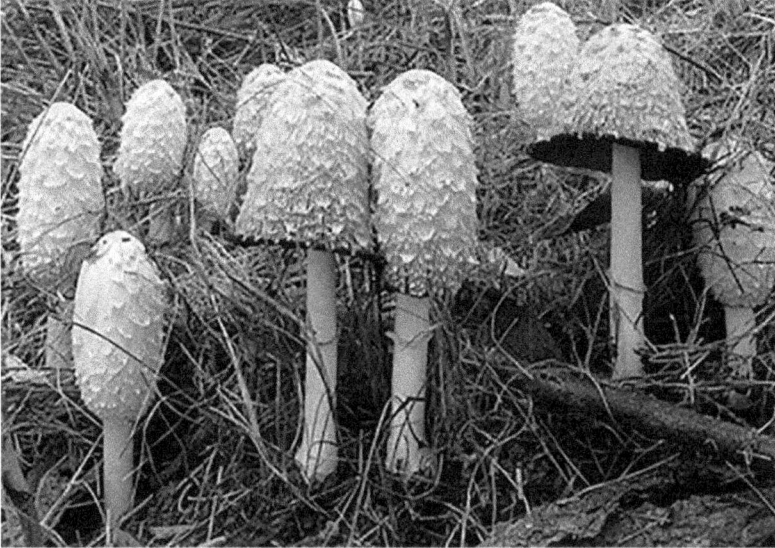

Podemos ver este hongo crecer en nuestro césped y a lo largo de las aceras de grava. Aparece como un pequeño crecimiento cilíndrico de color blanco y es fácil de detectar porque crece en racimos, manchando la zona de blanco. Otros nombres para este hongo son melena peluda, peluca de abogado y gorro de tinta peludo. El nombre técnico es Coprinus comatus, y pertenece a la familia Agaricaceae.

Descripción

Gorra: la tapa cilíndrica en forma de bala es peluda, escamosa y blanca. Miden 2,5-5 cm de ancho, 5-15 cm de altura y son pegajosos. Las escalas permanecen invertidas; el color varía de blanco tostado a marrón rojizo.

Branquias: son libres, cerradas y blancas. Luego se vuelve negro y tintado.

Tallo: Es hueco y fibroso, de color blanco a curtir. El tallo tiene un velo parcial en su centro hacia el área inferior.

Carne: La carne es blanda, blanca y se rompe con facilidad.

Esporas: Son negras. Carece de pleurocistidios. Las esporas miden 10-13 x 6,5-8 μm.

Olor y Sabor: El sabor es suave, produce una gran cantidad de líquido cuando lo cocinamos. No hay que confundirlo con el Inkcap común, que es tóxico. Esto se debe a la presencia de toxina coprina en la tapa de tinta común. Los síntomas de intoxicación incluyen palpitaciones, diarrea, vómitos y un sabor metálico en la boca.

Temporada: comienza en junio y termina en noviembre.

Distribución

Podemos verlo crecer en áreas comunes en las regiones urbanas. Podemos verlo crecer libremente en Australia, Europa y partes de América del Norte.

Toxicidad

Puedes comer el hongo antes de que las branquias se pongan negras. Tenga cuidado con el Inkcap común, que es venenoso.

Mechón de azufre

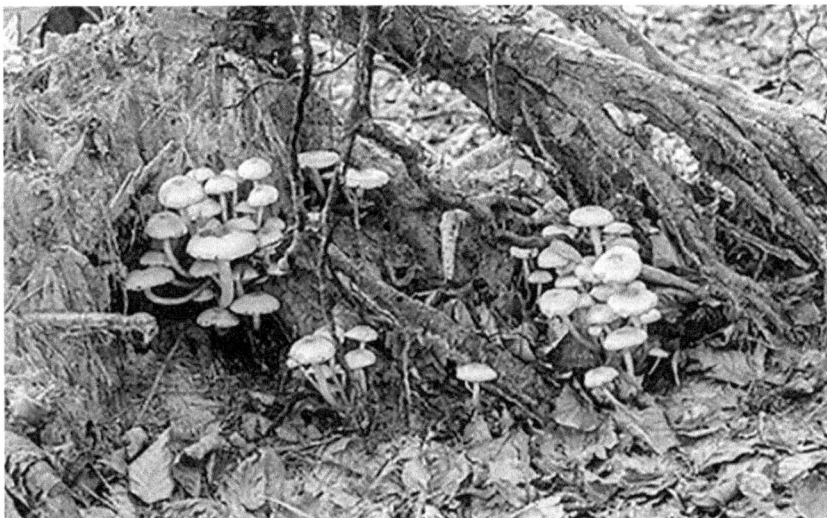

Este hongo común del bosque crece en lugares donde ningún otro hongo lo hará. Es un hongo saprófago con pequeñas branquias que crece en grandes grupos en troncos podridos y raíces muertas de árboles latifoliados.

Descripción

Gorra: es de color amarillo azufre con bronceado hacia el centro de la tapa. Es cóncava o un poco umbonada y el borde del casquete tiene restos velares oscuros adheridos. La gorra mide 2-7 cm de ancho. La pulpa del sombrero es firme y amarilla.

Branquias: permanecen abarrotadas y adnatas. El color de las branquias del Mechón de Azufre es amarillo azufre, tornándose verde oliva y ennegreciéndose progresivamente con la maduración de las esporas.

Tallo: Los tallos son casi concolores con el sombrero. Se vuelve marrón hacia la base. El grosor es de 5-10 cm, generalmente curvo y tiene una longitud de 4-13 cm.

Esporas: Son lisas y elipsoidales de 6,7-84 x 4-4,4 μm. Tiene una pequeña espora de germen. La impresión de esporas es de color marrón violáceo.

Olor y gusto: El sabor es amargo, pero el olor es indistinguible.

Temporada: este hongo crece durante todo el año.

Distribución

Crece bien en la madera muerta de coníferas y árboles de hoja caduca. Es abundante en el norte de Europa y América del Norte.

Toxicidad

El hongo Sulphur Tuft es tóxico debido a la presencia de depsipéptidos esteroides. En los seres humanos, los síntomas de intoxicación se manifestarán después de 10 horas. Los primeros signos son vómitos, náuseas, diarrea, colapso y proteinuria. Algunos casos han mostrado problemas de visión y parálisis.

Colorete - Amanita rubescens

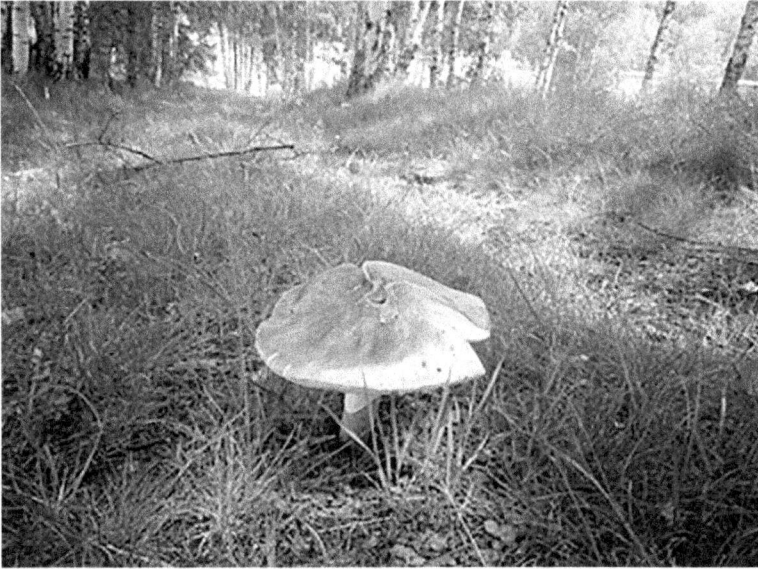

El nombre común de este hongo es Blusher y es una de las muchas especies del género Amanita. Este es un hongo comestible y sabroso muy buscado por los amantes de la cocina. Lo que lo hace reconocible es el color rosa cerca de la parte inferior del tallo. Reciben su nombre porque se sonrojan cuando los lastimas o los cortas. Pertenece a la familia Amanitaceae.

Descripción

Gorra: El color de la gorra no da idea de la identidad. El color varía del blanco a diferentes tonalidades de rosa y marrón e incluso de color negro. Tiene 5-19 cm de diámetro, dependiendo de cuánto se haya expandido. El color es rosado pardusco y variable. Tiene fragmentos grises y blanquecinos distribuidos irregularmente del velo universal. Tiene algo de forma al principio, pero se aplana al madurar. A veces, adquiere forma de embudo. La tapa y las branquias, cuando se dañan, se vuelven de color rojo apagado o rosa intenso. Cuando está mojado, los fragmentos del velo se desprenden del gorro.

Branquias: son blancas y adnatos casi libres del tallo. Permanecen abarrotados. En los coloretes maduros, las branquias tienen manchas rosadas o rojas. Además, si los manipula, el hongo se ruboriza de color rosa o rojo intenso.

Tallo: El tallo del colorete mide 7-14 cm de largo y el diámetro es de 1-2 cm. Por encima del anillo, el tallo tiene un color marrón rojizo; puede haber motas de color rosa intenso. Debajo de esto, el tallo se amorata de color rosa. Cuando envejece, el tallo se vuelve hueco y lleva un anillo colgante que es frágil y delgado. Permanece estriado y, a menudo, irregular. Los especímenes inmaduros mostrarán la volva. Cuando el hongo madura, desaparecerá y el tallo se hinchará.

Esporas: Ovoides o elipsoidales de forma amplia, son lisas y amiloides de 8-9 x 4.7-5.8 μm.

Sabor y olor: Tanto el sabor como el olor no son distintivos. Cuando se infestan de gusanos, pueden oler desagradablemente.

Temporada: La temporada comienza en junio y termina en octubre.

Distribución

El colorete crece profusamente en todas partes de Irlanda y Gran Bretaña. También se encuentra en América del Norte y Europa continental. También vemos el colorete en Sudáfrica, donde es una especie introducida.

Toxicidad

El Colorete es comestible, pero hay que cocinarlo bien. La toxina hemolítica puede causar anemia si come el hongo crudo y es la razón por la que la gente no elige este tipo de hongo para su dieta. La extrema variabilidad hace que sea difícil de identificar. Algunos miden solo 2,5 cm de ancho, mientras que otros miden hasta 20 cm de ancho. Además, el color de la gorra es variable. Algunas son marrones, mientras que otras son plateadas metálicas brillantes.

Hongo de San Jorge - Calocybe gambosa

Este es un hongo comestible que crece en los márgenes de la hierba, los bordes de las carreteras y los campos. Tiene el nombre común de hongo de San Jorge porque aparece en el Reino Unido el Día de San Jorge (23 de abril). En Italia, un país más cálido, aparece en marzo. La gente lo considera un manjar cuando se fríe en mantequilla. Pertenece a la familia Lyophyllaceae.

Descripción

Sombrero: Mide 5-14 cm, al principio es casi esférico y se vuelve convexo. A veces, es casi plano. La tapa del hongo de San Jorge es, a veces, deforme. En la mayoría de los casos, conserva un margen un poco curvado. Tiene una superficie blanca y lisa con un tinte marrón claro. Esto se volverá bronceado a medida que envejece. La pulpa es firme y blanca y susceptible a la infestación por gusanos. Por lo tanto, es mejor recolectar solo hongos frescos y jóvenes.

Branquias: El hongo tiene branquias sinuosas. Permanecen abarrotados, estrechos y blancos.

Tallo: Mide 2-4 cm de ancho. Sólido con una curva y más grueso en la base, la longitud es de 3-7 cm de altura. No tiene anillo.

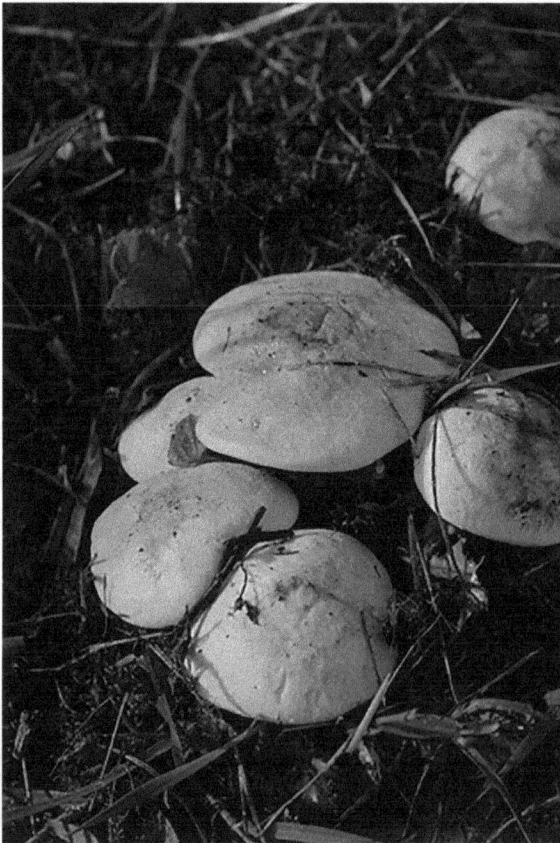

Esporas: Suaves y elipsoidales.

Olor y Sabor: tiene un sabor a harina y un olor a harina cuando está crudo. La cocción elimina el sabor y el olor y hace que el hongo sea delicioso.

Temporada: Comienza en abril y termina en junio. En los países del sur de Europa, comienza un mes antes. En países como Escandinavia, el comienzo podría ser hasta junio o julio.

Distribución

Podemos ver el hongo de San Jorge en pastizales cultivados, pero no estará cerca de árboles de hoja caduca. Es muy común en regiones ricas en cal y yeso. Vemos esto en América del Norte y en toda Europa. En Alemania, este hongo aparece después de mayo. En el clima más cálido de los países mediterráneos, comenzará a crecer en marzo.

Toxicidad

Es seguro comer incluso sin cocinar. Los hongos maduros tienden a infectarse con gusanos, por lo que es mejor usar solo hongos jóvenes.

Hongo Lágrima Rojo Ladrillo - Inocybe erubescens

Este hongo es uno de los muchos en este género que causa la muerte; crece en pequeños grupos en la hojarasca y se asocia con el haya. Este hongo tiene muchos nombres como Hongo de lágrima rojo ladrillo, Capullo de fibra mortal, Inocybe teñido de rojo e I. patouillardii. Pertenece a la familia Inocybaceae.

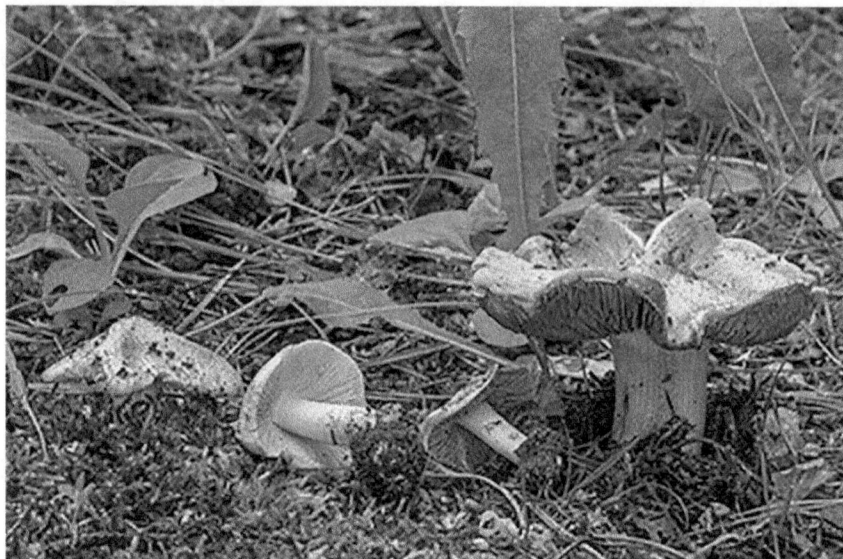

Descripción

Sombrero: El sombrero tiene de 3 a 7 cm de ancho cónico al principio y se aplana a medida que madura. Mantiene el umbo puntiagudo con fibras radiales que se extienden y enrojecen lentamente desde los márgenes enrollados. La superficie del gorro se enrojece. Durante los períodos secos, las tapas se vuelven marginalmente lobuladas y tienden a dividirse radialmente desde el borde.

Branquias: Anexas o adnatas y apiñadas, las branquias son blancas, al principio, y lentamente se vuelven de color marrón rosado hacia adentro desde el margen. Al tener hematomas, las branquias también se vuelven rojas. Queilocistidios: estos son los cistidios en los bordes de las branquias. Son cilíndricos y de paredes delgadas. Además, un poco de clavícula.

Tallo: El tallo es blanco, de 8-10 cm de altura y 1-2 cm de diámetro con fibrillas longitudinales. Estos se tiñen de rojo. Vemos una ligera hinchazón en la base del tallo. Si está magullado, la pulpa del tallo no cambia de color.

Esporas: Son lisas y con forma de frijol. El tamaño es de 10-13 x 5-6,7 μm. La impresión de esporas es de color marrón mate.

Olor y sabor: Los hongos jóvenes y frescos no tienen olor, pero los más viejos tienen un olor desagradable. El sabor es suave. Advertencia: este es un hongo mortal, por lo que no intente probarlo.

Temporada: La temporada comienza a finales de junio y dura hasta septiembre.

Distribución y hábitat

Estos crecen mejor en suelos calcáreos y bosques de hayas, y crecen en la hojarasca durante el verano y la primavera. Crece en Turquía y el sur de Europa.

Toxicidad

Este es un basidiomiceto venenoso que causa náuseas, vómitos, rubor, dolor abdominal y diarrea. Es mejor dejar este hongo solo.

Capítulo Cuatro

Hongos medicinales

Hongos Medicinales

Mejore la claridad mental, duerma mejor y condimente su vida sexual con hongos. Debe saber cómo identificar los hongos adecuados, por eso tiene este libro. Aquí te mostramos qué buscar y la mejor manera de mejorar tu salud. Veamos lo que podemos ganar al elegir los hongos de esta categoría.

- Mejorar la salud del cerebro.

- Obtenga ayuda para combatir la inflamación.

- Apoyo al sistema inmunológico.

- Estimular el sistema nervioso.

- Controle el azúcar en sangre.

- Antioxidantes útiles.

- Aumenta la resistencia y la energía.

Hongo para mejorar la salud del cerebro

Melena de leon

Nombre de la especie: Hericium erinaceus Beneficio para la salud: mejora la función cerebral

Sustancias importantes en Lion's Mane incluyen beta-glucanos, hericenonas y erinacinas. Los betaglucanos ayudan a reducir el colesterol, estimulan el sistema inmunológico y mejoran el control del azúcar en sangre. Protege contra el estrés oxidativo para que permanezcamos protegidos contra afecciones como la enfermedad de Parkinson y Alzheimer. Las otras sustancias hericenonas y erinacinas ayudan a mejorar el factor de crecimiento nervioso (NGF).

Esta especie de hongos tiene una apariencia hermosa con filas de largas espinas peludas en cascada que se asemejan a la melena de un león. Crece en el bosque del norte sobre la corteza de los árboles de madera dura.

Identificación: Dientes en forma de carámbano que cuelgan de un tallo central. Cuando comience a crecer, los dientes tendrán aproximadamente un centímetro de largo.

Cordyceps - Hongo de oruga

Nombre de la especie: Cordyceps Militaris Beneficio para la salud: aumenta la energía y la capacidad pulmonar

Este hongo es muy importante porque ayuda a mejorar tu energía. Aumenta la producción de ATP por la acción de precursores como cordicepina y adenosina. Las células de ATP son la fuente de energía de nuestros cuerpos y los atletas prefieren este hongo. En la medicina china, Cordyceps ayuda a mejorar la capacidad pulmonar y a lidiar con las alergias estacionales.

Hay cientos de especies diferentes en esta familia Cordyceps. Este hongo parásito se alimenta de insectos. Por tradición, vemos cómo las personas que usan este hongo muestran un aumento en la resistencia, la resistencia, el apetito y la energía. El más popular es Cordyceps sinensis, que se vende por más de 20.000 dólares el kilogramo en Asia. Podemos obtener esta rara combinación de orugas y hongos solo en la cordillera del Himalaya.

Incluso cuando los chinos no cultivaban este hongo, los comerciantes lo anunciaban en el mercado estadounidense. Esto ha aumentado la demanda de este hongo. Entonces, lo que venden allí en Estados Unidos son probablemente los hechos con grano micelizado. Debido a la gran cantidad de granos y bajas cantidades de betaglucanos, la potencia del hongo es baja.

Cola de pavo: hongo multicolor

Nombre de la especie: Trametes Versicolor Beneficio para la salud: Estimula el sistema inmunológico

Este hongo estimula la producción de citocinas en el cuerpo. Esto estimula las células asesinas naturales y mejora las funciones inmunes relacionadas.

Capítulo Cinco

Hongos psicodélicos

Las setas siempre han permanecido envueltas en misterio desde su descubrimiento en los tiempos antiguos. Las setas mágicas contienen psilocibina y psilocina, un compuesto alucinógeno y psicoactivo de origen natural. Estas sustancias psicodélicas son una droga de la Lista I, lo que significa que el potencial de uso indebido es alto. Además, no existe un uso médico aceptado en los Estados Unidos. El Dr. Albert Hofman aisló por primera vez esta sustancia en 1958. La gente lo conoce como el descubridor de la dietilamida del ácido lisérgico (LSD). Los otros nombres para los hongos mágicos son piedras filosofales, gorras de la libertad, cimas doradas, malvados azules, hongos, hongos, agárico, Amani y libertades.

Muchos hongos venenosos como el hongo caballo, Agaricus arvensis, o el hongo de campo, Agaricus campestris, se parecen al hongo mágico. Un pequeño error hará que la persona se enferme o incluso muera.

Hongo mágico

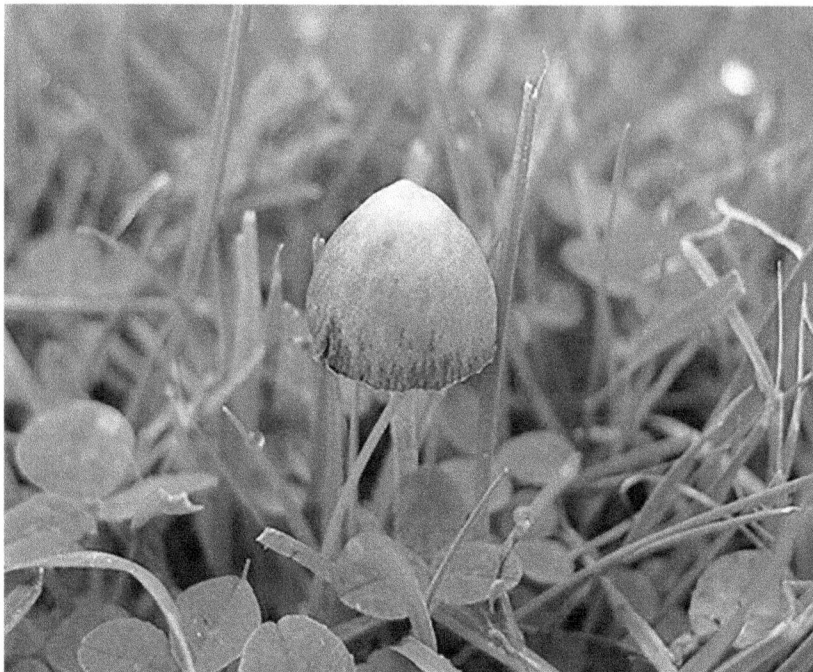

Liberty cap u hongo mágico es aquel que produce baeocistina y psilocibina, dos de las sustancias psicoactivas más potentes. Por lo tanto, Psilocybe semilanceata, para darle el nombre botánico, es muy buscada y está ampliamente distribuida. Psilocybe significa cabeza lisa y lanceata significa en forma de lanza. Pertenece a la familia de las Strophariaceae.

Descripción

Gorro: Este varía de 0,4 a 2,2 cm de diámetro y es de color crema. Tienen estrías que se agrandan con la edad. Puede ver una espinilla distinta en la parte superior de la tapa.

Branquias: Tienen branquias libres de color gris oliva. A medida que maduran, se vuelven de color negro púrpura.

Tallo: mide 4-12 cm de alto y 2-3 mm de grosor.

Esporas: son lisas y elipsoidales, 11,3-14,7 x 7-9 μm. La impresión de esporas es de un marrón violeta muy oscuro.

Temporada: Crecen durante todo el verano y otoño.

Olor y sabor: tiene un olor a humedad. Es mejor evitar el sabor porque Liberty cap es alucinógeno.

Distribución

El hongo mágico tiene una distribución generalizada. Lo vemos crecer en Finlandia, Estonia, Dinamarca, Bélgica, Austria, Países Bajos, Suiza, España y Turquía en Europa. Además, crece en Pakistán, Ucrania y Reino Unido. También crece en Estados Unidos y Canadá.

Toxicidad

El hongo tiene entre un 0,2% y un 2,37% de psilocibina, la sustancia psicoactiva. Existe el peligro de una identificación errónea. Escoger un hongo tóxico conducirá a resultados peligrosos.

Woodtuft enfundado

Kuehneromyces mutabilis es el nombre botánico de este hongo y otros nombres comunes incluyen Pholiota de dos tonos y Hongo de estofado marrón. Pertenece a la familia de las Strophariaceae.

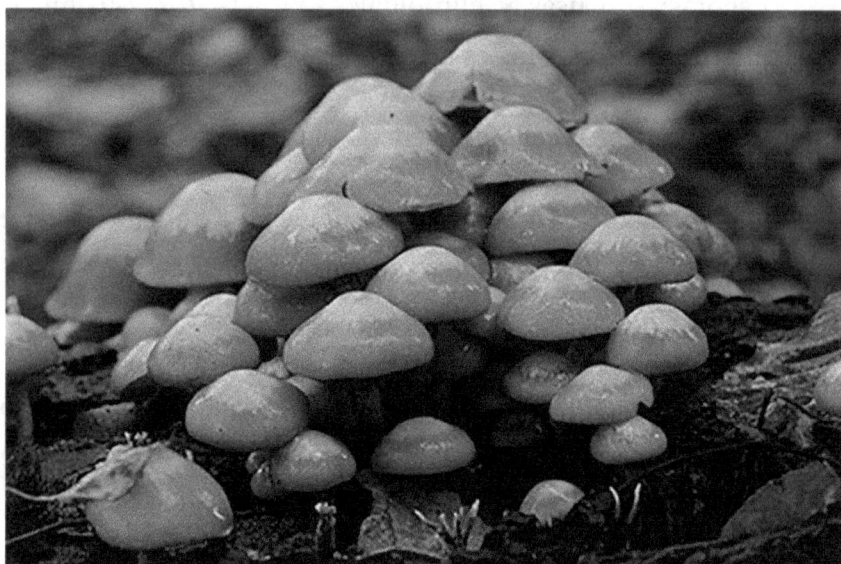

Descripción

Sombrero: Mide 3-7,3 cm de diámetro, comienza convexo y luego se aplana con un umbo ancho. El color es un bronceado brillante que se vuelve ocre pálido que se extiende desde el medio dando al hongo una apariencia de dos tonos. La pulpa del sombrero es fina y de color canela pálido. Dado que se trata de una especie higrófana, se seca desde el centro, oscureciendo el borde exterior. Esto ayuda a separarlo de la venenosa Galerina marginata, que se seca desde los bordes hacia el centro.

Branquias: Permanecen abarrotadas y adnatos. En los hongos jóvenes, son de color ocre pálido. Esto se convierte en canela a medida que madura.

Tallo: Tiene un anillo de tallo irregular. El tallo es liso y pálido por encima de este. Abajo, es fibroso, bronceado oscuro y escamoso. Se vuelve casi negro en la base. El grosor es de 5-10 mm y tiene una altura de 3-8 cm. Suele ser curvo. El tallo sólido tiene pulpa de color canela pálido en el ápice, que se vuelve marrón oscuro en la base.

Queilocistidios: permanece disperso y poco abundante. La mayoría de ellos son subcilíndricos o estrechamente lageniformes. Algunos son subcapitados. La longitud es de 20 a 40 μm y el ancho es de 2,5 a 7 μm.

Esporas: Son lisas y, de forma amplia, elipsoidales. El tamaño es de 5,4 x 7,4 x 4,5 μm. Tiene un poro germinal apical. La impresión de esporas es de un marrón canela oscuro a un ocre rojizo.

Olor / Sabor: No son distintivos.

Temporada: Crece durante todo el año. Abunda en otoño y verano.

Distribución

Kuehneromyces mutabilis crece en Japón, Siberia, el Cáucaso, Europa, América del Norte y Australia.

Toxicidad

Este hongo es comestible, pero debes desechar los tallos duros. Puede confundirlo con Funeral Bell (Galerina marginata), por lo que es mejor evitar correr riesgos con esto.

Capítulo Seis

Tipos de hongos útiles y comunes

L a mayoría ni siquiera sabe la diferencia entre los hongos que ven en el supermercado. Los champiñones que compra pueden tener un sabor dulce o a nuez, mientras que algunos saben a langosta. Ha visto los que se usan por su valor medicinal por encima de los que reducen el colesterol en sangre, tratan el cáncer y otras enfermedades graves. Ahora, vemos las variedades populares de hongos que puede usar y asegúrese de cocinarlas bien.

Champiñones

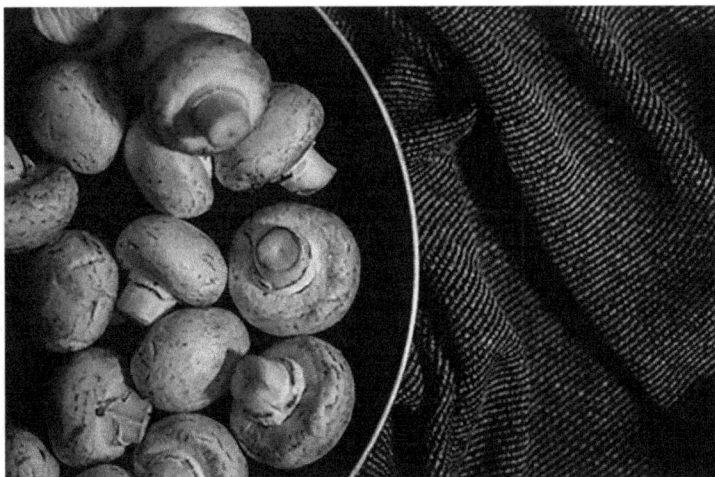

Nombre botánico: *Agaricus bisporus*

Esta seta también tiene los nombres de setas blancas o setas bebé. Seguro que los encontrará porque son la variedad más común de hongos disponibles. Son de tamaño pequeño a mediano. El tamaño de sus gorras oscila entre los 5-7 cm. Las tapas de clasificación truncadas permanecen unidas a las tapas. Los casquetes esponjosos y blancos son firmes y redondeados. Cuando los magulles, la carne blanca cambiará de color a rosa y luego a marrón.

En la parte inferior de las tapas blancas, hay pequeñas branquias de color marrón claro. Permanecen bajo un velo blanco. Obtenemos esporas de color marrón oscuro de estas branquias y los tallos también son comestibles, gruesos, lisos y densos. Antes de cocinarlos, tienen una textura suave pero crujiente. Cuando se cocinan, muestran su típico sabor terroso con una textura blanda y masticable.

Puedes conseguir las setas blancas durante todo el año. La clasificación botánica para esto es Agaricus bisporus. Es una de las variedades más cultivadas y más utilizadas en esta familia. A veces, la gente se refiere a él como hongos de mesa, hongos cultivados, champiñón de París y hongos comunes. Son reconocibles por su color y edad, pero por lo demás, se parecen mucho al hongo portobello más grande o al hongo cremini más pequeño. En cuanto a la edad, los champiñones son los más jóvenes, después vienen los champiñones cremini y luego los champiñones portobello. Los hongos botones blancos crecen en pastizales y campos en muchos lugares del mundo. La gente también los cultiva, y las variedades de este grupo representan el 90% de todas las variedades de hongos cultivados. Los cocineros caseros y los chefs los prefieren por su versatilidad y un sabor suave.

Valor nutricional

Junto con los antioxidantes, los champiñones blancos contienen selenio, potasio, manganeso, ácido fólico, zinc, fósforo, riboflavina, vitamina D y aminoácidos.

Aplicaciones

Usamos champiñones blancos, tanto cocidos como crudos, para guisar, asar, saltear, asar y hornear. En muchos casos, los usamos en lugar de hongos cremini cuando estos últimos no están disponibles. Cortados crudos, los champiñones se combinan con cereales y ensalada verde.

Cocidos, los rellenamos con cangrejos y los asamos en brochetas junto con queso y carne. Sirven como buen aperitivo o tarta al horno. Los añadimos a salsas, guisos, sopas y sofritos. También combinan bien con alcachofas. Podemos hornearlos en pan de champiñones o picarlos en ceviche.

Combinan bien con zanahorias, tomates, apio, albahaca, perejil, salvia, lima, kimchi, hinojo, jengibre, cebolla, chalotes, jalapeños y papas. Los usamos junto con carnes como cerdo, ternera, huevo o aves. Se combinan con salsa crema, salsa marinara, vinagre balsámico, vino blanco, salsa de soja, pecorino romano, parmesano, queso mozzarella, orzo y arroz.

Es posible almacenarlos hasta una semana en la nevera. Cúbralos con toallas de papel húmedas para prolongar su vida.

Creencias culturales y valores étnicos

La gente ha utilizado esta variedad de hongos desde la antigüedad. Entonces, tienen una variedad de usos y simbolismos en diferentes culturas. En Egipto, la gente creía que comer hongos les daría el poder secreto de la vida eterna. Cultivaron los hongos blancos debajo de las catacumbas en París (de ahí el nombre Champignon de Paris). Los chinos los usaban para regular la energía en el cuerpo y promover el bienestar.

Hongos Cremini

Esta variedad de hongos (también llamados hongos crimini) pertenecen a la misma variedad que los hongos botón. Pero tienen un sabor más profundo y un poco de color marrón. Todas las variedades de hongos eran marrones hasta 1926 cuando un agricultor de Pensilvania descubrió un lote de hongos blancos. Comenzó a venderlos como una variedad separada a partir de ese momento.

Los hongos botón y portobello también pertenecen al grupo de los hongos cremini. Donde difieren es en cuánto tiempo maduran. Los hongos blancos son los más jóvenes y la gente los cultiva por su color blanco y textura suave. Los hongos cremini que estamos discutiendo aquí se encuentran entre los hongos blancos y portobello. Dejamos que maduren un poco más que los champiñones. Esto les da un sabor un poco más fuerte, pero permanecen como hongos blancos. Algunas personas se refieren a ellos como hongos portobello baby.

Cuando envejecen más allá de las dos primeras etapas, se convierten en hongos portobello. Es decir, son setas maduras. Tienen un tamaño más grande y las branquias debajo de las tapas son más densas. Cremini es la variedad preferida por muchas personas porque son "adecuadas" para sus papilas gustativas.

Identifica esta variedad

Tienen un aspecto un poco amarronado, pero los tallos son blanquecinos. Estos hongos son más texturizados y peludos que los blancos. Las branquias están completamente enfundadas, y si las cortas, quedarán completamente blancas con el comienzo de las branquias visibles.

No es aconsejable buscar estos hongos por su cuenta. Obtendrá Agaricus bisporus y su primo Agaricus campestris, que es el hongo de campo. Para aquellos que no están familiarizados con los hongos, el Agaricus campestris se verá igual que los especímenes de amanita.

La intoxicación por Aminta no se manifestará hasta cinco horas después de ingerirlos. Incluso podría tomar un día completo para que la intoxicación muestre síntomas. Si uno lo retrasa, el veneno habrá causado un daño considerable al hígado y los riñones. Tan solo la mitad de una gorra puede resultar fatal. Dado que esta variedad de hongos está disponible en abundancia en los centros comerciales, no es necesario que intente buscar comida y se arriesgue a envenenarse.

Cultivando el hongo

Dado que los hongos no requieren luz (no tienen clorofila), es fácil cultivarlos. Tome abono para comenzar. Use cualquier medio (paja, desechos secos de aves de corral, harina de canola, agua o yeso) y pasteurice el compost para que se destruyan todas las esporas de hongos y bacterias que ya están presentes. Tomar cultivo de micelio concentrado y colonizarlo durante varias semanas. Mezcle esta semilla de cremini uniformemente en el compost.

Espere unos días hasta que el micelio colonice el compost. Agregue una capa de turba para dar más humedad a los hongos en crecimiento. El hongo tardará entre 2 y 3 semanas en aparecer. También puedes introducir setas para acortar el tiempo de espera. Una vez que aparecen, crecen muy rápido; ¡Doblan su tamaño una vez al día! En unos cuatro días, alcanzan la etapa de cremini y están listos para la recolección.

Recoger las setas cremini es una operación manual. Cortar limpiamente por el tallo con un cuchillo. Evite tocarlo muchas veces, ya que esto aumentará las posibilidades de lastimarlo. Es recomendable esperar a que llegue el momento de cocinarlos y cosecharlos. Los hongos cremini son excelentes debido a su fuerte sabor terroso. Para hacer sopas, saltee un poco, ya que de esta manera sabrán mejor que las crudas.

Asegúrese de lavarlos antes de cocinarlos, ya que pueden tener un poco de suciedad, incluso si vienen prelavados. Si no los va a cocinar inmediatamente, guárdelos en el refrigerador inmediatamente después de comprarlos. Se mantendrá durante aproximadamente una semana, así que asegúrese de cocinarlos antes. No se recomienda congelar, ya que esto alterará su textura y sabor. Una buena opción es sofreír las setas y enfriarlas. Luego, colócalos en bolsas herméticas y ponlos en el congelador.

Además, no apile otros alimentos sobre el hongo. Si los magullas, se echarán a perder. No los guarde junto a alimentos con olores fuertes como el pescado. El hongo absorbe los sabores, por lo que tendrán un sabor diferente. Y no los ponga en la bandeja de verduras. Hay demasiada humedad allí para que los hongos sobrevivan.

Sobre si debe comer champiñones crudos, muchos los sirven junto con verduras como ensalada.

Hongos portobello

Esta es la versión cultivada del hongo botón. Son mucho más grandes que las setas blancas y cremini. Tienen una textura más carnosa, pero el sabor sigue siendo suave. Sus gorras están abiertas y puedes ver las branquias oscuras debajo. Debido al gran tamaño, la gente usa portobellos para hacer hamburguesas. Los rellenan con ingredientes y los hornean en lugar de freírlos.

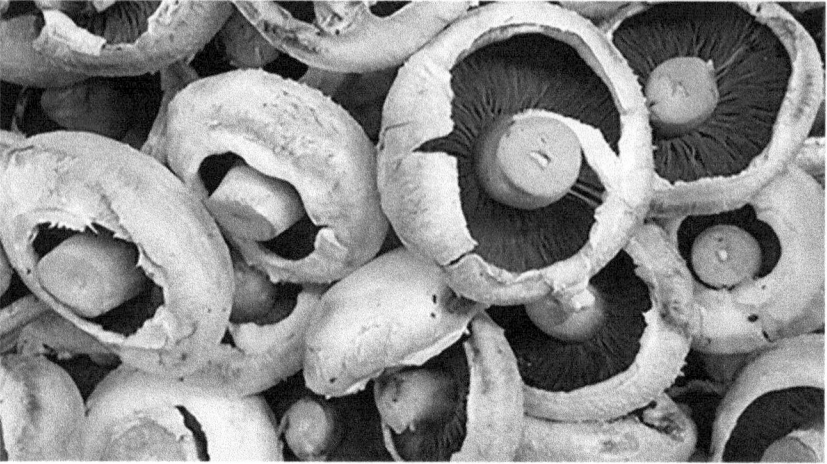

Los hongos portobello (también portabella) son populares y deliciosos. La gente pensaba que eran una especie separada hasta que una investigación reciente mostró que solo eran creminis maduras.

Precaución: Nunca coma portobellos crudos; contienen hidracina y agaritina. Son sustancias tóxicas.

Las portabellas son las setas más utilizadas en hamburguesas y pizzas. Pueden crecer en cualquier entorno y durante todo el año. La gente no los conoció hasta 1980 cuando cambiaron su nombre. Este es el hongo más consumido del mundo.

Beneficios de la salud

Propiedades anticancerígenas: hay muchos ingredientes en los portobellos, como grifolina, betaglucanos, lectinas y lentinan que inhiben el crecimiento de las células cancerosas. Más específicamente, el CLA a fitoquímico inhibe la proliferación celular. Induce la apoptosis (hace que las células provoquen el suicidio) en las células cancerosas y ayuda en el metabolismo de los lípidos. Los hongos Portobello provocan una reducción en el tamaño de los tumores, según un estudio realizado en ratones. Otro estudio mostró cómo los betaglucanos eran responsables de la muerte de las células cancerosas.

Bueno para la sangre: los hongos portobello contienen grandes cantidades de cobre y selenio. El cuerpo humano usa cobre para formar hemoglobina y glóbulos rojos útiles para nuestra respiración. También ayuda en la reparación de tejidos y mejora nuestro metabolismo. Esto ayuda a prevenir la fatiga y produce energía al descomponer el oxígeno. El selenio ayuda a potenciar la función tiroidea que, a su vez, nos ayuda a evitar el hipertiroidismo. También nos ayuda a superar la ansiedad y la depresión al mejorar la actividad hormonal.

Propiedad antiinflamatoria útil: los antioxidantes ayudan a controlar la inflamación. Tiene fibras y L-ergotioneína que ayudan a combatir las inflamaciones en el cuerpo.

Cocinar los champiñones los hará seguros y más apetitosos, aunque reducirán su volumen. Los Portobellos son buenos para asar. Cuando los cocine, la agaritina que contienen, al ser inestable al calor, se desintegrará.

Seta de ostra

Uno de los favoritos de los amantes de los hongos, el hongo Pleurotus ostreatus, crece en bosques tropicales y templados sobre troncos de madera muertos y en descomposición en racimos en forma de repisas. Tiene el nombre de dhingri (hindi), hongo ostra perlado y hongo ostra de árbol. Pertenece a la familia Pleurotus y es un basidiomiceto. Tiene aroma a almendras amargas.

Partes del hongo ostra

Hay tres partes importantes del hongo ostra.

a) Concha carnosa: una tapa con forma de espátula (pileus).

b) Tallo: corto o largo, central o lateral (estípite).

c) Branquias - debajo del pileus (laminillas).

Este hongo tiene un tamaño relativamente grande y las branquias son blanquecinas. El tallo está casi ausente. En América del Norte, comienza a brotar en octubre y continúa hasta principios de abril. El tipo de madera en la que crece y la temporada en que crece ayudan a separar una especie de la siguiente.

Para preservar el medio ambiente

Matan bacterias y nematodos a tal grado que los conservacionistas usan estos hongos para limpiar los desechos ambientales. Pero la magnitud del esfuerzo no es suficiente para limpiar el planeta (a través de la micorremediación) o el agua limpia (a través de la micofiltración).

Descripción de las piezas

Tapas: las tapas miden 3-15 cm de ancho con una forma convexa y ancha. Se vuelven planas en la parte superior con un contorno en forma de abanico o de riñón. Son calvos con una sensación grasosa cuando están mojados o frescos. Este es un signo de hongos comestibles. El color es de pálido a marrón oscuro y se desvanece lentamente, y los márgenes están un poco inscritos en los hongos jóvenes.

Tallo: Lateral y rudimentario y casi ausente cuando crece en árboles, los tallos están presentes cuando crecen en troncos. Crecen hasta 7 cm de largo y 3 cm de ancho con una textura dura, peluda y aterciopelada.

Branquias: Corren hasta el tallo, cortas y de blanquecino a gris que se vuelven amarillas con el tiempo. Tienen bordes marrones y en su interior crecen escarabajos negros.

El olor es distinto pero difícil de clasificar, y la pulpa es blanca y espesa. No cambia cuando lo cortamos. Las esporas son cilíndricas, elipsoides y de 7-11 μ m x 2-4 μ m.

Habitat
Este crece libremente en las regiones templadas y tropicales del mundo. Pero está ausente en la región noroeste del Pacífico donde crecen algunas otras especies. Crece durante todo el año en el Reino Unido.

Cocina y Platos
La cocina coreana, china y japonesa utiliza el hongo ostra solo o con otras verduras e ingredientes para hacer sopas y otras delicias culinarias. Es bueno comer solo, como sopa o como plato relleno. Uno debe usar el hongo joven cuando está blando porque se vuelve tan duro como envejece. El sabor es suave y su olor se asemeja al del

anís. Mientras se cocina, los champiñones se rompen en lugar de cortarse en rodajas porque esto les da un mejor sabor.

Los platos de ostras son populares en Kerala, la ciudad costera de la India. La cultivan en bolsas de polietileno transparente que cubren con bollos de heno. Ahora siembran la semilla entre las capas. La cocina checa y eslovaca también ve el uso de hongos ostra donde los comen con o en lugar de carne.

La ostra perlada es útil para quienes fabrican muebles de micelio y ladrillos de micelio.

Advertencia: El alcohol de azúcar Arabitol presente en Oyster podría causar alteraciones gastrointestinales en personas sensibles.

Conclusión

Habiendo llegado al final de esta maravillosa colección de datos sobre "Plantas venenosas y hongos", estamos seguros de que habrá aprendido cosas nuevas. Puede identificar plantas y hongos que lo dañarán. Esto te ayudará a mantenerte seguro cuando vayas a buscar comida al bosque.

Tenga el libro a mano en caso de que quiera hacer algunas referencias de última hora. Espero que la pases de maravilla descubriendo nuevas plantas y setas.

¡Le deseo todo lo mejor en su viaje de descubrimiento!

Referencias

Daniels, E. (2019, December 18). 199 Poisonous Plants to Keep Away from Humans, Dogs & Cats. Retrieved August 01, 2020, from https://www.proflowers.com/blog/poisonous-plants

Mushroom poisoning. (2020, July 31). Retrieved August 01, 2020, from https://en.wikipedia.org/wiki/Mushroom_poisoning

Ogden Publications, I. (n.d.). A Beginners Guide to Foraging for Wild Mushrooms. Retrieved August 01, 2020, from https://www.motherearthnews.com/nature-and-environment/wild-mushrooms-zmaz87mazgoe

Poisonous Mushrooms: Some Facts, Myths, and Identification Information. (n.d.). Retrieved August 01, 2020, from https://www.mushroom-appreciation.com/poisonous-mushrooms.html

Poisonous plants. (n.d.). AccessScience. doi:10.1036/1097-8542.531500

RECOLECTAR ALIMENTOS

Las mejores recetas de alimentos
silvestres comestibles

MONA GREENY

Introducción

La recolección de comida está ganando rápidamente mucha popularidad en todo el mundo. No solo se ha convertido en un pasatiempo popular, sino que también se considera una opción de vida sostenible. Es necesario aprender a cultivar plantas y a utilizarlas con fines alimentarios y medicinales. Hay miles de plantas en este mundo que son comestibles y tienen algunas propiedades medicinales. Si bien es imposible conocerlos e identificarlos a todos, se recomienda conocer la mayor cantidad de plantas posible. Esto no solo mejorará sus habilidades, sino que también mejorará sus posibilidades de supervivencia en una catástrofe.

Este libro le ayudará a aprender los conceptos básicos de la recolección de comida y cómo recolectar plantas y partes de plantas. Contiene una variedad de recetas que consisten en plantas silvestres y forrajes que limpiarán tu paladar y te brindarán comida nueva y deliciosa. El libro le enseñará cómo utilizar el poder de la naturaleza sin dañarla.

Las recetas que se dan en este libro han sido probadas, probadas y probadas. Son deliciosos, fáciles de cocinar y requieren poco o ningún tiempo. Las recetas son flexibles, lo que significa que puede cambiar los ingredientes y sus cantidades de acuerdo con sus deseos y necesidades. ¡La mejor parte de cocinar con hierbas forrajeadas es que muchos de los ingredientes son gratis! Es una opción económica para obtener su sustento diario. Un beneficio adicional de estas recetas es que contienen las bondades de la naturaleza y una variedad de beneficios medicinales.

La búsqueda de comida es una gran habilidad / pasatiempo que tiene multitud de beneficios. Solo recuerde tener cuidado al identificar, recolectar y usar las plantas, y seguramente disfrutará de este pasatiempo.

Capítulo 1

Conceptos básicos de la recolección de comida

La mayoría de las hierbas y plantas utilizadas en las recetas de este libro pueden identificarse con facilidad, pero algunas de ellas pueden confundir incluso a los expertos. Si es un principiante, se recomienda estudiar los conceptos básicos de identificación con un experto. Algunas de las plantas "exóticas" pueden ser bastante difíciles de identificar. En tales casos, se recomienda contactar a un buen botánico o un artesano salvaje experto que le ayudará a identificar las plantas y evitar accidentes innecesarios. No escoja ni use hierbas a menos que esté seguro de su identidad. La mayor parte de la "identificación" es como andar en bicicleta; una vez que lo aprenda, nunca lo olvidará.

Las hierbas que se han utilizado en este libro son deliciosas y fáciles de usar; sin embargo, si nunca los ha utilizado, se recomienda comprobar su sabor e intensidad. Un cocinero siempre debe estar totalmente familiarizado con sus ingredientes. Algunas hierbas pueden tener efectos secundarios si no se usan correctamente. Si es propenso a las alergias, consulte a un médico antes de usar una nueva hierba, ya que puede resultar un desencadenante.

Recuerde, siempre es mejor estar seguro, por lo que es necesario tomar precauciones al cosechar o buscar plantas silvestres. El hecho de que dos plantas se vean idénticas no significa que serán iguales o que tendrán las mismas propiedades. Por ejemplo, de dos plantas de aspecto idéntico, una puede ser un potente veneno mientras que la otra puede ser una flor de hierba inofensiva.

Al comenzar su experiencia de búsqueda de comida, se recomienda comenzar con hierbas que conozca y pueda identificar con facilidad. Primero familiarícese con estas hierbas y luego podrá pasar a otras más "exóticas". Lea varias guías que pueden ayudarlo a aprender sobre hierbas y plantas. También se recomienda formar un grupo de forrajeo con herbolarios, naturalistas, fotógrafos, botánicos, expertos en silvicultura y entusiastas.

Plantas silvestres y partes comerciales

La mayoría de las recetas que se dan en este libro requieren hierbas que se pueden comprar al por mayor en tiendas en línea y fuera de línea. Esto hace que sea muy conveniente hacer estas recetas en casa; sin embargo, todavía se recomienda buscar plantas o cultivarlas usted mismo. Hay muchas razones diferentes por las que debería cultivar o cultivar sus propias hierbas. Cultivar y recolectar sus propias hierbas le ayudará a obtener productos potentes y de alta calidad. También es una opción viable y más económica en comparación con la compra de plantas comercialmente.

La principal razón por la que se recomienda cultivar o cultivar sus propias hierbas es la frescura. Las hierbas cultivadas o forrajeadas son siempre de mayor calidad en comparación con las hierbas comerciales. Las hierbas disponibles comercialmente a menudo se cubren con cera o se recubren y se tratan con productos químicos. A menudo también se tratan térmicamente, lo que reduce su calidad. Estas hierbas disponibles comercialmente están expuestas a refrigeración, irradiación, gases de escape, pesticidas, gérmenes, etc.

Artesanía salvaje ética

Es necesario tener en cuenta ciertas cosas al buscar y cocinar plantas silvestres. Hoy en día, muchas hierbas se han generalizado y todos quieren usarlas o probarlas. Debido a esto, mucha gente está recolectando en exceso estas plantas. De esta manera, muchas especies se han visto amenazadas ahora. Cuando forraje plantas, no coseche en exceso. Intente utilizar métodos que sean como la poda, que no pongan en peligro la vida de la planta.

Por ejemplo, cuando desee cosechar la parte superior de plantas o flores, corte siempre de tal manera que permita que la planta crezca bien. No coseches todas las flores de una planta, ya que las flores producen semillas que son necesarias para la propagación. Cuando excave un tubérculo o una raíz, corte y plante una parte del tubérculo y vuelva a plantarlo. Esta forma de alimentación se conoce como alimentación sostenible.

El mejor momento para buscar comida

Se pueden cosechar muchos tipos diferentes de hierbas casi en cualquier momento del día, pero ciertas hierbas solo pueden

223

alimentarse solo en temporadas y épocas específicas del año. Se recomienda cosechar flores, hojas y otras partes aéreas de la planta cuando estén frescas y nuevas; sin embargo, abundan las excepciones. Verifique el ciclo de crecimiento de la planta antes de decidir cosechar y forrajear plantas. Se recomienda recoger las hojas justo antes de que se establezcan los brotes. Coseche las flores cuando estén frescas y vibrantes. Se recomienda cosechar raíces en primavera u otoño. No coseche raíces cuando la planta esté en plena floración.

En lo que respecta al tiempo, las flores y las hojas deben cosecharse alrededor de las 10 a.m.en los días soleados. En días nublados, puede cosechar durante más tiempo. Las hojas se vuelven un poco amargas una vez que las flores se marchitan, por lo que se recomienda cosecharlas lo antes posible.

Sentido común y recolección de comida

Las plantas, hierbas, etc. se pueden encontrar en una variedad de lugares. Puede encontrarlos en prados, bosques, campos, pastos, bosques, etc. También puede haber muchas plantas disponibles en su patio trasero.

Siempre se recomienda verificar las condiciones de la tierra y la atmósfera antes de forrajear una planta. No coseche plantas que crezcan cerca de carreteras y fábricas.

No busque comida en la propiedad de otra persona sin obtener el permiso correspondiente.

Capítulo 2

Hierbas Comunes

Este capítulo cubre algunas de las hierbas más fáciles de conseguir que son comestibles y están llenas de nutrientes.

Hojas de Labrador

Las hojas y flores derivadas de la planta de pantano Labrador se utilizan para hacer té. Este té se utiliza para tratar congestiones, dolor de garganta, problemas pulmonares, dolores musculares, etc.

Bayas de enebro

Estas son bayas femeninas que producen semillas. No son verdaderas bayas, sino conos con escamas fusionadas que las hacen parecer bayas. Contienen sustancias químicas que reducen la hinchazón. También son eficaces contra varios virus y bacterias.

Cedro

Es un árbol conífero que pertenece a la familia del pino. Tiene propiedades antisépticas, antiespasmódicas, insecticidas, antifúngicas y diuréticas.

Hiedra de tierra

También se conoce como Glechoma hederacea. Es una enredadera perenne, aromática y siempre verde. Es útil para la tos, problemas pulmonares leves, artritis, cálculos en la vejiga, hemorroides, diarreas, etc.

Goutweed

También se conoce como Aegopodium podagraria. Es una planta herbácea perenne originaria de Europa. Tiene rizomas largos y ramificados. Requiere poco o ningún mantenimiento. Tiene propiedades sedantes y diuréticas.

Hierba de San Juan

También se conoce como hypericum perforatum. Generalmente crece en estado salvaje. A menudo se prescribe para diversos problemas de salud mental, especialmente depresión, fatiga, ansiedad, etc. A menudo se usa en forma de tés, píldoras y extractos.

Borraja

También se la conoce como Borago officinalis, arbusto de abejas, flor de estrella, etc. Es una hierba medicinal muy popular entre las abejas. Es eficaz contra problemas hormonales, tos, fiebre y depresión. También se utiliza como diurético, sedante, reduce la inflamación de los pulmones y favorece la sudoración.

Menta

También se conoce como Mentha balsamea Wild, y es un cruce entre menta verde y menta acuática. Tiene multitud de beneficios como es eficaz contra migrañas, dolores de cabeza, problemas digestivos, indigestión, senos nasales obstruidos, cólicos menstruales, insomnio, etc. También puede refrescar el aliento y aportar un impulso de energía.

Fireweed

Es una hermosa planta con flores que puede crecer en casi cualquier lugar. También se conoce como Chamerion angustifolium. Es eficaz contra la hinchazón, el dolor, la inflamación, los tumores, la fiebre, el agrandamiento de la próstata y las heridas. También puede actuar como tónico.

Plátano de hoja ancha

También se le conoce como Plantago major. Es originaria de algunas partes de Asia y Europa. Tiene hojas grandes que son comestibles. No está relacionado con la fruta del plátano. Tiene un alto contenido de vitaminas A, C, K y calcio. Se puede usar para tratar dolores, picaduras, heridas y prevenir infecciones.

Diente de león

Consiste en una familia de plantas / malezas en flor que se encuentran en casi todas partes del mundo. La especie más común es Taraxacum officinale. Es una planta altamente nutritiva que puede ayudarlo a reducir la inflamación, los niveles de colesterol, los niveles de presión arterial y el peso. Contiene gran cantidad de antioxidantes.

Pamplina

Se conoce científicamente como Stellaria media. Puede ser una planta de floración perenne o anual. Es una planta medicinal que también es comestible. Es eficaz contra problemas intestinales y estomacales, estreñimiento, asma, trastornos sanguíneos, escorbuto, obesidad, rabia, psoriasis, dolores articulares, dolores musculares, picor, etc.

Muelle rizado

También se le conoce como dársena amarilla o Rumex Crispus. Es una planta de floración perenne que es originaria de Asia occidental / Europa. Si bien se supone que es una hierba invasora, se sabe que contribuye a la salud del hígado y la vesícula biliar. También se utiliza como laxante suave y como astringente.

Espárragos

También se le conoce como Asparagus Officinalis o sparrowgrass. Es una planta de floración perenne. A menudo se usa en una variedad de recetas. Es bajo en calorías pero lleno de nutrientes. Es ideal para personas que están tratando de perder peso. También tiene muchos beneficios digestivos.

Achicoria

Es una planta con flores que pertenece a la familia del diente de león. Sus hojas se utilizan a menudo en ensaladas. Tiene un sabor ligeramente amaderado que se parece bastante al café. Es alimento para la salud del corazón y el hígado. También es eficaz contra la hinchazón, el estreñimiento y otras afecciones similares.

Acedera de madera

También se conoce como reloj de arena y Oxalis acetosella. Es una planta rizomatosa comestible. Es bueno contra fiebre, escorbuto, dolores de garganta, llagas en la boca, náuseas, etc. También se puede utilizar como tónico.

Cardo toro

También se conoce como Cirsium vulgare. Es una planta herbácea y bianual. A menudo se encuentra en pastos, suelos alterados, bordes de caminos, etc. Es una parte importante de la medicina popular y es buena para la salud de tendones, articulaciones y músculos.

Alfalfa

También se conoce como Medicago sativa o Lucerne. Contiene altas cantidades de proteínas, minerales, vitaminas, etc. A menudo se cultivaba como alimento para el ganado. Es alimento para artritis, asma, diabetes, diuresis, colesterol alto, etc.

Puerro salvaje

También se le conoce como puerro de madera, rampa o Allium tricoccum. Se encuentra en casi toda América del Norte. Es un alimento contra el LDL o el colesterol malo. También es bueno para la salud del corazón, puede ayudar a reducir la presión arterial alta y puede ayudar a prevenir la aterosclerosis.

Ortiga

También se conoce como Urtica dioica. Crece bien en suelo húmedo. Contiene altas cantidades de minerales, vitaminas, aminoácidos, ácidos grasos, pigmentos y polifenoles. Es bueno para el sistema inmunológico y la salud en general.

Knotweed japonés

Es una maleza perteneciente a la familia del trigo sarraceno y la alforfón. También se le conoce como knotweed asiático o Reynoutria japonica. Es una planta invasiva y resistente con múltiples beneficios para la salud. Es bueno contra los trastornos del pecado, enfermedades pulmonares, dolor de boca, gingivitis, tos, bronquitis, etc.

Alazán

Es una planta perenne conocida como Rumex acetosa. Es útil contra la inflamación, hinchazón, infecciones bacterianas y también se puede usar como diurético. Es una planta versátil y se puede usar para hacer una variedad de recetas.

Hongos silvestres

Hay muchas variedades diferentes de hongos disponibles en la naturaleza; sin embargo, muchos de ellos tienen el mismo aspecto. Se recomienda buscar hongos solo bajo la guía de un experto.

Toothwort

Es un pequeño género de varias plantas con flores que se supone que son parásitas. Generalmente crecen en las raíces de otras plantas y no contienen clorofila. La planta también se conoce como lathraea. Las raíces de las plantas fueron utilizadas por las tribus nativas como cataplasma para tratar dolores de cabeza y resfriados. También se masticaron las raíces para reducir los dolores de muelas.

Mostaza de ajo

También se conoce como Alliaria petiolata. Se considera una maleza invasora y altamente destructiva. Es comestible y se puede recolectar cuando es joven. Las hojas de la planta están llenas de nutrientes y contienen altas cantidades de vitaminas A, C, E y B. También contiene altas cantidades de minerales como selenio, calcio, potasio, hierro, cobre y manganeso. También contiene una gran cantidad de ácidos grasos omega-3.

Ajo silvestre

Es una planta bulbosa perenne que generalmente crece junto a acequias y bosques húmedos. Tiene propiedades antibacterianas y antibióticas. Es bueno para la digestión. También puede ayudarlo a reducir la presión arterial de manera más eficiente que el ajo común. Se supone que es un vasodilatador. También se le conoce como puerro de oso y ajo de oso.

Equinácea

Es una planta perenne que pertenece a la familia de las margaritas. Generalmente se encuentra en los estados del este de los Estados Unidos de América. Crece bien en suelos pobres. Es bueno para la inmunidad y también puede ayudarlo a aliviar la ansiedad. Es bueno para la salud de la piel. Según algunos defensores, también tiene propiedades anticancerígenas.

Kudzu

También se conoce como arrurruz chino o arrurruz japonés. Es originaria de algunas islas del Pacífico, el este de Asia y el sudeste de Asia. Se considera una especie invasora. Tiene muchos beneficios para la salud. Puede regular los niveles de glucosa y puede aliviar los síntomas de la menopausia. Se ha utilizado en el pasado para tratar el alcoholismo. Es eficaz contra la inflamación y los síntomas del síndrome metabólico.

Reina de los prados

También se conoce como Barbe de Bouc y Meadow-wart. Se supone que las plantas aéreas tienen propiedades medicinales. Se utiliza para tratar la acidez de estómago, los resfriados, las infecciones de la vejiga, la artritis y varios otros problemas. Algunos herbolarios también lo usan para tratar COVID-19. Contiene sustancias químicas que son eficaces contra la inflamación.

Violetas violetas salvajes

También se conoce como Viola Odorata. La planta tiene hermosas hojas en forma de corazón y flores azuladas. Las hojas y flores de la planta son comestibles y a menudo se agregan a las ensaladas. Se utilizan para limpiar la sangre y como estimulante linfático. También son buenos para la salud del sistema respiratorio.

Totora

Estas plantas perennes crecen a partir de rizomas. Tienen hojas largas con flores de género. Se supone que los nuevos brotes tienen altas cantidades de vitaminas A, B y C junto con fósforo, potasio y carbohidratos con almidón.

Milenrama común

También se conoce como Achillea millefolium. Es una planta con flores que florece alrededor de mayo. Se utiliza para tratar el resfriado común, los problemas relacionados con la menstruación, la fiebre del heno, el resfriado común, la disentería, los problemas del tracto gastrointestinal, la pérdida de apetito, la diarrea y para inducir la sudoración.

Zanahoria salvaje

Esta planta también se conoce como nido de pájaro, encaje de la reina Ana, encaje de obispo y Daucus Carota. Es una planta comestible que es buena para problemas de vejiga, cálculos renales, exceso de ácido úrico en la orina y retención de agua. También es bueno para la gota.

Bardana

Esta planta se encuentra comúnmente en todo el mundo. Las hojas, semillas y raíces contienen propiedades medicinales. La bardana se usa como diurético y tónico. Reduce la fiebre, mata los gérmenes y aumenta la inmunidad.

Baya del saúco

Es una baya de color púrpura oscuro que pertenece a la familia Sambucus. Las flores y bayas de esta planta están llenas de vitaminas y antioxidantes. Son buenos para su poder inmunológico. Son buenos contra el estrés, la inflamación y son buenos para la salud de su corazón. La baya del saúco también es buena contra la gripe y el resfriado.

Arándanos silvestres

Los arándanos silvestres son como los arándanos cultivados, excepto que son más pequeños y tienen un sabor mucho más intenso que sus primos domésticos. Los arándanos contienen altas cantidades de antioxidantes y son buenos para la salud de su corazón y también pueden estimular su sistema inmunológico.

Moras

Esta planta pertenece a la familia de las rosáceas. Están llenas de importantes vitaminas como la vitamina B, A, C y E. También están llenas de magnesio, potasio y calcio. También contienen altas cantidades de antocianinas que les dan su color oscuro.

Bayas de espino amarillo

Estas bayas pertenecen a la familia Elaeagnaceae. Son deliciosos, nutritivos, aunque un poco amargos y aceitosos. Estas bayas son buenas para mejorar la vista, prevenir infecciones y aumentar la inmunidad. También se supone que las bayas tienen propiedades anti-envejecimiento.

Baya de acai

Es una fruta pequeña, rojiza (violeta). Crece en la palma de acai. Contiene altas cantidades de antioxidantes que son buenos para su salud en general, pero son especialmente beneficiosos para la salud de su corazón y cerebro. También contienen altas cantidades de grasas saludables y fibra. También se considera un superalimento por muchos defensores.

Arándano rojo

También se le conoce como arándano rojo, arándano rojo o arándano rojo. Está estrechamente relacionado con el arándano y el arándano. Es bueno para los cálculos renales, irritación, infecciones, problemas virales, artritis, gota y problemas del tracto urinario.

Partridgeberry

Es una enredadera pequeña, perenne, autóctona y leñosa que generalmente se encuentra en el suelo del bosque. Generalmente se usa para tratar problemas del tracto urinario y trastornos reproductivos femeninos. Se utiliza para tratar los cólicos menstruales y la infertilidad. También se usa para tratar la cistitis intersticial.

Baya de Saskatoon

También se conoce como Amelanchier alnifolia. Parecen arándanos, pero están estrechamente relacionados con la familia de las manzanas. Tienen un sabor a almendra. Contienen altas cantidades de antioxidantes, fibra y proteínas.

Cuartos de Cordero

Es una hierba común que también se conoce como melde, hierba de estiércol y pie de ganso. Se considera un superalimento silvestre que contiene altas cantidades de calcio, riboflavina, zinc y manganeso. Por eso se supone que es muy popular entre los recolectores. Es fácil de encontrar e identificar.

Vara de oro

Es una hermosa planta con impresionantes flores de color amarillo dorado. A menudo se considera una mala hierba. Es bueno contra la inflamación, la hinchazón y el dolor. Se utiliza para detener los espasmos musculares y aumentar el flujo de orina. También es eficaz contra el dolor articular, la gota, la artritis, el eccema y otros problemas de la piel.

Doc

Son plantas perennes que crecen a partir de raíces pivotantes. A menudo se encuentran alrededor de los bordes de las carreteras y otros lugares similares abandonados. La planta se considera astringente. Puede usarse para tratar picaduras de ortiga, ampollas y quemaduras.

Malva

Pertenece a la familia Malvaceae que también incluye hibisco, algodón y quimbombó. A menudo se usa para tratar bronquitis, tos seca, problemas de vejiga, problemas bucales, problemas de la piel, etc. También se usa como cataplasma para heridas y otros problemas de la piel.

Verdolaga

Es una verdura rastrera, de hoja verde que se puede comer cruda y cocida. También se le conoce como mala hierba, pigweed, etc. Es suculenta y contiene 93% de agua. Está lleno de minerales y ácidos grasos Omega-3. Ofrece una amplia protección contra el cáncer, los problemas cardiovasculares y otras enfermedades y trastornos crónicos.

Vin de uva silvestre

También se la conoce como uva de ribera, pero también puede crecer en lugares que no están situados junto a ríos. Estas uvas son comestibles pero pueden ser demasiado ácidas para algunas personas. Se supone que las hojas también son comestibles. Contienen altas cantidades de resveratrol que es bueno para la longevidad. Las uvas también contienen altas cantidades de vitamina C, B6 y B1 junto con potasio y manganeso.

Avens de madera

Es una planta vellosa, peluda y desordenada con flores amarillas. Los herbolarios usan la planta para tratar enfermedades hepáticas, veneno, mordeduras de perro, diarrea, gota y problemas cardíacos. También se conoce como Colewort y herb bennet.

Trébol rojo

También se conoce como Trifolium pratense. Es una planta con flores que pertenece a la familia del frijol. Contiene grandes cantidades de isoflavonas y es bueno para la tos ferina, el asma, la gota y el cáncer. También se dice que tiene muchos usos cosméticos. Se puede usar para contrarrestar los síntomas de la menopausia, niveles altos de colesterol, huesos frágiles y varias otras afecciones.

Tilo

Estos incluyen árboles que pertenecen al género Tilia. Las hojas, las flores secas y la madera se utilizan como medicinas. Es eficaz contra problemas de la piel, insomnio, resfriados, dolores de cabeza y varios otros problemas. También puede aliviar la ansiedad y reducir la cantidad de moco.

Cohete amarillo

Es una planta bienal que pertenece a la familia de la mostaza. Tiene flores amarillas que florecen de mayo a agosto. Las hojas tienen propiedades antiescorbúticas, diuréticas y que aumentan el apetito.

Girasol

También se conoce como Helianthus annuus. A menudo se cultiva por sus frutos comestibles y aceite comestible. Es una planta alta que pertenece a la familia de las Asteraceae. Contiene grandes cantidades de minerales, como calcio. Es ideal para picar y también se utiliza como comedero para pájaros.

Castañas

Las castañas incluyen una variedad de arbustos y árboles de hoja caduca que pertenecen al género Castanea. La castaña americana común se utiliza en una variedad de recetas. Contienen altas cantidades de ácido fólico, vitamina C, amidas, etc. Es bueno para la anemia, el cabello sano y la piel sana.

Capuchina

Es una planta anual de rápido crecimiento que produce flores coloridas, hermosas y comestibles. Las hojas y las flores son una rica fuente de vitamina C. Son buenas para resfriados, dolores de garganta, tos e infecciones fúngicas y bacterianas.

Arce

Es un género de arbustos y árboles que pertenece a la familia Sapindaceae. Contiene altas cantidades de antioxidantes, minerales y vitaminas. Es excelente contra las enfermedades inflamatorias y puede mejorar su poder inmunológico y la salud de su cabello y piel.

Champiñones de anillo de hadas

Estos son hongos silvestres que son populares para hacer guisos y sopas. Contienen altas cantidades de proteínas y minerales.

Hongos erizo

También se conoce como Hydnum repandum. Es un hongo grande, silvestre y comestible. A menudo se encuentra alrededor de pinos, abetos, abedules y árboles similares. Es delicioso y contiene muchos nutrientes.

Pino

Es un árbol conífero de hoja perenne que tiene hojas largas como agujas. A menudo se utilizan para la construcción de muebles. La corteza de pino puede ayudarlo a equilibrar los niveles de azúcar en sangre, estimular la función cerebral, proteger la salud de la piel, mejorar la disfunción eréctil y reducir la inflamación.

Hosta

También se conoce como giboshi o lirios de plátano. Es una planta fácil de cultivar con multitud de beneficios.

Algodoncillo

Hay cientos de especies de algodoncillo disponibles en los Estados Unidos de América y Canadá. La planta se conoce como algodoncillo, ya que secreta un líquido blanco pegajoso cuando las hojas están dañadas. Las raíces y las hojas son buenas para el asma, el tifus y la tos.

Hogweed

Estos incluyen dos especies del género chirivía de vaca. La variedad de hogweed común es comestible y contiene varios nutrientes. Hogweed nunca debe consumirse cruda. Se recomienda comprobar si es seguro consumirlo o no, ya que muchas personas tienen reacciones alérgicas a la planta.

Berro

Es una planta acuática que pertenece a la familia de las coles. También se conoce como Nasturtium officinale. Contiene altas cantidades de vitaminas A, C y E. También contiene altas cantidades de calcio, ácido fólico, hierro, luteína, glucosinolatos, flavonoides y ácidos hidroxicinámicos.

Cuerda

Estos son algunos de los hongos silvestres comestibles más populares. Contienen altas cantidades de vitamina B, D y mucha fibra. También son ricos en cobre, selenio y otros minerales esenciales. El consumo de estos hongos puede aumentar su poder inmunológico.

Consejos para recordar

- Una vez que haya cosechado las plantas silvestres, déjelas a un lado durante una hora para que los bichos o insectos puedan salir arrastrándose.

- Antes de usarlos, asegúrese de agitar bien todas las plantas silvestres, sus flores, si las hay, y las raíces, esto es para desalojar cualquier bicho que pueda estar escondido.

- Enjuagar bien las plantas (hojas) y secarlas si así lo exige la receta. Generalmente, las flores no se enjuagan, ya que el polen se perderá durante el enjuague.

- Si está usando las raíces de cualquier planta silvestre, agite bien las raíces para deshacerse de la tierra. Luego, remoje las raíces en agua por un tiempo para deshacerse de cualquier resto de tierra. Cepille cualquier resto de tierra.

- Mientras enlata, después de verter la mezcla en los frascos, asegúrese de limpiar el borde de los frascos con una toalla limpia.

Capítulo 3

Recetas comestibles de té de plantas silvestres

Té de camomila

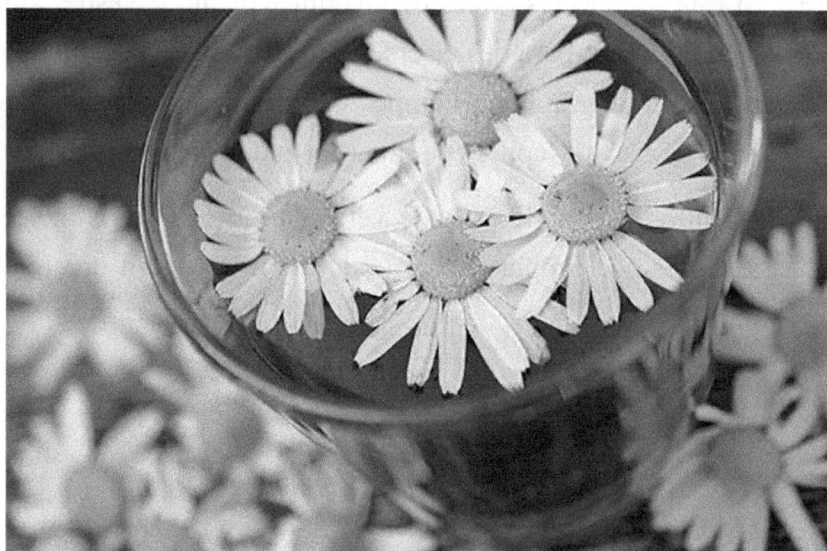

Tiempo de preparación: 2 minutos.

Tiempo de cocción: 5 minutos.

Rinde: 1 porción

Ingredientes:

- 1 taza de agua
- Azúcar o miel al gusto (opcional)
- ½ taza de esquejes de manzanilla silvestre (plantas o flores o ambos, su elección)

Instrucciones

1. Coloque los esquejes de manzanilla en una cacerola.

2. Hervir agua en otra cacerola y verter sobre las bayas.

3. Cubra y deje reposar durante 10 minutos para que los sabores se infundan.

4. Colar el té.

5. Agregue edulcorante y revuelva.

6. Vierta en una taza y sirva.

7. Para el té de manzanilla helado, agregue cubitos de hielo o hielo picado y sirva.

Té de menta silvestre

Tiempo de preparación: 2 minutos.

Tiempo de cocción: 4-5 minutos.

Rinde: 2 porciones

Ingredientes:

- ¼ de taza de hojas secas de menta
- 1 - 2 cucharadas de miel
- 2 tazas de agua

Instrucciones

1. Vierta agua en una cacerola y colóquela a fuego alto. Cuando el agua comience a hervir, agregue las hojas de menta y apague el fuego. También puedes usar hojas frescas. Si está usando hojas frescas, use aproximadamente ½ taza.

2. Cubra y deje reposar durante 5 minutos para que los sabores se infundan.

3. Colar el té. Agregue miel y revuelva.

4. Vierta en tazas y sirva.

Té de labrador

Tiempo de preparación: 2 minutos.

Tiempo de cocción: 10 minutos.

Rinde: 4 porciones

Ingredientes:

- 4 tazas de agua

- Azúcar o miel al gusto (opcional)

- 2 tazas de hojas de labrador

- Crema o leche, según sea necesario (opcional)

Instrucciones

1. Coloque las hojas de Labrador en una cacerola.

2. Hervir agua en otra cacerola y verter sobre las hojas.

3. Cubra y deje reposar durante 10 minutos para que los sabores se infundan.

4. Colar el té.

5. Agregue edulcorante y revuelva.

6. Vierta en tazas. Agregue leche o crema si lo desea. Revuelva y sirva.

7. Para el té helado de bayas, agregue cubitos de hielo o hielo picado y sirva.

Té de flor de saúco

Tiempo de preparación: 15 minutos.

Tiempo de cocción: 5 minutos.

Rinde: 2 porciones

Ingredientes:

- 1 taza de pétalos de flor de saúco frescos

- 2 tazas de agua

- Miel al gusto (opcional)

Instrucciones

1. Coloque las flores de saúco en una cacerola.

2. Hervir agua en otra cacerola y verter sobre las flores. Las flores deben cubrirse con agua.

3. Cubra y deje reposar durante 15 minutos para que los sabores se infundan.

4. Colar el té. Desecha las flores.

5. Agregue miel al gusto si lo desea.

6. Vierta en tazas y sirva.

Té de milenrama

Tiempo de preparación: 5 minutos.

Tiempo de cocción: 10 minutos.

Rinde: 2 porciones

Ingredientes:

- 2 cucharaditas de milenrama seca
- Jugo de limón al gusto (opcional)
- Miel al gusto (opcional)
- 2 tazas de agua hirviendo

Instrucciones

1. Coloque la milenrama en una cacerola.

2. Hervir agua en otra cacerola y verter sobre la milenrama.

3. Cubra y deje reposar durante 15 minutos para que los sabores se infundan.

4. Colar el té. Desecha la milenrama.

5. Agregue miel o limón al gusto si lo desea. Puede agregar tanto para un sabor dulce como amargo.

6. Vierta en tazas y sirva.

Té de bayas frescas

Tiempo de preparación: 2 minutos.

Tiempo de cocción: 10 minutos.

Rinde: 4 porciones

Ingredientes:

- 4 tazas de agua

- Azúcar o miel al gusto (opcional)

- 2 tazas de frutos rojos silvestres de su elección

- Crema o leche, según sea necesario (opcional)

Instrucciones

1. Coloque las bayas en una cacerola.

2. Hervir agua en otra cacerola y verter sobre las bayas.

3. Cubra y deje reposar durante 10 minutos para que los sabores se infundan.

4. Colar el té. Presione las bayas con el dorso de la cuchara mientras cuela. Deseche las bayas prensadas.

5. Agregue edulcorante y revuelva.

6. Vierta en tazas. Agregue leche o crema si lo desea. Revuelva y sirva.

7. Para el té helado de bayas, agregue cubitos de hielo o hielo picado y sirva.

Té de trébol rojo

Tiempo de preparación: 2 minutos.

Tiempo de cocción: 5 minutos.

Rinde: 2 porciones

Ingredientes:

- ½ taza de flores de trébol rojo
- 2 tazas de agua hirviendo
- 1 cucharada de menta o hojas de hierbabuena
- Miel o azúcar al gusto

Instrucciones

1. Coloque las flores de trébol y las hojas de menta en una cacerola. Vierta 2 tazas de agua hirviendo sobre él. Cubra y deje reposar durante 10 minutos para infundir.

2. Colar el té. Deseche las flores y las hojas de menta.

3. Agregue miel al gusto si lo desea.

4. Vierta en tazas y sirva.

Té de tila

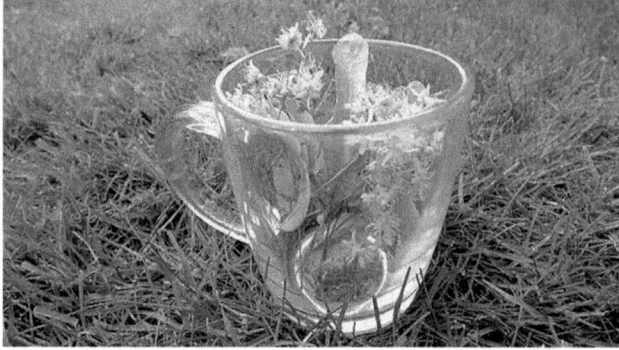

Tiempo de preparación: 2 minutos.

Tiempo de cocción: 5 minutos.

Rinde: 2 porciones

Ingredientes:

- 2 puñados de flores de tilo
- Miel o azúcar al gusto
- 2 tazas de agua

Instrucciones

1. Coloque las flores de tilo en una cacerola.

2. Hervir agua en otra cacerola y verter sobre las bayas.

3. Cubra y deje reposar durante 10 minutos para que los sabores se infundan.

4. Colar el té.

5. Agregue edulcorante y revuelva.

6. Vierta en tazas y sirva.

Kudzu-Yu (té de arrurruz)

Tiempo de preparación: 2 minutos.

Tiempo de cocción: 4-5 minutos.

Rinde: 2 porciones

Ingredientes:

- 2 cucharadas de polvo de raíz de kudzu

- 2 tazas de agua fría

- Miel o azúcar morena al gusto

Ingredientes opcionales: use cualquier

- ¼ de cucharadita de jengibre molido

- ¼ de cucharadita de canela molida

- ½ cucharadita de té matcha en polvo

Instrucciones

1. Agregue kudzu en polvo, agua, edulcorante e ingredientes opcionales en una cacerola. Revuelva hasta que esté bien combinado.

2. Coloque la cacerola a fuego medio-bajo. Revuelva constantemente hasta que la mezcla se vuelva clara (semitransparente). Apaga el fuego y deja enfriar unos minutos. Esto se debe servir caliente.

3. Vierta en tazas y sirva.

Té de bayas de enebro

Tiempo de preparación: 2 minutos.

Tiempo de cocción: 5 minutos.

Rinde: 1 porción

Ingredientes:

- 1 taza de agua

- Azúcar o miel al gusto (opcional)

- ½ cucharada de bayas de enebro

Instrucciones

1. Coloque las bayas de enebro en una taza.

2. Hervir agua en una cacerola y verter sobre las bayas.

3. Cubra y deje reposar durante 10 minutos para que los sabores se infundan.

4. Colar el té.

5. Agregue edulcorante y revuelva.

6. Vierta en una taza y sirva.

Café de raíz de diente de león

Tiempo de preparación: 10 minutos.

Tiempo de cocción: 2 horas.

Rinde: 2 porciones

Ingredientes:

- Raíces de diente de león, según sea necesario, picadas en trozos grandes

Servir:

- Agua, según sea necesario

Instrucciones

1. Coloque los trozos de raíz de diente de león en una bandeja para hornear y extiéndalo uniformemente.

2. Hornee en un horno precalentado a 275 ° F durante aproximadamente 2 horas o hasta que tenga un color marrón oscuro. Vigílalos después de una hora de horneado para que no se queme.

3. Deje enfriar completamente y transfiera a un recipiente hermético.

4. Modo de empleo: El día que desee hacer el café, muela todo lo necesario en un molinillo de café.

5. Prepare el café como lo hace habitualmente.

Capítulo 4

Recetas de jalea y mermelada

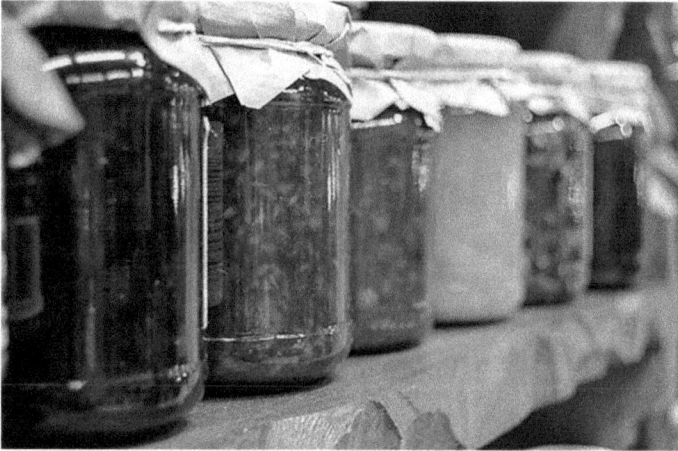

Jalea de saúco

Tiempo de preparación: 1 hora.

Tiempo de cocción: aproximadamente 1 hora.

Rinde: 20 - 25 onzas

Ingredientes:

- 1 ½ - 2 libras de bayas de saúco maduras (las azules o negras y algunas verdes están bien), enjuagadas

- ½ paquete (de un paquete de 1.75 onzas) de pectina en polvo
- 1/8 cucharadita de mantequilla
- 2 cucharadas de jugo de limón fresco
- 2 ¼ tazas de azúcar granulada

Instrucciones

1. Recoge las bayas y desecha los tallos. Mídelos y obtendrás de 4 a 5 tazas.

2. Agregue las bayas en una olla. Coloque la olla a fuego medio-bajo cuando comience a hervir a fuego lento, triture las bayas con el dorso de una cuchara para servir o un machacador de papas.

3. Aumente el fuego a fuego medio. Una vez que empiece a hervir, baje el fuego a fuego lento y cocine de 7 a 8 minutos. Apaga el fuego.

4. Mientras tanto, esterilice 2 - 3 frascos Mason (8 onzas cada uno).

5. Coloque un colador de malla de alambre fino sobre un recipiente. Pase las bayas por el colador. Deje que las bayas permanezcan en el colador durante aproximadamente una hora.

6. Mida el jugo colado y use 1 ½ tazas de jugo para hacer gelatina. Si tiene jugo extra, puede usarlo en alguna otra receta.

7. Vierta el jugo en una olla. Agregue la pectina y el jugo de limón. Coloque la olla a fuego alto y deje hervir.

8. Agregue el azúcar y la mantequilla. Con una cuchara de madera, revuelva la mezcla. Una vez que el azúcar se disuelva

por completo, deje que la mezcla hierva. Déjelo hervir durante exactamente 2 minutos. Apaga el fuego.

9. Mientras tanto, prepare un baño de agua para enlatar la gelatina.

10. Vierta la gelatina en los frascos preparados.

11. Coloque los frascos en el baño de agua durante 5 minutos (siga las instrucciones del fabricante sobre el procedimiento).

12. Colóquelo en su encimera y deje que se asiente. Etiquete los frascos con el nombre y la fecha.

13. Almacene en un lugar fresco y oscuro.

Jalea de diente de león

Tiempo de preparación: 15 minutos.

Tiempo de cocción: 25 minutos.

Rinde: Aproximadamente 20 onzas

Ingredientes:

- 1 2/3 tazas de agua

- 1 cucharada de jugo de limón

- 2 tazas de pétalos de diente de león ligeramente compactados (use pétalos grandes, secos y de color amarillo brillante)

- ½ paquete (de un paquete de 1.75 onzas) de pectina en polvo

- • 2 ¼ tazas de azúcar granulada

- • Una gota de colorante amarillo para alimentos

Instrucciones

1. Vierta agua en una cacerola. Agregue pétalos de diente de león y coloque la cacerola a fuego medio.

2. Una vez que empiece a hervir, baje el fuego y cocine de 9 a 10 minutos.

3. Colar la mezcla y presionar los pétalos con el dorso de una cuchara para obtener el máximo líquido.

4. Saque 1 ½ tazas de té de diente de león. Si no mide 1 ½ tazas, agregue un poco de agua para que quede 1 ½ tazas.

5. Agregue este té, jugo de limón, colorante para alimentos y pectina en una olla y revuelva.

6. Coloque la olla a fuego alto y deje hervir.

7. Agregue el azúcar. Con una cuchara de madera, revuelva la mezcla. Una vez que el azúcar se disuelva por completo, deje que la mezcla hierva. Déjalo hervir durante exactamente un minuto. Apaga el fuego. Deseche cualquier escoria que flote encima.

8. Mientras tanto, prepare un baño de agua para enlatar la gelatina.

9. Vierta la gelatina en los frascos preparados.

10. Coloque los frascos en el baño de agua durante 5 minutos (siga las instrucciones del fabricante sobre el procedimiento).

11. Colóquelo en su mostrador y deje que se asiente. Etiquete los frascos con el nombre y la fecha.

12. Almacene en un lugar fresco y oscuro.

Jalea violeta salvaje

Tiempo de preparación: 15 minutos.

Tiempo de cocción: 25 minutos.

Rinde: Aproximadamente 12 onzas

Ingredientes:

- 2 - 2 ¼ tazas de agua

- 1 cucharada de jugo de limón

- 1 ½ tazas de flores violetas silvestres ligeramente compactas (use las moradas)

- 1 caja (2 onzas) de pectina en polvo

- 1 ½ taza de azúcar granulada

Instrucciones

1. Coloque las flores de violeta en una cacerola. Vierta agua en una cacerola. Coloque la cacerola a fuego medio.

2. Una vez que empiece a hervir, apaga el fuego y vierte agua sobre las flores violetas. Las flores deben cubrirse con agua. Cubra y deje reposar por 24 horas en un área seca.

3. Colar la mezcla

4. Saque 1 ¾ tazas de té violeta. Si no mide 1 tazas, agregue un poco de agua para hacer 1 ¾ tazas.

5. Agregue este té y jugo de limón y revuelva.

6. Coloque la olla a fuego alto y deje hervir.

7. Agregue el azúcar y la pectina. Con una cuchara de madera, revuelva la mezcla. Una vez que el azúcar se disuelva por completo, deje que la mezcla hierva. Déjalo hervir durante exactamente un minuto. Apaga el fuego. Deseche cualquier escoria que flote encima.

8. Mientras tanto, prepare un baño de agua para enlatar la gelatina.

9. Vierta la gelatina en los frascos preparados.

10. Coloque los frascos en el baño de agua durante 5 minutos (siga las instrucciones del fabricante sobre el procedimiento).

11. Colóquelo en su mostrador y deje que se asiente. Etiquete los frascos con el nombre y la fecha.

12. Almacene en un lugar fresco y oscuro.

Mermelada de arándanos silvestres

Tiempo de preparación: 10 minutos.

Tiempo de cocción: 25 minutos.

Rinde: Aproximadamente 20 onzas

Ingredientes:

- 4 ½ tazas de arándanos silvestres
- 2 cucharadas de jugo de limón
- 1 ¾ tazas de azúcar

Instrucciones

1. Coloque los arándanos en una olla. Triturar la mitad de ellos.

2. Agregue el jugo de limón y el azúcar y coloque la olla a fuego alto.

3. Cuando las bayas comiencen a hervir, baje el fuego y cocine por unos 15 minutos. Revuelva las bayas con frecuencia.

4. Coloque un platillo o plato en el congelador (mientras la mezcla hierve a fuego lento, durante 8 a 10 minutos) para probar si la mermelada está lista. Apaga el fuego.

5. Saque el platillo del congelador y coloque una cucharadita de mermelada sobre él. Coloque el platillo en el refrigerador durante 5 a 6 minutos.

6. Cuando saque el platillo, si ve una película encima de la mermelada, ya está lista, de lo contrario cocine por unos minutos

más. Asegúrate de no cocinarlo demasiado, ya que también se espesará en los frascos, durante un período de 12 a 24 horas.

7. Vierta la mermelada en frascos Mason esterilizados. Sella los frascos. Pegue etiquetas con nombre y fecha.

8. Colóquelo en su encimera y deje que se asiente. Almacene en un lugar fresco y oscuro hasta su uso. Puede durar un año. Después de abrir el frasco, coloque el frasco abierto en el refrigerador.

Mermelada de Acai Berry

Tiempo de preparación: 5 minutos.

Tiempo de cocción: 0 minutos.

Rinde: alrededor de 22 onzas

Ingredientes:

- 4 cucharadas de semillas de chía

- 4 cucharadas de polvo de baya de acai

- 1 taza de jugo de manzana fresco

- 2 cucharadas de jugo de limón

- 4 cucharadas de sirope de arce

Instrucciones

1. Agregue las semillas de chía y el jugo de manzana en un recipiente de vidrio con tapa y revuelva.

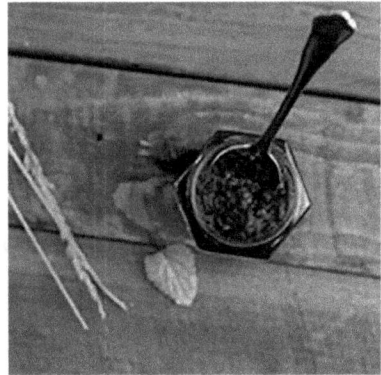

2. Cubra y deje reposar por 15 minutos. Revuelva bien y tape una vez más. Déjalo reposar por otros 15 minutos.

3. Agregue el polvo de baya de acai, jugo de limón y jarabe de arce. Cubrir con la tapa y dejar reposar durante 30 minutos.

4. Refrigere hasta su uso. Puede durar de 12 a 15 días.

Mermelada de arándanos rojos

Tiempo de preparación: 10 minutos.

Tiempo de cocción: 15 minutos.

Rinde: Aproximadamente 12 onzas

Ingredientes:

- 18 onzas de arándanos rojos frescos

- ½ taza de azúcar

- 7 cucharadas de agua

Instrucciones

1. Agregue agua y arándanos rojos en una olla y coloque la olla a fuego alto.

2. Deje que la mezcla hierva durante 5 minutos. Deseche la escoria que flote en la parte superior.

3. Agregue el azúcar y revuelva hasta que se disuelva por completo. Déjelo hervir de 3 a 4 minutos. Apaga el fuego.

4. Coloque un platillo o plato en el congelador (mientras la mezcla hierve a fuego lento, durante 8 a 10 minutos) para probar si la mermelada está lista. Apaga el fuego.

5. Saque el platillo del congelador y coloque una cucharadita de mermelada sobre él. Coloque el platillo en el refrigerador durante 5 a 6 minutos.

6. Cuando saque el platillo, si ve una película encima de la mermelada, ya está lista, de lo contrario cocine por unos minutos

más. Asegúrate de no cocinarlo demasiado, ya que también se espesará en los frascos, durante un período de 12 a 24 horas.

7. Vierta la mermelada en frascos Mason esterilizados. Coloque los frascos en un baño de agua durante 10 minutos (siga las instrucciones del fabricante sobre el procedimiento).

8. Pegue etiquetas con nombre y fecha.

9. Colóquelo en su encimera y deje que se asiente. Almacene en un lugar fresco y oscuro hasta su uso. Puede durar un año. Después de abrir el frasco, coloque el frasco abierto en el refrigerador.

Mermelada tradicional de bayas de Saskatoon

Tiempo de preparación: 15-18 minutos.

Tiempo de cocción: 15-18 minutos.

Rinde: Aproximadamente 20 onzas

Ingredientes:

- 2 tazas de bayas de Saskatoon

- 2 cucharadas de agua

- 1 ½ taza de azúcar

- 1 cucharada de jugo de limón

- ½ cucharadita de ralladura de limón

Instrucciones

1. Coloque las bayas de Saskatoon en una olla de fondo grueso. Triturar la mitad y colocar la olla a fuego alto. Cocine durante unos 10 minutos o hasta que se libere un poco de jugo. Revuelva las bayas con frecuencia.

2. Agregue el agua y el azúcar. Cuando la mezcla comience a hervir, agregue jugo de limón y ralladura de limón y revuelva.

3. Baje el fuego y cocine a fuego lento durante 8 a 10 minutos o hasta que espese. Apaga el fuego.

4. Coloque un platillo o plato en el congelador (mientras la mezcla hierve a fuego lento, durante 8 a 10 minutos) para probar si la mermelada está lista.

5. Saque el platillo del congelador y coloque una cucharadita de mermelada sobre él. Coloque el platillo en el refrigerador durante 5 a 6 minutos.

6. Cuando saque el platillo, si ve una película encima de la mermelada, ya está lista, de lo contrario cocine por unos minutos más. Asegúrate de no cocinarlo demasiado, ya que también se espesará en los frascos, durante un período de 12 a 24 horas.

7. Vierta la mermelada en frascos Mason esterilizados. Coloque los frascos en el baño de agua durante 10 minutos (siga las instrucciones del fabricante sobre el procedimiento).

8. Pegue etiquetas con nombre y fecha.

9. Colóquelo en su encimera y deje que se asiente. Almacene en un lugar fresco y oscuro hasta su uso. Puede durar un año. Después de abrir el frasco, coloque el frasco abierto en el refrigerador.

Queso de mora

Tiempo de preparación: 10 minutos.

Tiempo de cocción: 15-18 minutos.

Rinde: Aproximadamente 8 onzas

Ingredientes:

- 8.8 onzas de moras

- 7/8 taza de azúcar

- 2,1 onzas de jugo de naranja natural

Instrucciones

1. Agregue el jugo de naranja y las moras en una sartén y coloque la sartén a fuego lento. Revuelva con una cuchara de madera con frecuencia. Deje que las bayas se cocinen durante unos 10 a 15 minutos o hasta que estén muy blandas. Apaga el fuego.

2. Cuele las bayas en un recipiente a través de un colador de malla de alambre fino. Deseche los sólidos y vierta el jugo nuevamente en la sartén.

3. Agregue el azúcar y coloque la sartén a fuego medio. Revuelva constantemente hasta que el azúcar se disuelva por completo.

4. Baje el fuego y cocine a fuego lento hasta que esté un poco espeso, y solo debe cubrir el dorso de una cuchara.

5. Coloque un platillo o plato en el congelador (mientras la mezcla hierve a fuego lento, durante 8 a 10 minutos) para probar si el queso está listo.

6. Saque el platillo del congelador y vierta una cucharadita de la mezcla de bayas sobre él. Déjelo enfriar durante unos 30 segundos. Ahora pase su dedo por el atasco. Retire su dedo y observe. Si la mezcla vuelve a su posición original, debe cocinar durante unos minutos más. Si ve algunas arrugas y no vuelve a su posición original, el queso está listo.

7. Vierta el queso en frascos Mason esterilizados. Pegue etiquetas con nombre y fecha.

8. Colóquelo en su encimera y deje que se asiente. Refrigere hasta su uso. Puede durar un mes.

Capítulo 5

Recetas de conservas y almíbar

Hojas de diente de león conservadas

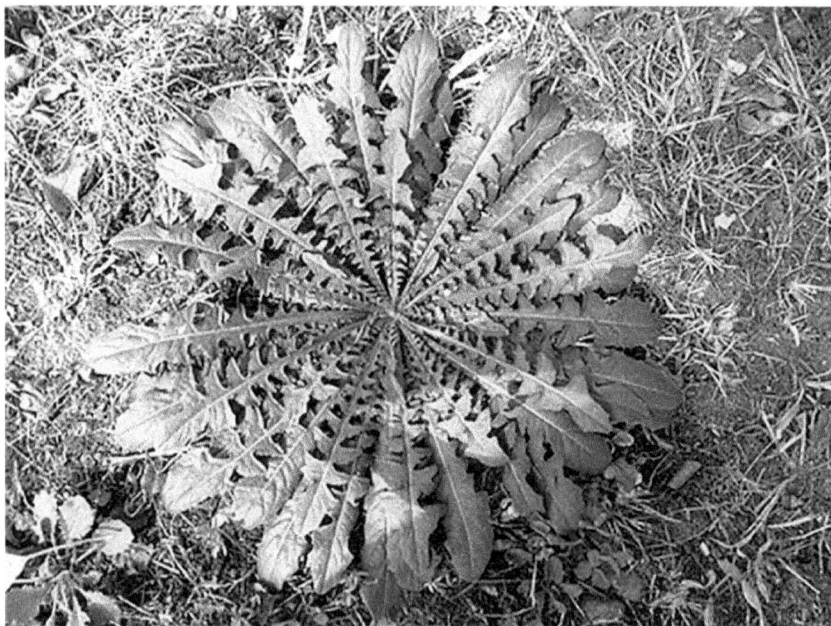

Tiempo de preparación: 5 minutos.

Tiempo de cocción: 10 minutos.

Rinde: 1 frasco

Ingredientes:

- 1 libra de hojas de diente de león

Instrucciones

1. Tenga agua helada lista.

2. Coloque una olla con agua a fuego alto.

3. Cuando el agua comience a hervir, deje caer las hojas de diente de león en la olla. Deja que se cocine durante exactamente 60 segundos. Apaga el fuego.

4. Retire las hojas de diente de león de la olla y sumerja agua fría durante un par de minutos. Escurre el agua.

5. Deje las hojas completamente. Séquelos dándolos palmaditas con una toalla de cocina limpia o papel.

6. Tome bolsas para congelar y coloque las hojas en ellas. Pegue etiquetas con nombre y fecha.

7. Colóquelo en el congelador hasta su uso. Puede durar un año.

Jarabe de mora

Tiempo de preparación: 10 minutos.

Tiempo de cocción: 10 minutos.

Rinde: alrededor de 30 onzas

Ingredientes:

- 2 tazas de jugo de mora

- 2/3 paquete (de un paquete de 2 onzas) de pectina en polvo (opcional)

- 2 tazas de azúcar blanca

Instrucciones

1. Agregue el azúcar y el jugo de moras en una cacerola y coloque la cacerola a fuego medio.

2. Revuelva constantemente hasta que el azúcar se disuelva por completo.

3. Deje que la mezcla hierva durante 2 minutos. Deseche la escoria.

4. Esterilice el frasco o el frasco en el que lo guardarán, justo antes de verter el jarabe en los frascos. La botella debe estar caliente mientras vierte el almíbar. Este almíbar será un almíbar fino.

5. Para obtener un almíbar más espeso, enfríe el almíbar por completo. Agregue la pectina y revuelva hasta que esté bien combinado.

6. Selle el frasco y colóquelo en el refrigerador si desea consumirlo dentro de 10 a 15 días.

7. Si desea almacenarlo por más tiempo, coloque el frasco de la botella en un baño de agua durante 10 minutos (siga las instrucciones del fabricante sobre el procedimiento).

8. Pegue etiquetas con nombre y fecha.

Jarabe de Avens de Madera

Tiempo de preparación: 30 minutos.

Tiempo de cocción: 15 minutos.

Rinde: alrededor de 25 onzas

Ingredientes:

- 2 cubos de madera medianos a grandes

- Azúcar, el doble de agua

- Agua, según sea necesario para cubrir las plantas

Instrucciones

1. Separe las raíces de las plantas y use solo las raíces.

2. Coloque las raíces limpias en una sartén. Vierta agua tibia para cubrir las raíces. Ahora mida el agua que se vierte en la olla (vierta el agua en una jarra y mida).

3. Vierta el agua medida nuevamente en la olla. Agregue el doble de la cantidad de agua medida. Por ejemplo: si mide 2 tazas de agua, debe agregar 4 tazas de azúcar.

4. Coloque la sartén a fuego medio. Revuelva con frecuencia hasta que el azúcar se disuelva por completo.

5. Baje el fuego y cocine por unos 25 minutos. Apagar el fuego y dejar enfriar a temperatura ambiente.

6. Mientras tanto, esterilice 2 - 3 frascos con tapa con clip y déjelos a un lado.

7. Vierta el almíbar junto con las raíces en los frascos.

8. Selle los frascos. Coloque los frascos en un lugar fresco y seco durante 15 días.

9. Ahora cuele la mezcla y vierta en otro frasco esterilizado. Almacenar a temperatura ambiente.

Jarabe de trébol

Tiempo de preparación: 10 minutos.

Tiempo de cocción: 20 minutos.

Rinde: alrededor de 30 onzas

Ingredientes:

- 1 ¾ tazas de azúcar de caña
- 2 ¼ tazas de agua
- 2 tazas de flores de trébol (use rojo o blanco o una mezcla de ambos)

Instrucciones

1. Coloque las flores de trébol en una cacerola. Vierta agua para cubrir las flores.

2. Coloque la cacerola a fuego medio y cocine a fuego lento durante 7 a 8 minutos. Apaga el fuego. Colar la mezcla y utilizar aproximadamente 1 ¼ tazas del líquido colado.

3. Viértalo nuevamente en la cacerola. Agregue el azúcar y el jugo de limón y revuelva constantemente hasta que el azúcar se disuelva.

4. Cuando empiece a hervir, déjelo hervir durante un par de minutos. Baje el fuego y cocine a fuego lento hasta que esté un poco espeso como en almíbar. Apaga el fuego.

5. Coloque una capa doble de estopilla húmeda en un colador de malla de alambre fino. Cuele el almíbar en una jarra con pico. Déjelo enfriar completamente.

6. Vierta en botellas o frascos esterilizados. Apriete la tapa. Etiquete los frascos con el nombre y la fecha.

7. Refrigere hasta su uso. Puede durar 6 meses.

Sirope de punta de abeto

Tiempo de preparación: 5 minutos.

Tiempo de cocción: 30 minutos.

Rinde: 8 onzas

Ingredientes:

- 4 tazas de puntas de abeto

- 2 tazas de azúcar de caña

- 2 tazas de agua

Instrucciones

1. Agregue las puntas de abeto, el azúcar y el agua en una cacerola. Coloque a fuego alto y revuelva con frecuencia hasta que el azúcar se disuelva por completo; cuando empiece a hervir, retirar del fuego. Cubra y deje a un lado en su encimera durante aproximadamente 7 a 8 horas.

2. Coloque una sola capa de estopilla en un colador de malla de alambre fino. Cuele el almíbar en una jarra con pico. Deseche las puntas de abeto.

3. Vierta el líquido colado nuevamente en la cacerola. Coloca la cacerola a fuego medio-bajo y cocina por unos 20 minutos o hasta lograr la consistencia deseada.

4. Vierta en botellas o frascos esterilizados. Apriete la tapa. Etiquete los frascos con el nombre y la fecha.

5. Refrigere hasta su uso. Puede durar 1 mes.

Capítulo 6

Recetas de condimentos

Vinagre balsámico de saúco

Tiempo de preparación: 20 minutos.

Tiempo de cocción: 30 minutos.

Rinde: 3-4 botellas

Ingredientes:

- 2.2 libras de bayas de saúco maduras, deseche los tallos
- Azúcar, 1.5 libras por cada 17 onzas de líquido filtrado

Instrucciones

1. Coloque las bayas de saúco en un frasco grande de boca ancha. Vierta vinagre encima.

2. Apriete la tapa y colóquela en un lugar seco durante 5 días. Agite el frasco un par de veces al día.

3. Colar en una cacerola. Mida el líquido colado y agregue el azúcar en consecuencia (mencionado en los ingredientes). Conserva las bayas.

4. Coloque la cacerola a fuego medio. Deja que la mezcla hierva. Baje el fuego y cocine a fuego lento durante 10 a 15 minutos. Apaga el fuego.

5. Cuando se enfríe, vierta en botellas esterilizadas. Selle la botella con un corcho. Asegúrese de mantenerlo alejado de la luz. No olvide etiquetar el frasco con el nombre y la fecha.

6. Puede agregar un poco más de vinagre a las bayas retenidas y repetir el proceso de elaboración de vinagre una vez más. También puede licuar las bayas para hacer una marinada agregando otros ingredientes.

Alcaparras de saúco

Tiempo de preparación: 10 minutos

Tiempo de cocción: 10 minutos.

Rinde: 1 frasco

Ingredientes:

- 7 onzas de bayas de saúco inmaduras (de color verde), deseche los tallos

- 7 onzas de agua

- 3 ½ cucharadita de sal marina

- 4 cucharaditas de azúcar granulada

Instrucciones

1. Combine la sal y el agua en un tazón. Revuelva hasta que la sal se disuelva por completo.

2. Coloque las bayas en la solución salina. Cubre el recipiente con un paño de cocina. Deje reposar en su encimera durante 3 días.

3. Saque las bayas de saúco de la solución y agréguelas a un frasco esterilizado. Vierta vinagre encima. Sella el frasco. Esto es para alcaparras saladas.

4. Para las alcaparras dulces, enjuague las bayas y colóquelas en un frasco esterilizado.

5. Agregue vinagre y azúcar en una cacerola y coloque la sartén a fuego medio.

6. Revuelva con frecuencia hasta que el azúcar se disuelva por completo. Apaga el fuego y vierte las bayas en el frasco.

7. Déjelo enfriar completamente. Sella el frasco. Etiquete las botellas y guárdelas en el refrigerador durante 3 semanas. Después de 3 semanas, puede usarlos.

Vinagre de diente de león

Tiempo de preparación: 10 minutos.

Tiempo de cocción: 0 minutos.

Rinde: 1 frasco

Ingredientes:

- Vinagre de sidra de manzana, según sea necesario

- Hojas, raíces o flores de diente de león (use una mezcla o cualquier parte de la planta), para llenar el frasco hasta la mitad

Instrucciones

1. Llene hasta la mitad las partes de la planta que desee en un frasco de vidrio.

2. Vierta suficiente vinagre para llenar la botella hasta 1 pulgada por debajo del cuello del frasco. Revuelva bien para que se escape el aire presente.

3. Si su frasco tiene una tapa de metal, mantenga un pedazo de papel encerado encima del frasco. Cerrar la tapa.

4. Asegúrese de mantenerlo alejado de la luz durante aproximadamente 6 semanas.

5. Agite el frasco todos los días.

6. Colar el vinagre y verterlo en una botella. Apriete la tapa. No olvide etiquetar el frasco con el nombre y la fecha.

Aceite de vara de oro

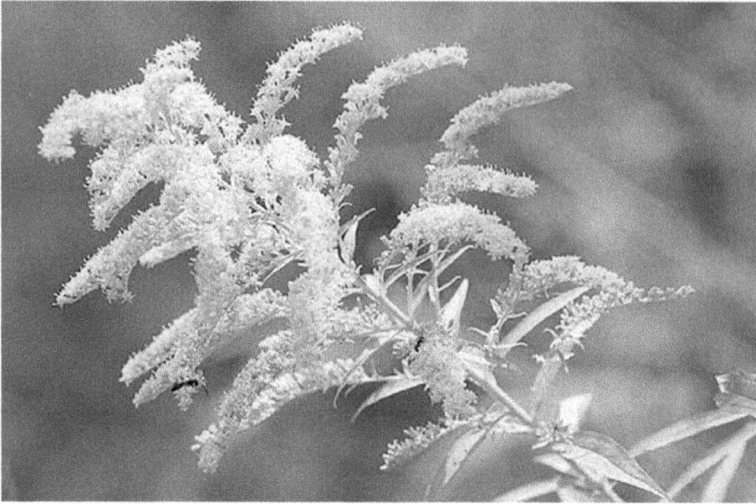

Tiempo de preparación: 15 minutos.

Tiempo de cocción: minutos

Rinde: 1 frasco

Ingredientes:

- Aceite de oliva virgen extra, según sea necesario

- Flores frescas de vara de oro

Instrucciones

1. Agregue flores de vara de oro en un frasco estéril. Agrega suficiente aceite para cubrir las flores. Revuelva para asegurarse de que se escapen las burbujas de aire. Apriete la tapa.

2. Dejar reposar en un lugar fresco durante 6 semanas.

3. Colar y verter en una botella. Apriete la tapa. No olvide etiquetar el frasco con el nombre y la fecha.

Ajo Mostaza Rábano Picante

Tiempo de preparación: 10 minutos.

Tiempo de cocción: 0 minutos.

Rinde: ½ taza

Ingredientes:

- 1 taza de raíces de ajo y mostaza, finamente picadas

- ½ cucharadita de sal marina

Instrucciones

1. Agregue las raíces de ajo y mostaza, la sal y el vinagre en un frasco de vidrio pequeño. Revuelva bien.

2. Refrigere hasta su uso. Puede durar de 25 a 30 días.

3. Puede usarlo para dar sabor a crema agria o yogur. Puede mezclar hierbas frescas y usarlo como salsa. Puede agregar un poco de mantequilla al rábano picante y usarlo para untar.

Comestibles silvestres fermentados

Tiempo de preparación: 10 minutos.

Tiempo de cocción: 0 minutos.

Rinde: 1 frasco

Ingredientes:

- Vegetales silvestres comestibles frescos de su elección, según sea necesario para llenar su recipiente, cortados en trozos grandes

- Agua mineral si es necesario

- 1 ½ - 2 cucharadas de sal por litro de agua

Instrucciones

1. Extienda una capa de verduras en el fondo de un recipiente grande, ancho y no reactivo. Sazone con un poco de sal.

2. Repita estas capas de verduras y sal para llenar su recipiente. Revuélvelo bien. Déjelo reposar durante aproximadamente una hora.

3. Masajee las hojas con las manos durante unos minutos. Los verdes se ablandarán. Déjelo reposar de 1 a 24 horas.

4. Transfiera a un recipiente para fermentar. Puede utilizar algunos recipientes de vidrio o loza para fermentar las verduras.

5. Los greens liberarían mucho líquido.

6. Coloque algo pesado sobre él, como pesas de fermentación o un tazón o plato pesado.

7. El líquido en el recipiente debe estar al menos 2 pulgadas por encima de las verduras. Si no es así, vierta suficiente agua mineral para que quede 2 pulgadas por encima de las verduras.

8. Coloque el frasco en un área seca durante aproximadamente una semana. Pruébalo y decide si está fermentado a tu gusto. De lo contrario, déjela fermentar durante un par de días más.

9. Una vez que esté fermentado a su gusto, transfiéralo a un frasco de vidrio. Cierre la tapa y colóquela en un lugar fresco y oscuro.

Chucrut súper apilado

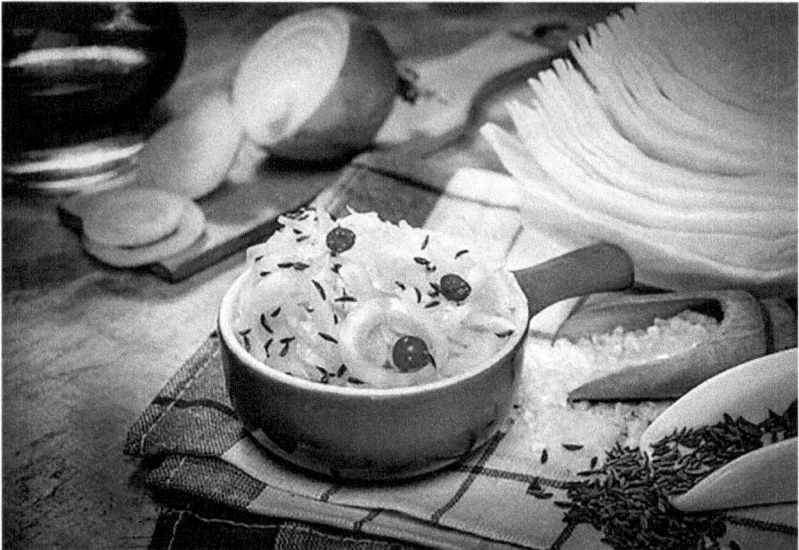

Tiempo de preparación: 30 minutos.

Tiempo de cocción: 0 minutos.

Rinde: 1 frasco

Ingredientes:

- 8 tazas de col verde finamente rallada

- 7 tazas de raíces silvestres comestibles ralladas (una mezcla de zanahoria silvestre, bardana y diente de león

- 6 cucharadas de raíces de cúrcuma frescas ralladas

- 6 cucharadas de raíces frescas de jengibre ralladas

- 3 - 4 cucharaditas de sal o al gusto

- 8 - 12 dientes de ajo, pelados y picados

Instrucciones

1. Agregue el repollo y la sal en un bol y mezcle bien. Masajee el repollo durante unos minutos hasta que esté ligeramente suave. Debería tomar unos 10 minutos de masaje para suavizarlo y liberar algo de humedad.

2. Agregue raíces silvestres comestibles, cúrcuma, jengibre y ajo y mezcle bien. Continúe con el proceso de masaje durante otros 5 minutos.

3. Transfiera el chucrut a un frasco esterilizado. Una vez en el frasco, el agua liberada por el repollo y las raíces debe ser suficiente para cubrir la mezcla de repollo. Si no cubre, vierta un poco de agua filtrada para cubrir. La mezcla de repollo debe cubrirse con agua.

4. Coloque una hoja grande de col sobre las verduras. Coloque algo pesado sobre la hoja de col, como un molde o pesas de fermentación. Esto es necesario para mantener la mezcla de repollo debajo del agua.

5. Apriete la tapa del frasco y colóquelo en su mostrador a temperatura ambiente. Asegúrese de que esté alejado de la luz solar.

6. Abra el frasco una vez, todos los días, para liberar los gases.

7. En unos días estará fermentado. Puede tardar un par de días o entre 12 y 15 días, según la temperatura. Pruébalo y comprueba si es de tu agrado; si no, fermentar unos días más.

8. Transfiera el frasco al refrigerador. Debe durar de 3 a 4 meses.

Capítulo 7

Recetas de encurtidos

Azucenas y margaritas picantes en escabeche

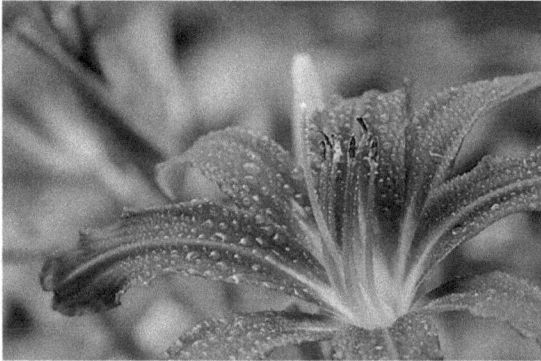

Tiempo de preparación: 10 minutos.

Tiempo de cocción: 20 minutos.

Rinde: 4 frascos (8 onzas cada uno)

Ingredientes:

- ½ taza de flores de margarita

- 2 tazas de capullos de azucenas

- 1 ½ taza de vinagre

- 6 cucharadas de azúcar morena compacta

- 4 dientes enteros

- 4 ramas de canela (½ pulgada cada una)

- ½ taza de agua o más si es necesario

- ¼ de cucharadita de sal marina

Instrucciones

1. Agregue los capullos de azucena y las margaritas en una cacerola. Vierta suficiente agua para cubrir los cogollos.

2. Coloque la cacerola a fuego medio y deje hervir.

3. Baje el fuego y cocine tapado de 9 a 10 minutos. Transfiera la mezcla a un colador y deseche el líquido cocido.

4. Divida las yemas calientes en 4 frascos pequeños (de 8 onzas cada uno),

5. Mientras tanto, agregue el azúcar morena, el vinagre, la canela, el clavo y la sal en una cacerola. Coloque la cacerola a fuego medio. Revuelva con frecuencia hasta que el azúcar se derrita. Cuando llegue a hervir, apaga el fuego.

6. Divida la solución de vinagre entre los frascos. Cierre las tapas justo después de verter la mezcla de vinagre.

7. Dejar reposar en un lugar fresco y seco durante un mes.

8. Ya está listo para usar.

Tallos de verdolaga en escabeche dulce

Tiempo de preparación: 15 minutos.

Tiempo de cocción: 20 minutos.

Rinde: 1 frasco

Ingredientes:

- ¼ de taza de sal marina

- 4 tazas de agua helada

- 1 taza de agua

- 2 cebollas grandes, en rodajas finas

- 3-4 tazas de tallos de verdolaga picados

- 1 ½ taza de vinagre de sidra de manzana

- 1 cucharada de semillas de mostaza

- 2 tazas de azúcar de caña

- ½ cucharadita de cúrcuma en polvo

- 1 taza de eneldo fresco

- 2-3 bulbos de ajo fresco con verduras, en rodajas

Instrucciones

1. Coloque el eneldo y el ajo en un frasco.

2. Combine agua helada y sal en un tazón. Agregue los tallos de verdolaga y las cebollas y coloque el recipiente en el refrigerador por un par de horas.

3. Ahora saque el bol del frigorífico.

4. Agregue vinagre, semillas de mostaza, azúcar y 1 taza de agua y cúrcuma en polvo en una olla. Coloque la olla a fuego alto y deje hervir. Revuelva con frecuencia hasta que el azúcar se disuelva por completo.

5. Cuando la mezcla comience a hervir, agregue la verdolaga y las cebollas solamente (no el agua).

6. Deje que la mezcla vuelva a hervir. Déjalo hervir durante 5 minutos. Apaga el fuego. Deje que la mezcla alcance la temperatura ambiente.

7. Transfiera a un frasco o use frascos más pequeños si lo desea.

8. Refrigere hasta su uso.

Brotes simples de diente de león en escabeche

Tiempo de preparación: 10 minutos.

Tiempo de cocción: 0 minutos.

Rinde: 1 frasco

Ingredientes:

- 2 tazas de brotes de diente de león, deseche los tallos y las hojas pequeñas

- 1 cucharadita de sal Maldon

- 1 cucharadita de azúcar

Instrucciones

1. Agregue las yemas de diente de león en un tazón. Espolvoree azúcar y sal y mezcle bien.

2. Transfiera las yemas a un frasco de vidrio. Vierta suficiente vinagre para llenar el frasco.

3. Selle el frasco y déjelo a un lado durante 2 a 3 semanas.

4. Ahora está listo para usar.

Brotes de diente de león en salmuera y en escabeche

Tiempo de preparación: 10 minutos.

Tiempo de cocción: 10-12 minutos.

Rinde: 1 frasco

Ingredientes:

- 1 taza de brotes de diente de león, deseche los tallos y las hojas pequeñas (use brotes cerrados)
- 2 cucharadas de sal Maldon
- 6 ramitas de tomillo fresco
- 4 hojas de laurel
- 2 tazas de agua
- 4 cucharaditas de azúcar

Instrucciones

1. Agregue sal y agua en una cacerola y coloque la cacerola a fuego alto.

2. Coloque las yemas de diente de león en un tazón.

3. Cuando empiece a hervir, apaga el fuego y vierte la salmuera sobre los cogollos de diente de león.

4. Cubra el recipiente y déjelo a un lado en la encimera durante 2 a 3 días.

5. Colar los brotes de diente de león y colocarlos en un frasco.

6. Agregue vinagre, azúcar, tomillo y hojas de laurel en una cacerola. Coloque la cacerola a fuego alto. Una vez que hierva, apaga el fuego y viértelo en el frasco de cogollos de diente de león.

7. Al enfriar, selle el frasco y colóquelo en el refrigerador. Puede usarlo después de 12 a 15 días.

8. Esto puede durar unos 2 meses.

Brotes de diente de león estilo italiano

Tiempo de preparación: 10 minutos.

Tiempo de cocción: 10-12 minutos.

Rinde: 1 frasco

Ingredientes:

- 1 taza de brotes de diente de león, deseche los tallos y las hojas pequeñas (use brotes cerrados)
- 2 cucharadas de sal Maldon
- 4 cucharaditas de azúcar
- 4 tiras de cáscara de limón
- 6 ramitas de romero pequeñas
- 2 chiles rojos

Instrucciones

1. Agregue sal y agua en una cacerola y coloque la cacerola a fuego alto.

2. Coloque las yemas de diente de león en un tazón.

3. Cuando empiece a hervir, apaga el fuego y vierte la salmuera sobre los cogollos de diente de león.

4. Cubra el recipiente y déjelo a un lado en la encimera durante 2 a 3 días.

5. Colar los brotes de diente de león y colocarlos en un frasco.

6. Agregue vinagre, azúcar, romero, chile rojo y cáscara de limón en una cacerola. Coloque la cacerola a fuego alto. Una vez que hierva, apaga el fuego y viértelo en el frasco de cogollos de diente de león.

7. Al enfriar, selle el frasco y colóquelo en el refrigerador. Puede usarlo después de 12 a 15 días.

9. Puede durar unos 6 meses.

Encurtidos de raíz de bardana

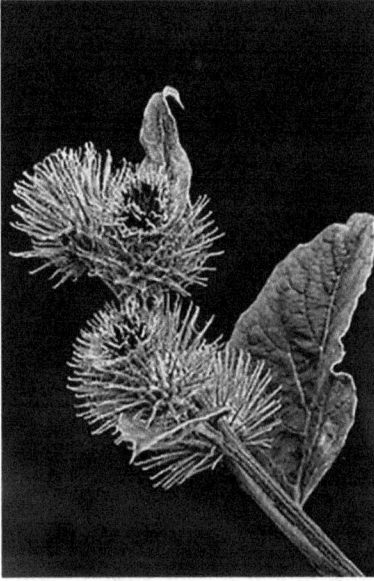

Tiempo de preparación: 15 minutos.

Tiempo de cocción: 5 minutos.

Rinde: 2 frascos

Ingredientes:

- 4 a 6 raíces de bardana de tamaño mediano, peladas y en rodajas finas
- 2 pulgadas de jengibre, pelado y cortado en palillos
- Salsa de soja fermentada (Kikkoman), según sea necesario
- 6 dientes de ajo, pelados y en rodajas finas
- Vinagre de sidra de manzana, según sea necesario
- Agua, según sea necesario

Instrucciones

1. Agregue las raíces en una cacerola. Vierta suficiente agua para cubrir las raíces. Cocine las raíces a fuego medio hasta que estén ligeramente blandas. Apaga el fuego.

2. Colar las raíces a través de un colador de malla de alambre colocado sobre un recipiente. Conserva el agua colada.

3. Divida las raíces en 2 frascos Mason esterilizados. Divide el jengibre y el ajo entre los vasos.

4. Llene ¼ de cada frasco con vinagre. Llene otro ¼ de cada frasco con salsa de soja fermentada.

5. Llenar los frascos hasta el cuello con el líquido retenido. Selle los frascos y colóquelos en el refrigerador si desea consumirlos dentro de 20 a 25 días.

6. Si desea almacenarlo por más tiempo, prepare un baño de agua para enlatar el pepinillo.

7. Coloque los frascos en el baño de agua durante 5 minutos (siga las instrucciones del fabricante sobre el procedimiento).

8. Etiquete los frascos con el nombre y la fecha.

9. Almacene en un lugar fresco y oscuro.

Encurtidos de eneldo caliente de tallo de totora

Tiempo de preparación: 15 minutos.

Tiempo de cocción: 15 minutos.

Rinde: 1 frasco

Ingredientes:

- 12 a 15 brotes de tallo de totora jóvenes, limpios, desechar las capas externas, secar con una toalla de cocina, cortar en trozos de 4 pulgadas
- ½ manojo de eneldo
- 4 dientes de ajo pelados
- 3 hojas de laurel
- 3 chiles secos o 3 rodajas de chile habanero fresco (opcional)

Para salmuera:

- 2 ½ tazas de agua
- 3 ½ cucharadas de sal kosher
- 2 ½ tazas de vinagre blanco

Instrucciones

1. Coloque los tallos en 1 o 2 frascos esterilizados. Rellene el ajo y los chiles entre los tallos, en diferentes lugares.

2. Agregue agua, sal y vinagre en una cacerola. Llevar a ebullición a fuego alto.

3. Vierta la salmuera en el frasco.

4. Mientras tanto, prepare un baño de agua para enlatar el pepinillo.

5. Coloque los frascos en el baño de agua durante 5 minutos (siga las instrucciones del fabricante sobre el procedimiento).

6. Etiquete los frascos con el nombre y la fecha.

7. Almacene en un lugar fresco y oscuro.

8. En caso de que no desee colocar los frascos en el baño de agua, coloque los frascos en el refrigerador. Puede durar de 6 a 8 semanas.

Capítulo 8

Untables, salsas, etc. Recetas

Mantequilla de ajo silvestre

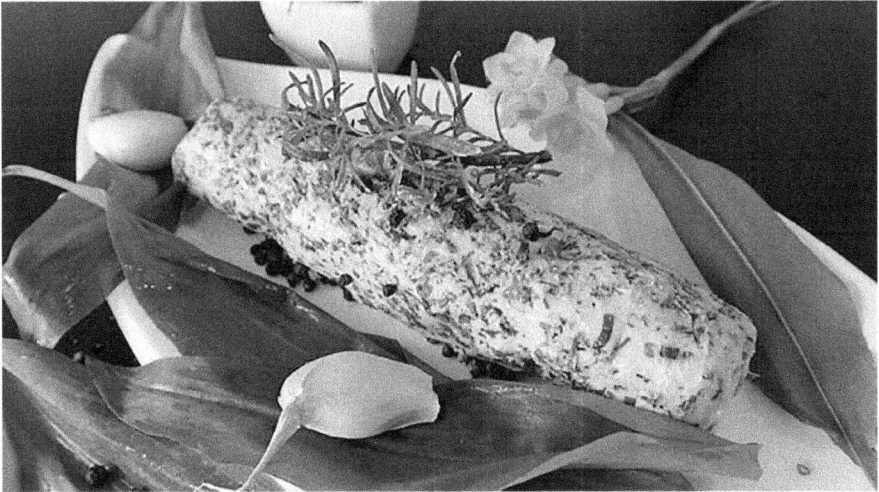

Tiempo de preparación: 10 minutos.

Tiempo de cocción: 0 minutos.

Rinde: Aproximadamente 11 onzas

Ingredientes:

- 10.5 onzas de mantequilla sin sal, ablandada

- 2 cucharaditas de sal marina en escamas

- 1.4 onzas de hojas de ajo silvestre, finamente picadas con un cuchillo afilado

Instrucciones

1. Combine la mantequilla, la sal y las verduras en un tazón.

2. Forme un tronco.

3. Envuelva bien la mantequilla en papel film. Congelar hasta su uso.

4. Modo de empleo: Saque la mantequilla del congelador 10 minutos antes de usarla. Corta tanto como sea necesario. Envuélvelo nuevamente y colócalo en el congelador.

Mayonesa de ajo silvestre

Tiempo de preparación: 10 minutos.

Tiempo de cocción: 0 minutos.

Rinde: aproximadamente 4 onzas

Ingredientes:

- Aproximadamente una onza de ajo silvestre, picado
- ½ cucharadita de mostaza de Dijon
- 1 cucharadita de jugo de limón o al gusto
- 1 yema de huevo
- Sal al gusto
- 4.2 onzas de aceite de oliva o cualquier otro aceite de su elección
- Pimienta al gusto

Instrucciones

1. Coloque los ajos silvestres en un mortero y machaque con un mazo hasta que se forme una pasta.

2. Coloque la yema y la mostaza en un bol y bata bien.

3. Vierta el aceite en un chorro fino, batiendo simultáneamente.

4. Batir hasta que esté emulsionado.

5. Agregue hojas de ajo, sal, pimienta y jugo de limón. Revuelva bien.

6. Cubra y refrigere hasta su uso.

7. En caso de que esté haciendo un lote grande, puede hacerlo en una licuadora (en el paso 2); Con la licuadora en funcionamiento, vierta aceite en un chorro fino a través del tubo de alimentación.

8. Transfiera a un bol. Continúe con los pasos 5 a 6.

Hummus de ortiga

Tiempo de preparación: 15 minutos.

Tiempo de cocción: 0 minutos.

Rinde: Aproximadamente 12 onzas

Ingredientes:

- 1 lata (14 onzas) de garbanzos, escurridos y enjuagados
- Jugo de un limón grande
- 1 cucharada de aceite de oliva
- Sal al gusto
- 2 tazas de hojas y hojas frescas de ortiga
- 2 cucharadas de tahini
- ¼ de cucharadita de comino molido
- Ajo en polvo al gusto

Instrucciones

1. Coloque una olla con agua a fuego alto y deje hervir. Agregue las ortigas y cocine durante aproximadamente medio minuto. Escurrir en un colador.

2. Mezcle el tahini y el jugo de limón en una licuadora o tazón de procesador de alimentos. Agregue aceite de oliva, ajo en polvo y comino y mezcle hasta que estén bien combinados.

3. Agregue los garbanzos y mezcle hasta que quede suave.

4. Agregue las ortigas y pulse durante unos segundos hasta que estén bien combinadas. Agregue agua para diluir si es necesario.

5. Vierta en un recipiente hermético. Refrigere hasta su uso. Puede durar de 6 a 7 días.

Verdolaga Pistou

Tiempo de preparación: 10 minutos.

Tiempo de cocción: 0 minutos.

Rinde: 2 - 2 ½ tazas

Ingredientes:

- 4 tazas de hojas y tallos de verdolaga finamente picados

- 2 cucharadas de orégano fresco finamente picado

- 2 cucharaditas de hojuelas de pimiento rojo triturado

- 4 cucharadas de vinagre de sidra de manzana

- 2 tazas de perejil finamente picado

- 12 dientes de ajo pelados

- 1 ½ taza de aceite de oliva

- Pimienta recién molida al gusto

- Sal al gusto

Instrucciones

1. Agregue las verduras, el aceite de oliva, las especias, la sal y el vinagre en una licuadora y mezcle hasta lograr la textura deseada.

2. Transfiera a un recipiente hermético. Refrigere hasta su uso. Puede durar de 4 a 5 días.

Paté de Ortiga y Acedera

Tiempo de preparación: 10 minutos.

Tiempo de cocción: 20 minutos.

Rinde: Aproximadamente 1 ½ tazas

Ingredientes:

- 1 taza de lentejas verdes cocidas

- ¼ de taza de hojas de acedera

- ½ taza de hojas de ortiga frescas

- 1-2 cucharadas de aceite de oliva

- 1 cucharada de ajo silvestre picado

- 1 cucharada de jugo de limón

- Cebolletas picadas, para decorar

Instrucciones

1. Coloque una olla con agua a fuego alto y deje hervir. Agregue las ortigas y cocine por un par de minutos. Escurrir en un colador.

2. Picar finamente la acedera y las ortigas.

3. Agregue el aceite y las lentejas en una sartén y coloque la sartén a fuego medio-bajo. Añadir el resto de los ingredientes y mezclar bien. Tritúrelo mientras lo mezcla. Triture hasta obtener la consistencia que desee.

4. Transfiera a un bol. Adorne con cebollino y revuelva.

Aderezo y salsa japonesa de Knotweed

Tiempo de preparación: 10 minutos.

Tiempo de cocción: 10 minutos.

Rinde: Aproximadamente 2 ½ tazas

Ingredientes:

- 3 tazas de knotweed japonés picado
- 1 cucharadita de pimienta de cayena roja
- 1 ½ taza de aceite de oliva
- 5-6 dientes de ajo, picados
- Sal al gusto
- 1-2 cucharadas de aceite de coco

Instrucciones

1. Coloque una sartén con aceite de coco a fuego medio. Cuando el aceite se derrita, agregue nudos japoneses y cocine hasta que estén tiernos. Apagar el fuego y dejar enfriar por completo.

2. Transfiera a una licuadora. Agregue vinagre, pimiento rojo, aceite de oliva, ajo y sal y mezcle hasta que quede suave.

3. Transfiera a un recipiente hermético. Refrigere hasta su uso. Puede durar de 4 a 5 días.

Pesto de ajo silvestre

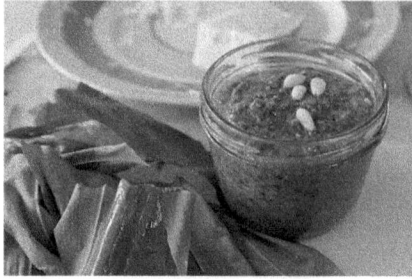

Tiempo de preparación: 5 minutos.

Tiempo de cocción: 0 minutos.

Rinde: Aproximadamente 1 taza

Ingredientes:

- 3,5 onzas de ajo silvestre

- 1.8 onzas de avellanas o piñones

- Aceite de oliva virgen extra, según sea necesario

- 1,5 onzas de acedera de madera o acedera común

- 1.8 onzas de queso parmesano rallado

- Pimienta recién molida al gusto

- Sal al gusto

Instrucciones

1. Agregue las verduras, un poco de aceite, parmesano y avellanas en una licuadora y mezcle hasta lograr la textura deseada.

2. Transfiera a un recipiente hermético. Refrigere hasta su uso. Puede durar de 4 a 5 días.

Pesto de mostaza y ajo

Tiempo de preparación: 10 minutos.

Tiempo de cocción: 0 minutos.

Rinde: Aproximadamente 1 ½ tazas

Ingredientes:

- 1 taza de hojas tiernas de ajo y mostaza, deseche los tallos
- 2 cucharadas de almendras blanqueadas y tostadas
- ¼ de taza de queso parmesano rallado
- 2 dientes de ajo pelados
- 3 cucharadas de aceite de oliva extra virgen, divididas
- Pimienta recién molida al gusto
- Sal al gusto

Instrucciones

1. Agregue las hojas de mostaza de ajo, las almendras y el ajo en una licuadora y mezcle hasta que estén finamente picados.

2. Con la máquina en funcionamiento, vierta la mitad del aceite en un chorro fino y mezcle hasta que quede suave.

3. Agregue el queso parmesano, la sal y la pimienta y mezcle hasta que quede suave. Continúe vertiendo el aceite restante en un chorro fino (con la máquina en funcionamiento) y mezcle hasta que quede suave.

4. Transfiera a un recipiente hermético. Unte una fina capa de un poco más de aceite de oliva. Refrigere hasta su uso. Puede durar de 4 a 5 días.

5. Si desea congelarlo, transfiéralo a una bolsa de plástico apta para congelador (después del paso 3) y congele hasta su uso.

Pesto de rampa y acedera

Tiempo de preparación: 10 minutos.

Tiempo de cocción: 0 minutos.

Rinde: Aproximadamente ½ taza

Ingredientes:

- ¼ de taza de acedera picada
- ¼ de taza de hojas de rampa picadas
- ½ cucharada de ralladura de limón rallada
- Pimienta al gusto
- Sal al gusto
- 2 cucharadas de piñones tostados
- 2 cucharadas de queso parmesano o queso mozzarella semidescremado

Instrucciones

1. Agregue las verduras, la ralladura de limón, los condimentos, los piñones y el queso parmesano en una licuadora y mezcle hasta lograr la textura deseada.

2. Transfiera a un recipiente hermético. Refrigere hasta su uso. Puede durar de 4 a 5 días.

3. Para congelar, vierta en bandejas de cubitos de hielo y congele hasta su uso.

Tapenade de aceitunas y rampas

Tiempo de preparación: 10 minutos.

Tiempo de cocción: 0 minutos.

Rinde: Aproximadamente 4 tazas

Ingredientes:

- 12-15 hojas frescas de rampa, picadas

- Ralladura de 4 limones rallados

- Jugo de 4 limones

- 2 tazas de aceitunas negras picadas

- 2 dientes de ajo, pelados y picados

- Sal al gusto

- 4 cucharadas de aceite de oliva + extra si es necesario

- Pimienta al gusto

Instrucciones

1. Agregue hojas de rampa, ralladura de limón, jugo de limón, aceitunas, ajo, aceite y condimentos en un tazón y mezcle bien.

2. Transfiera a un recipiente hermético. Refrigere hasta su uso. Puede durar de 4 a 5 días.

3. Para congelar, vierta en bandejas de cubitos de hielo y congele hasta su uso.

Salsa Verde de Algodoncillo

Tiempo de preparación: 15 minutos.

Tiempo de cocción: 0 minutos.

Rinde: Aproximadamente 2 tazas

Ingredientes:

- 1 diente de ajo pelado
- ¼ de taza de clavo de olor de algodoncillo en escabeche
- ½ lata pequeña de filetes de anchoa, lavados varias veces
- 1 taza de espinacas tiernas
- 1 taza de rúcula
- 3 - 4 hojas de col rizada, descarte los tallos duros y las costillas, rasgadas
- ½ cucharada de mostaza de Dijon
- 6 cucharadas de aceite de oliva extra virgen prensado en frío o al gusto
- Un puñado de alcaparras
- Pocos pepinillos en escabeche
- Sal al gusto
- Un puñado de hierbas frescas de su elección
- 1 ½ cucharada de vinagre de sidra de manzana
- Pimienta al gusto

Instrucciones

1. Agregue el ajo, los dientes de algodoncillo, la anchoa, los pepinillos, las verduras, la mostaza, las alcaparras, el vinagre y los condimentos en una licuadora.

2. Licue hasta obtener la textura deseada.

3. Transfiera a un recipiente hermético y refrigere hasta su uso.

Capítulo 9

Recetas de bebidas

Bebida de bayas de oliva de otoño

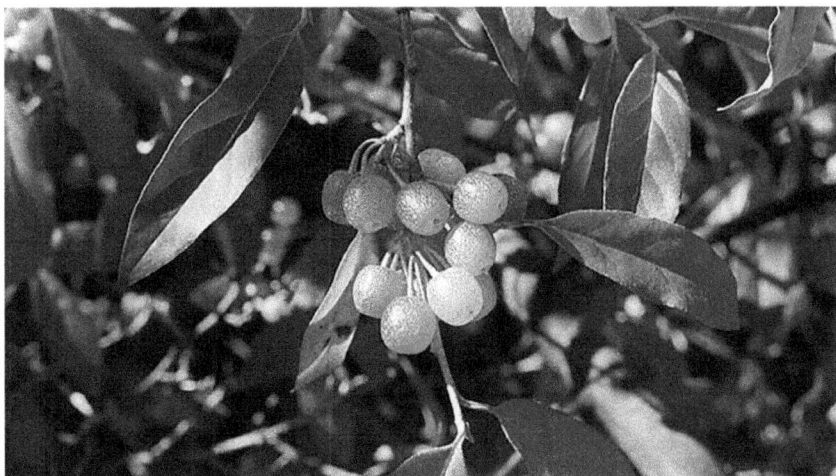

Tiempo de preparación: 2 minutos.

Tiempo de cocción: 0 minutos.

Rinde: 2 porciones

Ingredientes:

- 1 taza de bayas de oliva de otoño

- Sirope de arce o miel al gusto

- 3-4 cucharadas de jugo de limón fresco

- Agua, según sea necesario

Instrucciones

1. Agregue las bayas de olivo, la miel, el jugo de limón y el agua en una licuadora y mezcle hasta que quede suave.

2. Vierta en 2 vasos y sirva.

Limonada de arándanos

Tiempo de preparación: 15 minutos.

Tiempo de cocción: 3-4 minutos.

Rinde: 3 porciones

Ingredientes:

- 1 taza de azúcar fina

- 6 cucharadas de jugo de limón fresco

- ½ taza de arándanos silvestres + extra para decorar

- ½ taza de agua

Instrucciones

1. Para hacer el almíbar de arándanos: Mezcle agua y azúcar en una cacerola. Coloque la cacerola a fuego medio. Continúe revolviendo hasta que el azúcar se disuelva.

2. Agregue los arándanos y revuelva. Cuando empiece a hervir, baje el fuego y cocine hasta que los arándanos revienten. Apaga el fuego.

3. Pasar la mezcla por un colador de malla fina colocado sobre un bol.

4. Para hacer limonada de arándanos: Una vez que se enfríe, vierta el almíbar colado en una jarra. Agregue jugo de limón y aproximadamente 2 ½ tazas de agua. Enfríe hasta su uso.

5. Vierta en vasos. Agregue hielo picado y cubra con arándanos.

6. Sirva.

Bebida Flower Power

Tiempo de preparación: 15 minutos.

Tiempo de cocción: 5 minutos.

Rinde: 4 porciones

Ingredientes:

- ½ taza de pétalos de rosas frescas

- Un pequeño puñado de flores frescas de lavanda

- ½ taza de flores frescas de saúco

- Edulcorante de su elección, al gusto

- 4 tazas de agua

Instrucciones

1. Hierva agua en una olla. Retire del fuego y agregue el edulcorante y las flores.

2. Cubra y deje reposar de 4 a 6 horas. Revuelva cada hora.

3. Colar la mezcla a través de un colador de malla de alambre fino colocado sobre un bol.

4. Cubra y enfríe hasta su uso. Puede durar una semana.

Limonada Violeta

Tiempo de preparación: 5 minutos.

Tiempo de cocción: 5 minutos.

Rinde: 3 - 4

Ingredientes:

- 1 taza de violetas violetas silvestres
- ½ taza de jugo de limón fresco
- 2 ½ tazas de agua, divididas
- ½ taza de agua filtrada
- 1/3 taza de miel

Instrucciones

1. Coloque las violetas moradas en un recipiente no reactivo.

2. Agregue ½ taza de agua en una cacerola y deje hervir. Agrega esta agua en el cuenco de violetas.

3. Cubra y deje reposar durante al menos 12 horas.

4. Colar la mezcla a través de un colador de malla de alambre fino. Presione las flores para eliminar la mayor cantidad de jugo posible.

5. Vierta el líquido colado en una jarra. Incorpora el jugo de limón.

6. Agregue ½ taza de agua y miel en una cacerola y coloque a fuego medio. Revuelva hasta que la miel se disuelva por completo.

7. Transfiera a la jarra. Además, agregue el agua restante y revuelva bien.

8. Deje enfriar hasta su uso.

Batidos de tarta de Saskatoon

Tiempo de preparación: 10 minutos.

Tiempo de cocción: 5 minutos.

Rinde: 2 porciones

Ingredientes:

- ½ taza de bayas de Saskatoon

- 2 bolas de helado de vainilla

- Azúcar o edulcorante de su elección, al gusto

- Leche, según sea necesario

Instrucciones

1. Coloque las bayas en una cacerola. Espolvoree un poco de agua y un poco de azúcar y revuelva.

2. Coloque la cacerola a fuego medio-bajo y cocine hasta que estallen las bayas. Apaga el fuego y deja enfriar por completo.

3. Enfríe hasta su uso.

4. Para usar: Agregue las bayas cocidas, la leche y el helado en una licuadora y mezcle hasta que quede suave.

5. Vierta en vasos y sirva.

Batido de arándanos

Tiempo de preparación: 5 minutos.

Tiempo de cocción: 0 minutos.

Rinde: 2

Ingredientes:

- 1 ½ tazas de arándanos

- 1 ½ taza de helado de vainilla

- Azúcar o miel, al gusto

- Leche, según sea necesario

Instrucciones

1. Agregue las bayas, la miel, la leche y el helado en una licuadora y mezcle hasta que quede suave.

2. Vierta en vasos y sirva.

Capítulo 10

Recetas de batidos

Batido de arándanos silvestres

Tiempo de preparación: 5 minutos.

Tiempo de cocción: 1 minuto.

Rinde: 1 porción

Ingredientes:

- 3 onzas de arándanos silvestres

- ½ cucharada de miel

- 3 onzas de yogur de vainilla o natural o de arándanos

- Cubitos de hielo, según sea necesario

Instrucciones

1. Agregue arándanos, miel, vainilla y cubitos de hielo en una licuadora.

2. Licue durante 35 a 40 segundos o hasta que quede suave.

3. Verter en un vaso y servir.

Batido de bayas silvestres

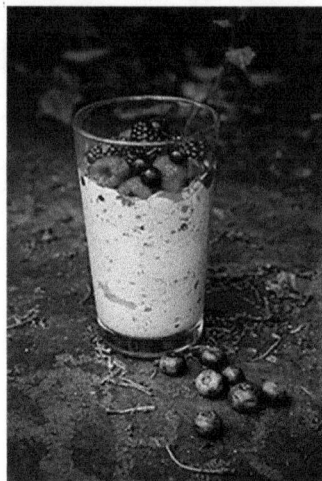

Tiempo de preparación: 5 minutos.

Tiempo de cocción: 0 minutos.

Rinde: 2 porciones

Ingredientes:

• ¼ de taza de arándanos silvestres

• ¼ de taza de moras

• ¼ de taza de fresas

• ¼ de taza de frambuesas

• 2 tazas de leche

• 1 taza de yogur de fresa

• Granola para decorar

Instrucciones

1. Agregue todas las bayas, la leche y el yogur en una licuadora.

2. Licue durante 35 a 40 segundos o hasta que quede suave.

3. Vierta en 2 vasos.

4. Agregue hielo picado si lo desea. Adorne con granola y sirva.

Batido de piña y frutos rojos

Tiempo de preparación: 5 minutos.

Tiempo de cocción: 0 minutos.

Rinde: 2 porciones

Ingredientes:

- ½ taza de jugo de naranja
- 2 cucharadas de jugo de piña
- 8 trozos de piña
- 7-8 arándanos silvestres
- 5 moras congeladas
- 3 fresas
- 7-8 frambuesas congeladas
- 1 ½ onzas de yogur de bayas bajo en grasa (opcional)

Instrucciones

1. Agregue jugo de naranja, jugo de piña, piña, todas las bayas y yogur en una licuadora.

2. Licue durante 35 a 40 segundos o hasta que quede suave.

3. Vierta en 2 vasos y sirva.

Batido nórdico de almendras y bayas silvestres

Tiempo de preparación: 5 minutos.

Tiempo de cocción: 0 minutos.

Rinde: 1 porción

Ingredientes:

- 1/8 taza de arándanos rojos congelados o 1 ½ cucharada de mermelada de arándanos rojos

- ½ banana, en rodajas, congelada

- ½ cucharada de mantequilla de almendras con sal

- 1 taza de arándanos silvestres congelados

- 1 taza de leche de vainilla y almendras sin azúcar

- ½ cucharada de miel (no agregar si usa mermelada de arándanos rojos)

Instrucciones

1. Agregue plátano, mantequilla de almendras, bayas, leche y miel si se usa en una licuadora.

2. Licue durante 35 a 40 segundos o hasta que quede suave.

3. Verter en un vaso y servir.

Batido de plátano y bayas con bayas de Saskatoon

Tiempo de preparación: 5 minutos.

Tiempo de cocción: 0 minutos.

Rinde: 1 porción

Ingredientes:

- ½ taza de leche
- 1 cucharada de miel
- ½ banana, en rodajas
- ½ taza de yogur griego
- ¾ taza de bayas de Saskatoon

Instrucciones

1. Mezcle la leche, la miel, el plátano, el yogur y las bayas en una licuadora.

2. Licue durante 35 a 40 segundos o hasta que quede suave.

3. Verter en un vaso y servir.

Batido matutino

Tiempo de preparación: 5 minutos.

Tiempo de cocción: 0 minutos.

Rinde: 4 porciones

Ingredientes:

- 2 plátanos en rodajas

- 2/3 taza de bayas de espino amarillo congeladas

- 4 cucharadas de miel

- Cubitos de hielo, según sea necesario

- 2 naranjas, peladas, separadas en gajos, sin semillas

- 1 cucharadita de extracto de vainilla

- 2 tazas de agua fría

Instrucciones

1. Agregue bayas, plátanos, miel, hielo, naranja, vainilla y agua en una licuadora.

2. Licue durante 35 a 40 segundos o hasta que quede suave.

3. Vierta en 4 vasos y sirva.

Batido de Acai

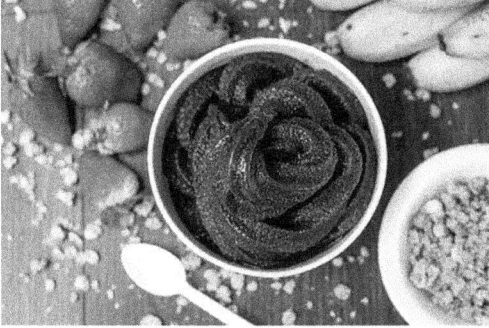

Tiempo de preparación: 5 minutos.

Tiempo de cocción: 0 minutos.

Rinde: 1 porción

Ingredientes:

- 2 cucharadas de polvo de acai

- ¼ de taza de frambuesas congeladas

- ¼ de taza de fresas congeladas

- 1 plátano, en rodajas, congelado

- ½ taza de agua o leche de su elección

- ½ cucharada de semillas de cáñamo

Instrucciones

1. Agregue acai en polvo, bayas, plátano, agua y semillas de cáñamo en una licuadora.

2. Licue durante 35 a 40 segundos o hasta que quede suave.

3. Verter en un vaso y servir.

Parfait de licuado de espino amarillo

Tiempo de preparación: 10 minutos.

Tiempo de cocción: 0 minutos.

Rinde: 4 porciones

Ingredientes:

Para batido:

- 2 tazas de espino amarillo

- 2 plátanos, en rodajas, congelados

- 4 mangos, pelados y cortados en cubos

- 4 cucharadas de proteína en polvo

- 2 cucharadas de maca en polvo

- 2 cucharadas de azúcar de dátiles

Para Parfait:

- 3 tazas de yogur normal o yogur de origen vegetal

- 1 cucharadita de vainilla en polvo

- 1 taza de crema de coco

- 2 cucharaditas de lúcuma en polvo

Instrucciones

1. Para hacer un batido: Agregue espino amarillo, plátanos, mangos, proteína en polvo, maca en polvo y azúcar de dátiles en una licuadora y mezcle hasta que quede suave.

2. Para hacer parfait: agregue yogur, vainilla, crema de coco y lúcuma en polvo en una licuadora y mezcle hasta que quede suave.

3. Tome 4 frascos Mason, o los vasos de parfait hacen capas alternas de batido y parfait.

4. Sirva.

Tazón de batido de espino amarillo

Tiempo de preparación: 10 minutos.

Tiempo de cocción: 0 minutos

Rinde: 2 porciones

Ingredientes:

Para tazón de batido:

- 2 plátanos, en rodajas, congelados

- 3 onzas de espino amarillo

- Jugo de ½ limón pequeño

- Cúrcuma fresca de 1 pulgada, pelada, rallada o ¾ de cucharadita de cúrcuma en polvo

- ½ taza de anacardos

- 2 onzas de frambuesas congeladas

- Jengibre fresco de 1 pulgada, pelado y rallado

- ¾ taza de leche de avena o cualquier otra leche de su elección

- 1/8 de cucharadita de pimienta

- 1/8 de cucharadita de sal

- Para los aderezos: use cualquier

- Flores comestibles

- Granola

- Bayas de su elección

- Quinua reventada

- Rocía, etc.

Instrucciones

1. Para hacer un tazón de batido: agregue plátanos, espino amarillo, jugo de limón, cúrcuma, anacardos, frambuesas, leche de avena con jengibre, sal y pimienta en una licuadora.

2. Licue hasta que quede suave.

3. Dividir en 2 tazones para servir.

4. Cubra con las opciones de cobertura sugeridas y sirva.

Cuenco de Acai

Tiempo de preparación: 10 minutos.

Tiempo de cocción: 0 minutos.

Rinde: 1 - 2 porciones

Ingredientes:

- 1.8 onzas de bayas de acai congeladas
- ½ plátano pequeño, en rodajas, congelado
- ¼ de taza de arándanos silvestres congelados
- ¼ de taza de fresas congeladas
- ¼ de taza de jugo de manzana puro

Para coberturas:

- Granola de vainilla y almendra
- Miel para rociar
- Bayas frescas de su elección
- Rodajas de plátano
- 1 cucharada de coco rallado
- ½ cucharada de semillas de chía

Instrucciones

1. Para hacer un tazón de batido: agregue plátano, jugo de manzana y todas las bayas en una licuadora.

2. Licue hasta que quede suave.

3. Vierta en 1 - 2 tazones para servir.

4. Cubra con las opciones de cobertura sugeridas y sirva.

Capítulo 11

Recetas de desayuno

Panqueques de ortiga

Tiempo de preparación: 15 minutos.

Tiempo de cocción: 20 minutos.

Rinde: 6 - 8 porciones

Ingredientes:

- 40.5 onzas de leche

- Sal al gusto

- 3.2 onzas de mantequilla, derretida, + extra para freír

- Mermelada de arándanos rojos para servir

- 6 huevos

- 11.6 onzas de harina para todo uso

- 7 a 8 tazas de hojas de ortiga, empaquetadas sueltas

Instrucciones

1. Coloque una olla con agua a fuego alto y deje hervir. Agregue las ortigas y cocine durante aproximadamente medio minuto.

Escurrir en un colador. Sumerja en agua helada durante 5 minutos. Escurrir una vez más en un colador.

2. Mientras tanto, mezcle los huevos, la leche y la sal en un tazón para mezclar.

3. Batir la harina. Una vez que la harina esté bien combinada, agregue la mantequilla derretida y bata bien.

4. Una vez que las hojas de ortiga estén bien escurridas, pique finamente las ortigas y agréguelas a la masa. Revuelva hasta que esté bien combinado.

5. Coloque una sartén antiadherente a fuego medio. Agrega un poco de mantequilla y deja que se derrita. Vierta aproximadamente ¼ de taza de la masa en la sartén. Gire la sartén para esparcir la masa. Cocine hasta que la parte inferior esté dorada.

6. Dé la vuelta al panqueque y cocine el otro lado hasta que se dore. Retirar a un plato y mantener caliente.

7. Repita los pasos 5 - 6 y cocine los otros panqueques.

8. Sirva caliente o tibio con mermelada de arándanos rojos.

Panqueques de arándanos silvestres (veganos)

Tiempo de preparación: 5 minutos.

Tiempo de cocción: 12-13 minutos.

Rinde: 4 porciones

Ingredientes:

- 2 tazas de harina
- 4 cucharadas de azúcar + extra para servir
- 4 cucharaditas de semillas de lino molidas
- 2 tazas de arándanos silvestres
- 2 cucharaditas de polvo de hornear
- 1/8 de cucharadita de sal
- 8 cucharaditas de aceite vegetal + extra para freír
- 2 tazas de leche vegetal de su elección o agua

Instrucciones

1. Agregue la harina, el azúcar, las semillas de lino, el polvo de hornear y la sal en un tazón y revuelva bien.

2. Vierta agua, aceite y vinagre y bata hasta obtener una masa suave y sin grumos.

3. Agregue las bayas y revuelva.

4. Coloque una sartén antiadherente a fuego medio. Agrega un poco de aceite y agita la sartén para esparcir el aceite. Vierta aproximadamente ¼ de taza de la masa en la sartén. Gire la sartén

para esparcir la masa. Cocine hasta que la parte inferior esté dorada.

5. Dé la vuelta al panqueque y cocine el otro lado hasta que se dore. Retirar a un plato y mantener caliente.

6. Repita los pasos 4 a 5 y cocine los otros panqueques.

7. Espolvoree un poco de azúcar encima y sirva con su almíbar favorito.

Tortilla de Hierbas con Champiñones

Tiempo de preparación: 5 minutos.

Tiempo de cocción: 8 - 9 minutos.

Rinde: 2 porciones

Ingredientes:

- 4 huevos
- 2 puñados de champiñones de anillo de hadas (déjelos enteros con un poquito de los tallos restantes)
- Pimienta recién molida al gusto
- ¼ de cucharadita de jugo de limón o al gusto
- 1/8 de cucharadita de pimienta de cayena
- Sal al gusto
- 2 cucharadas de mantequilla
- 2 cucharaditas de acedera finamente picada

Instrucciones

1. Batir los huevos en un bol junto con la pimienta de cayena, la sal y la pimienta.

2. Agregue la acedera.

3. Coloque una cacerola pequeña a fuego medio con un poco de mantequilla. Cuando la mantequilla se derrita, agregue los champiñones y revuelva. Cocine a fuego alto durante 25 a 35 segundos. Apaga el fuego. Agregue sal, pimienta y jugo de limón y revuelva.

4. Coloque otra sartén a fuego medio.

5. Agregue ½ cucharada de mantequilla y deje que se derrita.

6. Vierta la mitad de la mezcla de huevo y cocine a fuego lento hasta que el huevo cuaje. Coloque la mitad de los champiñones en la mitad de la tortilla. Dobla la otra mitad de la tortilla sobre los champiñones.

7. Retirar en un plato y servir.

8. Repita los pasos 5 - 7 y prepare la otra tortilla.

Waffles de arándanos y acai

Tiempo de preparación: 10 minutos.

Tiempo de cocción: 5-6 minutos por gofre

Rinde: 10 porciones

Ingredientes:

Para waffles:

- 1 ½ taza de harina de almendras
- 2 cucharaditas de canela molida
- 1 ½ plátanos, en rodajas
- 4 claras de huevo
- 2 huevos
- 3 cucharadas de proteína de suero de vainilla en polvo
- 2 cucharaditas de polvo de hornear
- 2 cucharaditas de extracto de almendras
- 2 cucharaditas de extracto de vainilla
- ¼ de taza de leche de almendras
- 1 taza de arándanos silvestres
- ½ taza de chispas de chocolate amargo
- 2 bolsas de acai congelado, descongeladas

Para coberturas:

- Canela molida

- Mantequilla de maní

- Pocos arándanos silvestres

Instrucciones

1. Agregue plátano, huevos, claras, leche de almendras, extracto de almendras y extracto de vainilla en una licuadora y mezcle hasta que quede suave.

2. Vierta en un tazón para mezclar.

3. Combine la harina, la canela, la proteína en polvo y el polvo de hornear en otro tazón.

4. Agregue la mezcla de harina en el tazón y revuelva hasta que esté suave y sin grumos.

5. Incorpore los arándanos, las bayas de acai y las chispas de chocolate.

6. Conecte su waflera y precaliéntela.

7. Rocíe un poco de aceite en aerosol sobre él. Vierta ½ taza de masa y cierre la tapa.

8. Cocine de 4 a 5 minutos o hasta que esté crujiente. Retirar de la waflera y servir con las opciones sugeridas para servir.

9. Repita los pasos 7 - 8 y cocine los waffles restantes.

Barras de crumble de avena y arándanos

Tiempo de preparación: 15 minutos.

Tiempo de cocción: 45 minutos.

Rinde: 8 porciones

Ingredientes:

Para la corteza:

- 1 taza de avena rápida
- ¼ de taza de jarabe de arce o azúcar de palma de coco
- ¼ de cucharadita de canela molida
- 1 huevo pequeño
- 2 cucharadas de puré de manzana, sin azúcar o use ¼ de taza de puré de manzana si está usando azúcar de palma de coco
- 10 cucharadas de harina de trigo integral
- ¼ de cucharadita de polvo de hornear
- 1/8 de cucharadita de sal
- ¼ de taza de aceite de coco, a temperatura ambiente

Para el relleno de arándanos:

- 1 ½ tazas de arándanos silvestres
- Ralladura de ½ naranja o limón
- 1 cucharada de jarabe de arce o azúcar de palma de coco
- ½ cucharada de maicena

- 1 - 2 cucharadas de jugo de naranja (opcional)
- ½ cucharadita de extracto de vainilla

Instrucciones

1. Combine la avena, el polvo de hornear, la sal y la canela en un tazón. Si está usando azúcar de palma de coco, agréguelo ahora.

2. Agregue el huevo en un bol y bata bien. Incorpora la puré de manzana y el aceite de coco. Si está usando jarabe de arce, agréguelo ahora y bata bien.

3. Mezcle la mezcla de ingredientes secos y la mezcla de huevo. Mezclar hasta obtener una masa.

4. Cubra una fuente para hornear pequeña (6 x 6 pulgadas) con papel pergamino. Rocíe un poco de aceite en aerosol sobre él.

5. Conserve aproximadamente ¼ de la masa y esparza el resto en la fuente para hornear. Presiónelo bien en el fondo del plato.

6. Para hacer el relleno de arándanos: agregue arándanos, ralladura, jarabe de arce, maicena, jugo de naranja y vainilla en un tazón y mezcle bien.

7. Coloque el relleno de arándanos sobre la base.

8. Hacer pequeñas migajas de la masa retenida y esparcirlas sobre el relleno.

9. Colóquelo en un horno previamente precalentado a 350 ° F y hornee por unos 45 o hasta que se dore por encima.

10. Cortar en 8 trozos iguales y servir.

11. Puede guardar las sobras en un recipiente hermético en su mostrador por 3 días o en el refrigerador por 5 días. También puede congelarlo durante 3 meses en un recipiente apto para congelador.

Tortilla de Hierbas Silvestres

Tiempo de preparación: 10 minutos.

Tiempo de cocción: 3-4 minutos por tortilla

Rinde: 2 porciones

Ingredientes:

- 2 huevos

- 4 cucharadas de aceite de oliva

- 2 cebollas pequeñas, picadas

- Sal al gusto

- 2 tazas de plantas silvestres comestibles mezcladas (una mezcla de verdolaga, malva y cuartos de cordero o use cualquier otra de su elección

- Pimienta al gusto

Instrucciones

1. Coloque una sartén a fuego medio con aceite. Una vez que el aceite esté caliente, agregue las cebollas y cocine hasta que estén ligeramente doradas.

2. Agregue las verduras comestibles y cocine hasta que se marchiten.

3. Batir los huevos con sal y pimienta y verterlos por todas las verduras. No revuelva.

4. Cocine hasta que la tortilla esté firme.

5. Cortar en 2 mitades y servir.

Capítulo 12

Recetas de pan

Pan de vainilla y arándanos con glaseado de limón

Tiempo de preparación: 20 minutos.

Tiempo de cocción: 60 minutos.

Rinde: 2 panes (18-20 porciones)

Ingredientes:

Para pan, ingredientes húmedos:

- 2/3 taza de mantequilla derretida

- 4 huevos

- 4 cucharadas de ralladura de limón

- 1 cucharadita de extracto de vainilla

- 2 tazas de azúcar blanca

- 1 taza de leche

- 2 tazas de arándanos silvestres, frescos o congelados

Para pan, ingredientes secos:

- 3 tazas + 4 cucharadas de harina para todo uso

- 2 cucharaditas de sal

- 2 cucharaditas de polvo de hornear

Para el glaseado de limón:

- 1 taza de azúcar en polvo

- 4 cucharadas de jugo de limón fresco

Instrucciones

1. Engrase 2 moldes para pan con mantequilla. Coloque papel pergamino en cada molde.

2. Agregue todos los ingredientes secos, es decir, polvo de hornear, 3 tazas de harina y sal en un tazón y revuelva bien.

3. Coloque la mantequilla y el azúcar en un tazón y bata hasta que esté cremoso.

4. Agregue los huevos, uno a la vez, y bata hasta que estén bien combinados. Incorpora la vainilla.

5. Agregue un poco de la mezcla de ingredientes secos en el tazón de ingredientes húmedos. Agrega un poco de leche y mezcla hasta que esté bien combinado.

6. Repetir el paso anterior hasta agregar toda la mezcla de harina y leche.

7. Mientras tanto, coloque los arándanos en un tazón. Espolvoree 4 cucharadas de harina sobre los arándanos y mezcle bien.

8. Agregue la ralladura de limón y los arándanos y dóblelos suavemente.

9. Divida la masa en los 2 moldes para pan.

10. Colóquelo en un horno que haya sido previamente precalentado a 350 ° F y hornee durante aproximadamente 50 a 60 minutos o hasta que se dore por encima. Si inserta un palillo de dientes en el centro del pan, no debe tener partículas adheridas al retirarlo.

11. Cortar en 9 - 10 trozos iguales y servir.

12. Puede guardar las sobras en un recipiente hermético en su mostrador por 3 días o en el refrigerador por 5 días. También puede congelarlo durante 3 meses en un recipiente apto para congelador.

13. Retire los moldes para pan del horno y deje que el pan se enfríe en el molde durante unos 45 minutos. Coloque las cacerolas sobre una rejilla mientras se enfría.

14. Pase un cuchillo por los bordes de la sartén para soltar el pan.

15. Para hacer el glaseado de limón: combine el azúcar en polvo y el jugo de limón en un bol. Batir con una batidora de mano eléctrica hasta que esté brillante.

16. Dividir en partes iguales el glaseado y verter sobre el pan.

17. Cortar y servir.

18. Guarde las sobras en un recipiente hermético.

Pan de remolino de hojas de diente de león

Tiempo de preparación: 60 minutos.

Tiempo de cocción: 25 minutos.

Rinde: 2 panes (20-25 porciones)

Ingredientes:

Para Pan:

- ½ taza de aceite de oliva

- 2 libras de hojas de diente de león, picadas

- 16 onzas de queso mozzarella recién rallado

- 6 tazas de agua tibia (110° F)

- 6 cucharadas de levadura seca activa

- 3 cucharaditas de sal (para masa)

- 1 taza de ajo picado

- Pimienta al gusto

- Sal al gusto (para hojas de diente de león)

- 10 onzas de queso parmesano recién rallado

- 8 cucharadas de miel

- 10 tazas de harina para todo uso

Para cubrir:

- 6 cucharadas de mantequilla

- 6 dientes de ajo, pelados y finamente picados

Instrucciones

1. Coloque una sartén grande con aceite a fuego medio. Una vez que el aceite esté caliente, agregue el ajo y cocine por unos segundos hasta obtener un agradable aroma.

2. Agregue las hojas de diente de león. Añadir sal y pimienta al gusto. Cocine tapado hasta que las hojas se marchiten.

3. Agregue la mozzarella y el parmesano y mezcle bien. Apaga el fuego.

4. Agregue la levadura, la miel y el agua en un tazón para mezclar. Dejar reposar unos 10 minutos. La mezcla ya debería estar espumosa.

5. Agregue la sal y la harina. Mezclar hasta formar una masa. Asegúrate de amasar la masa durante unos minutos. Si su masa está muy pegajosa, agregue un poco de harina, 1 cucharada a la vez, y mezcle bien cada vez hasta que se forme una masa suave.

6. Divida la masa en 2 porciones iguales y forme bolas.

7. Espolvoree su encimera con un poco de harina. Coloque una bola de masa encima. Espolvoree ligeramente su rodillo con un poco de harina y enrolle la masa hasta que tenga ¼ de pulgada de grosor.

8. Esparcir la mitad del diente de león sobre la masa. Enrolle la masa (junto con el diente de león) comenzando desde el lado más cercano a usted hasta su otro extremo (obtiene una forma cilíndrica). Coloque en una bandeja para hornear. Marque el pan con un cuchillo afilado en algunos lugares.

9. Repita los pasos 7 a 8 con la otra bola de masa.

10. Mantenga la masa cubierta con una toalla húmeda. Coloque la bandeja para hornear en un área cálida durante unos 30 minutos.

11. La masa ya habría subido.

12. Coloque la bandeja para hornear en un horno que haya sido previamente precalentado a 350 ° F y hornee por aproximadamente 25 a 30 minutos o hasta que se dore por encima. Si inserta un palillo de dientes en el centro del pan, no debe tener partículas de pan pegadas al retirarlo.

13. Corte cada uno en 10 - 12 trozos iguales y sirva. Este pan se sirve mejor en el desayuno.

14. Puede guardar las sobras en un recipiente hermético sobre la encimera durante 3 días o en el refrigerador durante 5 días.

Pan de soda de flor de trébol

Tiempo de preparación: 15-20 minutos.

Tiempo de cocción: 30 - 40 minutos.

Rinde: 2 panes (15-18 porciones)

Ingredientes:

- 2 ½ tazas de harina de trigo integral (o 1 ¼ tazas de harina para todo uso + 1 ¼ tazas de harina integral)
- 2 cucharaditas de polvo de hornear
- 1 cucharadita de bicarbonato de sodio
- 4 cucharaditas de semillas de alcaravea o anís
- 1 1/3 taza de suero de leche
- 2 cucharadas de miel
- 1 cucharadita de sal
- 2 huevos
- ½ taza de mantequilla derretida + extra para untar
- 1 taza de flores de trébol rojo

Instrucciones

1. Agregue harina, polvo de hornear, bicarbonato de sodio, semillas de alcaravea, sal y flores de trébol en un tazón grande y revuelva bien.

2. Agregue suero de leche, miel, mantequilla y huevos en otro tazón y mezcle bien. Vierta en el tazón de la mezcla de harina y

revuelva hasta que esté combinado, asegurándose de no mezclar demasiado.

3. Debería tener una masa pegajosa, pero debería poder lograr formar panes. Si no logra formar una masa, agregue un poco de harina y mezcle hasta que se forme una masa.

4. Divida la masa en 2 porciones iguales y déle una forma plana y redonda de aproximadamente 6 pulgadas de diámetro. Coloque en una bandeja para hornear grande, dejando un espacio suficiente entre los panes.

5. Coloque la bandeja para hornear en un horno que haya sido previamente precalentado a 350 ° F y hornee por aproximadamente 25 a 30 minutos o hasta que se dore por encima.

6. Unte un poco de mantequilla derretida sobre los panes calientes.

7. Deje enfriar hasta que esté tibio.

8. Cortar en rodajas y servir.

9. Puede guardar las sobras en un recipiente hermético en su encimera durante 3 días o en el refrigerador durante 5 días.

Pan de ajo silvestre fácil

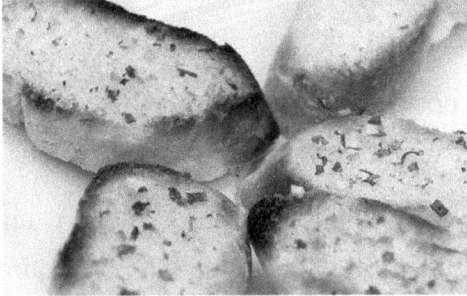

Tiempo de preparación: 60 minutos.

Tiempo de cocción: 30 minutos.

Rinde: 5 porciones

Ingredientes:

Para la masa:

- 7,6 onzas de harina para todo uso

- ½ cucharadita de sal

- 1 ¼ de cucharadita de levadura seca

- ½ cucharada de azúcar

- 1 cucharada de aceite de oliva + extra para engrasar

- 5 onzas de agua tibia (110° F)

Para la mezcla de ajo silvestre y queso

- 2 cucharadas de aceite de oliva

- 2 ¾ onzas de ajo silvestre, finamente picado

- ¾ taza de queso suave rallado

- ¼ de cucharadita de sal

Instrucciones

1. Rocíe un poco de aceite en aerosol en un molde para pan. Coloque una hoja de papel pergamino sobre ella.

2. Combine agua tibia, levadura, azúcar y una cucharada de harina en un tazón. Revuelva y deje reposar durante 10 minutos. La mezcla ya estaría espumosa.

3. Agregue el resto de la harina, el aceite y la sal en otro tazón más grande y mezcle bien.

4. Vierta la mezcla de levadura en el tazón de ingredientes secos y mezcle hasta que se forme una masa.

5. Espolvoree su encimera con un poco de harina. Coloque la masa sobre ella y amase durante unos 5 minutos hasta que quede suave y flexible.

6. Engrase un recipiente con aproximadamente una cucharadita de aceite. Coloca la masa en el bol. Dar la vuelta a la masa en el bol para que quede ligeramente engrasada.

7. Mantenga el recipiente cubierto con una envoltura de plástico. Coloque una toalla de cocina limpia sobre la envoltura y déjela a un lado en un área cálida durante aproximadamente una hora o hasta que duplique su tamaño.

8. Mientras tanto, agregue el ajo silvestre, el aceite y el queso en otro tazón y revuelva bien. Agrega sal al gusto.

9. Vuelva a espolvorear la encimera con un poco de harina. Coloca la masa encima y dale forma de hogaza. Cortar en 5 porciones iguales.

10. Drene cada porción en la mezcla de ajo silvestre y colóquela en el molde para pan.

11. Coloque el molde para pan en un horno que haya sido previamente precalentado a 350 ° F y hornee por unos 30 minutos o hasta que se dore por encima.

12. Dejar enfriar un rato y servir. Este pan se puede servir para el desayuno o como aperitivo o como guarnición.

Galletas de trébol rojo

Tiempo de preparación: 20 minutos.

Tiempo de cocción: 15 minutos.

Rinde: 10-12 porciones

Ingredientes:

- 4 tazas de harina sin blanquear + extra para enrollar
- 2 cucharadas de levadura en polvo
- 4 huevos batidos
- ½ cucharadita de extracto de vainilla
- 1 taza de harina de almendras
- 2/3 de taza de mantequilla, a temperatura ambiente
- 1 taza de yogur natural
- 2 tazas de flores de trébol rojo frescas o secas, partidas en trozos más pequeños

Instrucciones

1. Agregue todos los ingredientes secos, es decir, harina de almendras, harina y polvo de hornear, en un tazón y revuelva bien.

2. Agregue la mantequilla y mezcle hasta que esté bien combinado.

3. Agregue el yogur, los huevos y la vainilla en otro tazón y bata bien.

4. Agregue las flores de trébol rojo y mezcle bien. Vierta esta mezcla en el bol de ingredientes secos y mezcle hasta que se forme una masa.

5. Espolvoree su encimera con un poco de harina. Coloque una bola de masa encima. Espolvoree ligeramente su rodillo con un poco de harina y enrolle la masa hasta que tenga ½ pulgada de grosor.

6. Cortar en galletas con un cortador de galletas. Recoja la masa sobrante, vuelva a enrollarla y córtela en galletas.

7. Coloque las galletas en una bandeja para hornear.

8. Hornee las galletas en un horno previamente precalentado a 350 ° F y por unos 30 minutos o hasta que estén doradas por encima.

9. Sirva tibio o a temperatura ambiente. Esto se puede servir en el desayuno o como merienda o incluso como guarnición.

Muffins de coníferas

Tiempo de preparación: 15 minutos.

Tiempo de cocción: 15 minutos.

Rinde: 24 porciones

Ingredientes:

- 1 taza de mantequilla

- 1 ½ taza de azúcar morena clara compacta

- 2 cucharaditas de extracto de vainilla

- ¾ taza de azúcar granulada

- 2 huevos grandes

- 3 tazas de harina para todo uso sin blanquear

- ½ cucharadita de crémor tártaro o jugo de limón

- ½ cucharadita de bicarbonato de sodio

- 4 cucharadas de agujas de cedro molidas

Para glaseado:

- 2 cucharadas de leche

- 1 taza de azúcar glass

- 2 cucharadas de jarabe de arce puro

Instrucciones

1. Engrase 2 moldes para muffins de 12 unidades cada uno con un poco de aceite en aerosol. Coloque bolsas desechables en él si lo desea.

2. Agregue mantequilla en un recipiente apto para microondas y derrita en el microondas. Déjalo enfriar completamente.

3. Agregue ½ taza de azúcar granulada y todo el azúcar moreno y bata con una batidora de mano eléctrica hasta que esté suave y cremoso.

4. Batir los huevos, uno a la vez. Batir el jugo de limón.

5. Combine la harina, el bicarbonato de sodio y el crémor tártaro si lo usa en un tazón.

6. Agregue la mezcla de harina en el tazón de ingredientes húmedos y bata hasta que esté bien incorporada.

7. Combine el azúcar restante y las agujas de cedro en un tazón y agréguelo a la masa. Mezclar bien.

8. Dividir la masa en 24 porciones iguales y formar bolitas. Coloque uno en cada muffin bien.

9. Hornee las galletas en un horno previamente precalentado a 375 ° F y durante unos 15 a 17 minutos o hasta que estén doradas por encima.

10. Deje enfriar las magdalenas en el molde durante unos 15 minutos. Pasa un cuchillo por los bordes de los muffins y aflójalos. Invierta en un plato.

11. Mientras tanto, prepare el glaseado mezclando la leche, el azúcar de repostería y el jarabe de arce.

12. Rocíe el glaseado sobre los muffins y sirva.

13. Guarde las sobras en un recipiente hermético. Refrigere hasta su uso. Puede durar una semana.

Capítulo 13

Recetas de sopa

Sopa de Ortiga Menta y Guisantes con Crema de Coco (Vegana)

Tiempo de preparación: 10 minutos.

Tiempo de cocción: 20 minutos.

Rinde: 6 porciones

Ingredientes:

- 14 onzas de papas, lavadas, cortadas en cubos de ½ pulgada

- 1 1/3 taza de crema de coco

- 1,1 libras de guisantes congelados

- 2 manojos grandes de ortigas frescas, picadas

- 3 ½ - 4 tazas de agua

- 2 cucharaditas de sal marina o al gusto

- 2 puñados grandes de hojas de menta fresca

Instrucciones

1. Agregue las papas y el agua en una olla para sopa. Coloque la olla a fuego medio. Cuando hierva, agregue la crema de coco y la sal.

2. Tape y cocine hasta que las papas estén tiernas.

3. Agregue los guisantes. Cuando la sopa hierva, agregue las ortigas y la menta y cocine hasta que las ortigas se marchiten. Apaga el fuego.

4. Licue la sopa hasta obtener la consistencia deseada.

5. Sirva en tazones de sopa y sirva.

Sopa de pamplina común

Tiempo de preparación: 10 minutos.

Tiempo de cocción: 20 minutos.

Rinde: 4 porciones

Ingredientes:

- 3 tazas de caldo de verduras

- 1 papa mediana, pelada y cortada en cubos

- ½ taza de crema ligera

- Jugo de limón al gusto

- 1 chalota mediana, cortada en cubitos

- 1 ½ manojo grande de pamplinas, cortar la parte inferior

- Sal al gusto

- Pimienta al gusto

- 2 cucharaditas de mantequilla

Instrucciones

1. Coloque una olla para sopa a fuego medio. Agrega la mantequilla. Cuando la mantequilla se derrita, agregue los chalotes y cocine por un par de minutos.

2. Agregue las patatas y cocine durante unos 5 minutos.

3. Agregue las pamplinas (guarde algunas pamplinas para decorar) y el caldo. Cuando empiece a hervir, bajar el fuego y

cocinar hasta que las patatas estén tiernas. Añadir sal y pimienta al gusto.

4. Licue la sopa hasta obtener la consistencia deseada.

5. Sirva en tazones de sopa y sirva.

Sopa Cremosa De Bardana

Tiempo de preparación: 10 minutos.

Tiempo de cocción: 50 minutos.

Rinde: 8 porciones

Ingredientes:

- 4 cucharadas de mantequilla
- 2 tazas de hojas de rampa en rodajas + extra para decorar
- 6 tazas de leche entera
- Sal de ajo al gusto
- 8 champiñones, en rodajas
- ½ taza de harina para todo uso
- 2 tazas de hojas de bardana picadas
- Pimienta al gusto

Instrucciones

1. Coloque una olla con agua a fuego alto y deje hervir. Agregue las hojas de bardana y cocine por un par de minutos. Escurrir en un colador.

2. Coloque una olla para sopa a fuego medio. Agrega la mantequilla y deja que se derrita.

3. Agregue los champiñones y la rampa y cocine hasta que se doren.

4. Agregue la harina. Revuelva constantemente durante aproximadamente un minuto.

5. Vierta la leche, revolviendo simultáneamente.

6. Aumente el fuego a fuego alto y agregue las hojas de bardana. Sigue revolviendo hasta que esté un poco espeso. Cuando comience a hervir, baje el fuego y cocine a fuego lento durante 5 minutos.

7. Apague el fuego.

8. Decore con rampa y sirva.

Sopa de primavera a base de hierbas

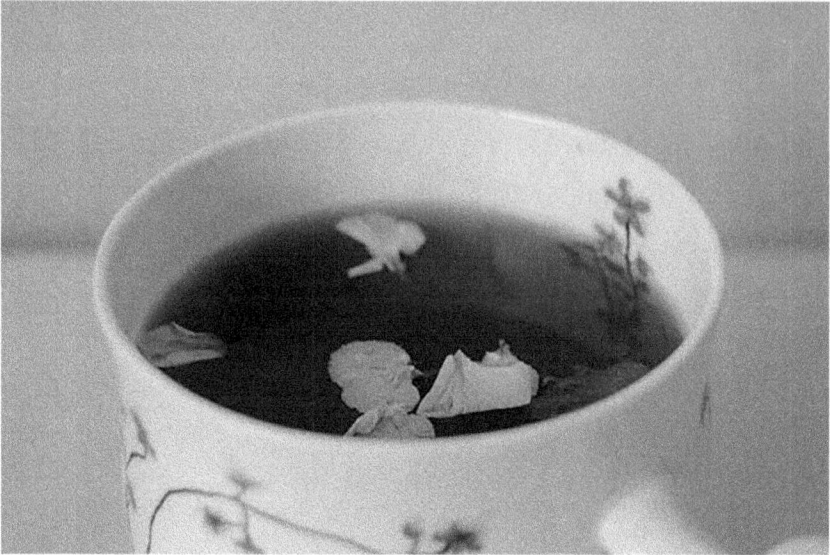

Tiempo de preparación: 15 minutos.

Tiempo de cocción: 10 minutos.

Rinde: 6 porciones

Ingredientes:

- 8 hojas de diente de león

- 8 hojas de ajo silvestre

- 4 - 8 malezas de plátano de hoja ancha

- 4-8 hojas de acedera

- 8 hojas de gota

- 4 flores de diente de león

- 8 - 6 tallos de hiedra terrestre con flores

- 2 cebollas, cortadas en cubitos

- 1 ¼ tazas de crema

- ¼ de taza de mantequilla, a temperatura ambiente

- 3,5 onzas de mantequilla fría

- 3 tazas de caldo de verduras

- 4-5 cucharadas de mayonesa

- 1 ¼ tazas de crema

- ¼ de taza de crema fresca

- 2 cucharadas de harina para todo uso

- Sal al gusto

- Pimienta de Cayena al gusto

- 3 tazas de caldo de verduras

- 6 huevos

- Pimienta al gusto

- 1/8 cucharadita de nuez moscada molida

Instrucciones

1. Coloque una olla para sopa a fuego medio. Agregue la mantequilla (la de temperatura ambiente). Una vez que la mantequilla se derrita, agregue la cebolla y cocine hasta que esté transparente.

2. Caldo. Cuando la mezcla comience a hervir, agregue la nata y revuelva.

3. Cuando hierva, agregue todas las hojas verdes silvestres. Cuando las verduras se marchiten, apague el fuego.

4. Tome 6 platos ligeramente poco profundos. Cepille mayonesa sobre los platos. Esparce las flores sobre él.

5. Fríe los huevos a tu gusto.

6. Agregue mantequilla fría y crema fresca a la sopa y revuelva.

7. Sirva la sopa en los platos. Coloque un huevo en cada plato y sirva inmediatamente.

Receta de sopa de raíz de bardana

Tiempo de preparación: 10 minutos.

Tiempo de cocción: 55 minutos.

Rinde: 8 porciones

Ingredientes:

- 2 raíces de bardana (aproximadamente de 25 a 30 cm cada una), peladas y en rodajas finas
- 2 dátiles, sin hueso, picados
- 4 zanahorias, ralladas
- ¼ de taza de bayas de goji o pasas
- 12 tazas de agua
- Sal al gusto
- Pimienta al gusto

Instrucciones

1. Coloque las raíces de bardana en una olla. Agrega agua y coloca la olla a fuego alto.

2. Déjelo hervir durante 25 a 30 minutos.

3. Agregue las zanahorias y cocine a fuego lento durante 10 minutos.

4. Agregue los dátiles y las pasas y cocine de 15 a 20 minutos.

5. Apague el fuego. Déjelo enfriar a temperatura ambiente.

6. Sirva en tazones de sopa y sirva.

Sopa de acedera de madera de limón fría

Tiempo de preparación: 15 minutos.

Tiempo de cocción: 10 minutos.

Rinde: 7-8 porciones

Ingredientes:

- 4 dientes de ajo picados

- 4 cebolletas picadas

- 4 tazas de hojas de acedera de madera ligeramente empaquetadas

- Pocas hojas de acedera, para decorar

- 2 tazas de leche de coco entera

- Aceite de oliva, según sea necesario

- 4 tazas de caldo de verduras

- Sal al gusto

- 6 hojas de menta

- Pimienta al gusto

Instrucciones

1. Coloque una olla para sopa a fuego medio. Agrega aceite y deja calentar. Agregue el ajo y cocine por unos segundos hasta que esté aromático.

2. Agregue las cebolletas. Cocine por un minuto.

3. Agregue el caldo y deje que hierva. Agregue acedera y cocine durante aproximadamente medio minuto. Apaga el fuego.

4. Agregue la menta. Licúa con una batidora de inmersión hasta que quede muy bien hecho puré.

5. Agregue la leche de coco y los condimentos.

6. Déjelo enfriar completamente. Transfiera a un bol. Enfríe hasta su uso.

7. Sirva en tazones de sopa. Esparcir flores de acedera encima y servir.

Sopa fría de calabacín con verdolaga

Tiempo de preparación: 10 minutos.

Tiempo de cocción: 15 minutos.

Rinde: 6 porciones

Ingredientes:

- 1 cucharada de aceite de oliva extra virgen + extra para rociar
- 1 diente de ajo grande, en rodajas finas
- 2 hojas de laurel
- Sal al gusto
- 1 cucharada de albahaca finamente picada
- Pimienta recién molida al gusto
- 1 taza de verdolaga
- ½ cebolla pequeña, en rodajas finas
- ½ cucharadita de tomillo seco
- 1 ½ libras de calabacín, en rodajas finas
- 1 calabacín pequeño, cortado en tiras largas y delgadas, para decorar
- 1 ½ taza de agua
- 1 taza de cubitos de hielo

Instrucciones

1. Coloque una cacerola a fuego medio. Agrega aceite y deja calentar. Agregue el ajo y la cebolla y cocine hasta que estén suaves.

2. Agregue las hojas de laurel y el tomillo y revuelva durante unos segundos hasta que esté aromático.

3. Agregue el calabacín y la sal y cocine hasta que estén tiernos.

4. Agregue el agua. Cuando empiece a hervir, apaga el fuego. Pesque las hojas de laurel y tírelas.

5. Agregue la albahaca y revuelva. Licue el suave en una licuadora hasta que quede suave. Vierta en un bol. Agrega hielo y revuelve. Colocar en el frigorífico unas horas hasta que esté muy frío. Úselo dentro de las 24 horas.

6. Sirva en tazones.

Capítulo 14

Recetas para ensaladas

Ensalada de primavera de ajo silvestre y remolacha con nueces y col rizada

Tiempo de preparación: 10 minutos.

Tiempo de cocción: 10 minutos.

Rinde: 4 porciones

Ingredientes:

Para el Aliño:

- 6 cucharadas de aceite de cáñamo

- 2 cucharaditas de aceite de sésamo tostado

- 1 cucharadita de sal marina

- 4 cucharadas de vinagre de arroz

- 2 cucharaditas de mostaza de un frasco

Para Ensalada:

- 2 remolachas medianas, peladas y ralladas

- 8 - 10 hojas grandes de col rizada, descarte los tallos duros y las costillas, rasgadas

- 2 puñados de hojas de ajo silvestre

- 6 tallos de apio grandes, en rodajas

- 2 puñados de hojas de toronjil

- ½ taza de nueces rotas

- Un puñado de flores de ajo silvestre

Instrucciones

1. Para hacer el aderezo: agregue aceites, sal, vinagre y mostaza en un frasco pequeño. Cierre la tapa y agite vigorosamente durante unos segundos hasta que esté bien combinado.

2. Mezcle las remolachas, el apio y todas las verduras en un tazón.

3. Vierta el aderezo encima. Mezcle bien.

4. Decore con flores de ajo silvestre y sirva.

Ensalada de Lentejas con Hierbas Silvestres

Tiempo de preparación: 15 minutos.

Tiempo de cocción: 45 minutos.

Rinde: 4-5 porciones

Ingredientes:

- 1 libra de lentejas puy, preferiblemente remojadas en agua durante una hora
- 4 cucharadas de aceite de oliva extra virgen
- Pimienta recién molida al gusto
- Sal al gusto
- 2 puñados grandes de hojas de ajo silvestre, picadas
- 2 puñados grandes de hojas de menta fresca, rasgadas
- Jugo de limón al gusto
- ¼ de taza de semillas de girasol tostadas
- 2 cucharadas colmadas de alcaparras de saúco
- 2 cucharaditas de zumaque molido
- 2 puñados de perejil de hoja plana
- 10 - 12 hojas de acedera común, finamente picadas
- Un puñado de flores de ajo silvestre, para decorar

Instrucciones

1. Cocine las lentejas en una olla con agua hasta que estén blandas pero no desintegradas. Escurre el agua y reserva las lentejas en un bol para que se enfríen.

2. Agregue todas las hojas verdes, el zumaque, la sal, la pimienta y el jugo de limón y mezcle bien.

3. Divida la ensalada en platos individuales. Esparcir nueces, flores de ajo silvestre y semillas de girasol encima y servir.

Ensalada De Hierbas Silvestres

Tiempo de preparación: 10 minutos.

Tiempo de cocción: 0 minutos.

Rinde: 8 porciones

Ingredientes:

Para Ensalada:

- 2 tazas de rúcula

- 4 tazas de malas hierbas comestibles mezcladas de su elección

- 2 tazas de mizuana

- 1 taza de pecorino afeitado

Para el Aliño:

- ½ taza de aceite de oliva

- 2 cucharaditas de mostaza de Dijon

- 2 - 3 cucharadas de vinagre de sidra de manzana

Instrucciones

1. Para hacer el aderezo: mezcle el aceite, la mostaza y el vinagre en un tazón. Cubra y deje reposar por un tiempo para que los sabores se mezclen.

2. Agregue las verduras mizuana y el pecorino en un tazón y mezcle bien.

3. Vierta el aderezo encima. Mezcle bien y sirva.

Ensalada de Radicchio, Castañas y Queso Azul

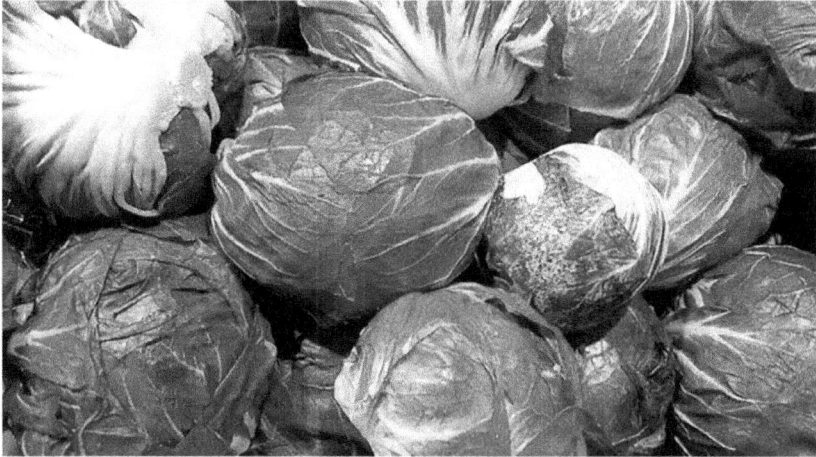

Tiempo de preparación: 10 minutos.

Tiempo de cocción: 0 minutos.

Rinde: 8 porciones

Ingredientes:

- 14.1 onzas de castañas enteras o 7.5 onzas de castañas dulces, peladas

- 2 bulbos pequeños de hinojo, cortados en rodajas de ½ luna, guarde las hojas para decorar

- 2 naranjas, peladas, separadas en gajos, picadas

- ¼ de taza de aceite de oliva extra virgen

- ½ cucharadita de azúcar en polvo

- 10.5 onzas de queso azul frío

- Sal al gusto

- 2 cabezas (14 onzas cada una) de achicoria, rasgada

- 4 cucharaditas de jugo de naranja

- 2 cucharadas de jugo de limón

- 2 cucharadas de aceite de nuez

- Pimienta recién molida al gusto

Instrucciones

1. Agregue las rodajas de hinojo y el jugo de limón en un tazón y revuelva bien.

2. Retire las rodajas con una espumadera y colóquelas en un plato.

3. Agregue aceite de oliva, jugo de naranja, sal, azúcar, aceite de nuez, pimienta y sal en el tazón de jugo de limón y revuelva hasta que esté bien combinado.

4. Agregue achicoria, castañas, hinojo, naranja y castañas y mezcle bien.

5. Triture el queso sobre la ensalada. Adorne con hojas de hinojo y sirva.

Ensalada Verde Forrajeada

Tiempo de preparación: 20 minutos.

Tiempo de cocción: 0 minutos.

Rinde: 8 porciones

Ingredientes:

- 1 ½ libras de verduras silvestres mezcladas de su elección

- Un puñado de albahaca fresca o cilantro, desgarrado

- Vinagre o jugo de limón fresco al gusto

- Azucenas o flores de borraja o capuchinas para decorar

- Sal al gusto

- Aceite de oliva virgen extra para rociar

- Pimienta recién molida al gusto

Instrucciones

1. Mezcle las verduras, la albahaca, el vinagre, la sal, la pimienta y un poco de aceite en un tazón.

2. Decore con flores frescas y sirva.

Ensalada de invierno

Tiempo de preparación: 10 minutos.

Tiempo de cocción: 0 minutos.

Rinde: 2 porciones

Ingredientes:

- 2 puñados de hojas de ensalada de invierno de su elección
- 1 puñado de hojas de ajo silvestre
- 2 cucharaditas de semillas de girasol
- 1 taza de tomates baby cortados en cuartos
- ½ cucharada de semillas de calabaza
- ½ cucharadita de mostaza de Dijon
- Sal al gusto
- 3-4 cucharadas de aceite de oliva

Instrucciones

1. Para hacer el aderezo: Agregue vinagre y mostaza en un bol y bata bien. Vierta el aceite en una llovizna fina, batiendo simultáneamente hasta que esté bien combinado.

2. Agregue todas las verduras, tomates y semillas en un tazón y mezcle bien.

3. Vierta el aderezo encima. Mezcle bien y sirva.

Capítulo 15

Recetas de bocadillos

Cuadritos Crumble de Partridgeberry

Tiempo de preparación: 15 minutos.

Tiempo de cocción: 30 minutos.

Rinde: 12-15 porciones

Ingredientes:

- ¾ taza de avena

- ¾ taza de harina

- ½ taza de azúcar morena

- 1 taza de mermelada de frutos rojos de perdiz

- 6 cucharadas de mantequilla

Instrucciones

1. Agregue la avena, la harina y el azúcar en un tazón y revuelva bien.

2. Agregue la mantequilla y mezcle bien con las manos hasta que se formen pequeñas migas.

3. Rocíe un poco de aceite en aerosol en el fondo de una fuente para hornear (6 x 6). Forre con papel pergamino.

4. Extienda la mitad de la mezcla en la fuente para hornear y presiónela bien en el fondo de la fuente.

5. Unte la mermelada sobre la capa. Extienda la mezcla de avena restante sobre la capa de mermelada.

6. Coloque la fuente para hornear en un horno que haya sido previamente precalentado a 375 ° F y hornee por unos 15 a 17 minutos o hasta que se dore por encima.

7. Déjelo enfriar a temperatura ambiente en su mesada.

8. Picar en cuadrados y servir.

9. Guarde las sobras en un recipiente hermético en el refrigerador. Úselo dentro de una semana.

Galletas de un cuarto de muelle

Tiempo de preparación: 10 minutos.

Tiempo de cocción: 10 minutos.

Rinde: 10-12 porciones

Ingredientes:

- 2 tazas de semillas de cuartos de cordero en polvo

- 2 tazas de semillas de dársena en polvo

- 2 cucharaditas de sal marina

- 4 tazas de harina de su elección

- Agua, según sea necesario

Instrucciones

1. Agregue las semillas en polvo, la sal y la harina en un tazón para mezclar. Agregue tanta agua como sea necesario para formar una masa y mezcle hasta que se forme una masa suave.

2. Espolvoree su encimera con un poco de harina.

3. Coloque la masa en su encimera y enrolle hasta que quede fina. Cortar en cuadrados.

4. Engrase una bandeja para hornear con un poco de aceite en aerosol.

5. Coloque las galletas en la bandeja para hornear.

6. Coloque la bandeja para hornear en un horno que haya sido previamente precalentado a 375 ° F y hornee por

aproximadamente 10 a 15 minutos o hasta que estén de color marrón claro. Retire la bandeja para hornear del horno.

7. Déjelo enfriar a temperatura ambiente en su mesada. Se volverá crujiente a medida que se enfríe.

8. Almacene en un recipiente hermético. Puede durar de 5 a 6 días.

Patatas Fritas De Ortiga

Tiempo de preparación: 5 minutos.

Tiempo de cocción: 2 minutos.

Rinde: 4 porciones

Ingredientes:

- 8 tazas de hojas de ortiga, enjuagadas y secas

- Sal al gusto

- Aceite para freír, según sea necesario

- Pimienta recién molida al gusto

Instrucciones

1. Coloque una sartén profunda a fuego medio. Vierta suficiente aceite para cubrir al menos 3 pulgadas de altura desde el fondo de la sartén. Cuando el aceite se caliente a 350º F, con cuidado deje caer algunas hojas de ortiga en aceite. Cocine hasta que esté verde brillante. Debería tomar alrededor de un minuto. Retirar con una espumadera y colocar sobre capas de toallas de papel.

2. Repita el paso anterior y fría las ortigas restantes.

3. También puede hornearlos en un horno a 420 ° F.

4. Sazone con sal y pimienta y sirva inmediatamente.

5. En caso de que no coma las patatas fritas inmediatamente, colóquelas en un recipiente hermético después de enfriarlas por completo.

Wrap de ajo con setas y patatas fritas de ortiga

Tiempo de preparación: 5 minutos.

Tiempo de cocción: 2 minutos.

Rinde: 4 porciones

Ingredientes:

- 8 hojas basales grandes de mostaza de ajo

- 2 tazas de champiñones cocidos o en escabeche

- Patatas fritas de ortiga según sea necesario: consulte la receta anterior

- ¼ de taza de jugo de limón

Instrucciones

1. Sumerja las hojas de ajo y mostaza en jugo de limón. Retire las hojas y extienda sobre capas de toallas de papel. Déjalo secar.

2. Extienda las hojas de ajo y mostaza en una fuente para servir. Divide las setas entre las hojas. Esparza las patatas fritas de ortiga encima.

3. Envuelva las hojas junto con los rellenos y colóquelas con la costura hacia abajo.

Hojas de arce fritas

Tiempo de preparación: 10 minutos.

Tiempo de cocción: 30 - 60 segundos por lote

Rinde: 4 porciones

Ingredientes:

- Un puñado de hojas de arce rojas, azucaradas o plateadas

- Azúcar glas o jarabe de arce para decorar

- Cualquier masa de su elección, como masa para panqueques, masa para gofres, masa para buñuelos, etc.

- Aceite para freír, según se requiera

Instrucciones

1. Sacuda la sal de las hojas de arce.

2. Coloque una sartén profunda a fuego medio. Vierta suficiente aceite para cubrir al menos 3 pulgadas de altura desde el fondo de la sartén. Cuando el aceite se caliente a 350º F, sumerja las hojas de arce en la masa, una a la vez y déjelas caer con cuidado en el aceite caliente. Agregue tantos como quepan en la sartén.

3. Cocine hasta que estén doradas. Dar la vuelta de vez en cuando.

4. Retire las hojas fritas con una espumadera y colóquelas en un plato forrado con toallas de papel. Freír el resto en tandas.

5. Espolvoree azúcar glas por encima o rocíe jarabe de arce, según lo que esté usando.

Molinillos de Pesto de Ajo Silvestre

Tiempo de preparación: 5 minutos.

Tiempo de cocción: 15 minutos.

Rinde: 15 porciones

Ingredientes:

- ½ paquete de masa de hojaldre

- 2 cucharadas de queso parmesano rallado

- ¼ taza de pesto de ajo silvestre (consulte el Capítulo: Untables y salsas)

Instrucciones

1. Espolvorea tu encimera con un poco de harina y coloca encima la masa de hojaldre.

2. Enrolle la masa hasta que quede bastante fina.

3. Dejando los bordes, esparcir pesto sobre el resto de la masa enrollada. Esparcir queso parmesano encima.

4. Ahora enrolle la masa comenzando por los bordes más cercanos a usted, en un tronco. Presione los bordes para sellar.

5. Cortar en 15 rodajas iguales. Obtendrá molinetes. Colócalos en una bandeja para hornear en posición vertical.

6. Coloque la bandeja para hornear en un horno que haya sido previamente precalentado a 375 ° F y hornee por aproximadamente 10 a 15 minutos o hasta que estén de color marrón claro. Retire la bandeja para hornear del horno.

7. Déjelo enfriar unos minutos.

8. Sirva con un poco más de pesto si lo desea.

Capítulo 16

Recetas de aperitivos

Hojas de parra rellenas mediterráneas (dolmas)

Tiempo de preparación: 20 minutos.

Tiempo de cocción: 1 hora y 30 minutos.

Rinde: 30 - 35 porciones

Ingredientes:

Para rellenar:

- 2 tazas de arroz integral, enjuagado, remojado en agua durante un par de horas, escurrido

- 1 cebolla pequeña, finamente picada

- Pimienta al gusto

- ½ cucharadita de pimienta gorda molida

- ½ - 1 libra de carne finamente picada de su elección

- 2 cucharadas de aceite de oliva extra virgen

- Sal al gusto

- ½ cucharadita de canela molida

Para rollos:

- 30 - 35 hojas de parra silvestre conservadas

- Sal al gusto

- 2 cucharaditas de jugo de limón

- Agua, según sea necesario

Instrucciones

1. Seque las hojas de parra dándoles palmaditas con toallas de papel.

2. Agregue todos los ingredientes para el relleno en un bol y mezcle bien.

3. Coloque las hojas en la tabla de cortar, unas pocas a la vez. Coloque un poco de relleno en cada hoja. Enrolle las hojas firmemente como un burrito. Asegúrate de meter el tallo hacia adentro.

4. Repita con todas las hojas.

5. Coloque los panecillos en capas en una olla. Espolvoree sal y jugo de limón sobre los panecillos. Vierta suficiente agua para cubrir los rollos por al menos 2 pulgadas de altura alrededor de los rollos.

6. Coloque un plato pesado sobre los panecillos para que queden hundidos.

7. Coloque la olla a fuego medio. Cuando el agua comience a hervir, baje el fuego y cocine tapado durante aproximadamente una hora o hasta que el arroz esté cocido. Vierta agua cuando sea necesario para mantener el nivel del agua.

8. Apague el fuego. Deseche toda el agua. Retire con cuidado los panecillos y colóquelos en una fuente para servir. Déjelo enfriar hasta que esté tibio.

9. Guarde las sobras en un recipiente hermético en el refrigerador. Sirve con yogur como salsa.

Dientes de león fritos

Tiempo de preparación: 15 minutos.

Tiempo de cocción: 3 minutos por lote.

Rinde: 12 porciones

Ingredientes:

- 60 flores de diente de león, descarte los tallos y las hojas verdes tiernas, enjuague y seque
- 2 cucharaditas de curry en polvo
- 2 huevos
- Aceite de canola para freír, según se requiera
- 1 cucharadita de sal o al gusto
- 2 tazas de harina para todo uso

Instrucciones

1. Para hacer la masa: Batir los huevos en un bol.

2. Combine la harina, la sal y el curry en polvo en otro tazón y agregue al tazón de huevos.

3. Coloque una sartén profunda a fuego medio. Vierta suficiente aceite para cubrir al menos 3 pulgadas de altura desde el fondo de la sartén. Cuando el aceite se caliente a 375° F, sumerja las flores de diente de león en la masa, una a la vez y déjelas caer con cuidado en el aceite caliente. Agregue tantos como quepan en la sartén.

4. Cocine hasta que esté dorado. Dar la vuelta de vez en cuando.

5. Retire las flores fritas con una espumadera y colóquelas en un plato forrado con toallas de papel. Freír el resto en tandas.

6. Sirva.

Aperitivo de ensalada de tomate y diente de león

Tiempo de preparación: 40 minutos.

Tiempo de cocción: 0 minutos.

Rinde: 15 porciones

Ingredientes:

- 1 taza de hojas de diente de león picadas
- 1 taza de cebolla finamente picada
- ½ taza de pimiento morrón amarillo cortado en cubitos
- ½ taza de pimiento rojo cortado en cubitos
- 2 dientes de ajo picados
- 2 cucharaditas de salsa Worcestershire
- 30 tomates pera, cortados por la mitad, sin semillas
- 2 tazas de queso feta desmenuzado
- 1 cucharadita de condimento italiano
- 1 taza de queso parmesano rallado

Instrucciones

1. Agregue el queso feta, los pimientos morrones, la cebolla y el ajo en un tazón y mezcle bien.

2. Vierta el aderezo y la salsa Worcestershire y mezcle bien. Agregue el condimento italiano y mezcle bien.

3. Cubra y deje reposar por un tiempo para que los sabores se mezclen.

4. Rellene las mitades de tomate con esta mezcla. Espolvoree queso parmesano encima y sirva.

Buñuelos de flor de saúco

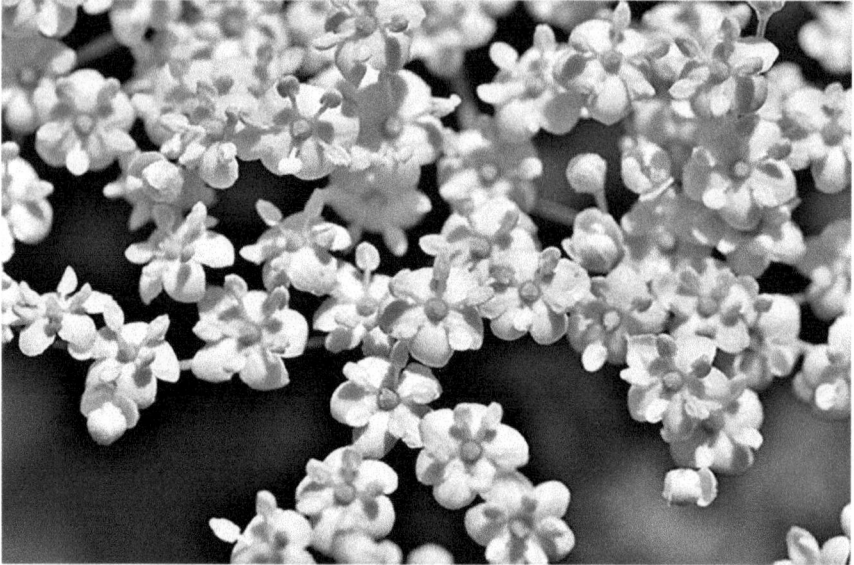

Tiempo de preparación: 10 minutos.

Tiempo de cocción: 20 minutos.

Rinde: 8 porciones

Ingredientes:

- 24 cabezas de flor de saúco grandes y frescas con tallos, no enjuagar

- Rodajas de limón para servir

- Azúcar glas para espolvorear

- Aceite para freír, según se requiera

Para Batter:

- 1 ¼ tazas de harina para todo uso

- 2 cucharadas de azúcar en polvo

- 2 claras de huevo

- ¼ de taza de harina de maíz

- 2 tazas de agua helada o según sea necesario

Instrucciones

1. Para hacer la masa: combine la harina de maíz, la harina y el azúcar en un tazón y revuelva.

2. Vierta suficiente agua para hacer la masa. Mezclar hasta que esté bien combinado. Cubra y deje reposar durante una hora.

3. Ahora bate las claras de huevo hasta que se formen picos suaves. Agregue las claras a la masa y dóblelas ligeramente.

4. Coloque una sartén profunda a fuego medio. Vierta suficiente aceite para cubrir al menos 3 pulgadas de altura desde el fondo de la sartén. Cuando el aceite se caliente a 375° F, sumerja las flores de saúco en la masa, una a la vez, y déjelas caer con cuidado en el aceite caliente. Agregue tantos como quepan en la sartén.

5. Cocine hasta que esté dorado. Dar la vuelta de vez en cuando.

6. Retire las flores fritas con una espumadera y colóquelas en un plato forrado con toallas de papel. Freír el resto en tandas.

7. Espolvoree azúcar glas por encima.

8. Esto se debe servir con rodajas de limón.

Brotes de Hosta sellados con mantequilla de rampa

Tiempo de preparación: 5 minutos.

Tiempo de cocción: 3 minutos.

Rinde: 8 porciones

Ingredientes:

- 450 gramos de brotes jóvenes de hosta

- Sal al gusto

- Pimienta recién molida al gusto

- Grasa de su elección

- Rodajas de limón para servir (opcional)

- Mantequilla en rampa, según sea necesario

Instrucciones

1. Coloque una sartén grande a fuego medio-alto. Agrega la grasa y deja que se caliente bien, un poco ahumado.

2. Agregue los brotes de hosta y saltee hasta que estén ligeramente dorados. Apaga el fuego. Deseche cualquier exceso de grasa.

3. Agregue sal y pimienta y revuelva bien.

4. Agregue mantequilla de rampa al gusto y revuelva bien.

5. Sirva con rodajas de limón.

Flores de capuchina rellenas

Tiempo de preparación: 15 minutos.

Tiempo de cocción: 0 minutos.

Rinde: 6 porciones

Ingredientes:

- 24 flores enteras de capuchina, arranca las flores justo antes de hacerlas

- 2 dientes de ajo picados

- Sal al gusto

- Pimienta al gusto

- 2 paquetes (8 onzas cada uno) de queso crema, ablandado

- 2 cucharadas de bálsamo de limón fresco picado o hierba luisa

- 1 cucharada de cebollino fresco picado o sus flores

Instrucciones

1. Agregue queso crema, sal, pimienta, ajo, cebollino y bálsamo de limón en un tazón y mezcle bien.

2. Rellena las flores con esta mezcla. Presione los pétalos sobre el relleno. Colocar en una fuente y servir.

Capítulo 17

Recetas de pasta

Pasta con ajo, mostaza y queso azul

Tiempo de preparación: 15 minutos.

Tiempo de cocción: 20 minutos.

Rinde: 4 porciones

Ingredientes:

- 1 libra de tallos de ajo y mostaza, picados

- 3 cucharadas de harina para todo uso

- 7 a 8 onzas de queso azul, desmenuzado

- Pimienta molida al gusto

- 4 cucharadas de mantequilla

- 27 onzas de leche

- Pasta cocida para servir, según sea necesario (alrededor de 5 a 6 tazas)

Instrucciones

1. Coloque una olla con agua a fuego alto y deje hervir. Agregue los tallos de ajo y mostaza y cocine hasta que comience a hervir nuevamente. Escurrir en un colador.

2. Tenga lista la pasta cocida.

3. Coloque una cacerola a fuego lento. Agrega la mantequilla y deja que se derrita. Agregue la harina y siga revolviendo durante aproximadamente un minuto hasta que esté aromática. Apaga el fuego.

4. Vierta la leche, poco a poco y mezcle bien cada vez.

5. Ahora vuelva a colocar la cacerola a fuego lento. Revuelva constantemente hasta que espese.

6. Agregue el queso azul y mezcle bien. Agregue los tallos de ajo y mostaza y la pasta y mezcle bien.

7. Sirva caliente.

Espaguetis de totora con polen y orégano silvestre

Tiempo de preparación: 60 minutos.

Tiempo de cocción: 20 minutos.

Rinde: 12 porciones

Ingredientes:

- 4 tazas de harina para todo uso
- 2 huevos
- 4 - 6 cucharadas de menta de coyote, bálsamo de abeja u orégano o poleo de montaña
- Sal al gusto
- Aceite de oliva, según sea necesario
- Jugo de limón al gusto (opcional)
- 6 - 8 cucharadas de polen de totora
- 1 taza de agua
- Pimienta al gusto
- Queso rallado al gusto
- 4 cucharadas de aceite de oliva

Instrucciones

1. Combine la harina y el polen de totora en un tazón grande.

2. Haz una depresión en el centro. Agregue los huevos y el agua y mezcle bien para formar una masa.

3. Espolvoree su encimera con un poco de aceite. Amasar la masa durante unos minutos sobre ella, hasta que quede suave.

4. Envuelva la masa en papel film y colóquela en la encimera durante una hora.

5. Divida la masa en 10 - 12 porciones iguales y forme bolas. Cúbrelo con una envoltura.

6. Retire una bola de masa de la envoltura (mantenga la masa restante envuelta) y enrolle sobre la encimera hasta que esté ligeramente delgada o del grosor de la pasta que desee.

7. Córtelo en tiras finas con un cortador de pizza o un cuchillo.

8. Repita los pasos 6 a 7 para las bolas restantes.

9. Cuando todas las bolas estén enrolladas y cortadas, colóquelas en un par de bandejas para hornear. Espolvorea un poco de harina sobre las tiras de pasta. Déjelo secar un rato.

10. Mientras tanto, coloque una olla hasta la mitad con agua y un poco de sal (aproximadamente 2 cucharaditas) a fuego medio.

11. Cuando comience a hervir, coloque un wok grande a fuego medio. Agrega aceite y deja calentar.

12. Agregue las tiras de pasta al agua hirviendo. Asegúrese de que las tiras no se peguen entre sí. Sigue separando la pasta con pinzas.

13. Cuando la pasta esté cocida, flotarán encima; una vez que flote encima, cocine por medio minuto.

14. Retire la pasta con unas pinzas y colóquela en el wok. Agregue las hierbas silvestres elegidas, la pimienta, el queso y el jugo de limón y mezcle bien.

15. Sirva inmediatamente.

Pasta de ortiga primaveral con parmesano vegano

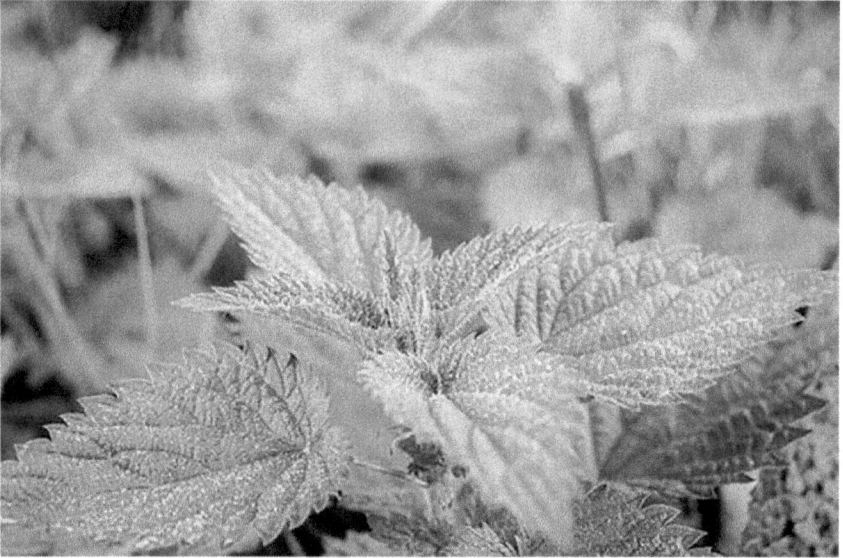

Tiempo de preparación: 15 minutos.

Tiempo de cocción: 20 minutos.

Rinde: 6 - 8 porciones

Ingredientes:

- 1 libra de pasta de su elección

- 6 cucharadas de aceite de oliva

- 2 cebollas, cortadas en cubitos

- 1 cucharadita de tomillo seco

- 2/3 taza de corazones de alcachofa picados

- Sal al gusto

- 5 onzas de hojas y copas frescas de ortiga

- Pimienta al gusto

- 6 dientes de ajo, picados

- 2 cucharaditas de perejil seco

- 1 cucharadita de albahaca seca

- 1 taza de queso parmesano vegano o use parmesano regular si no tiene problemas con él

- 1 - 2 tazas de flores y / u hojas de violeta silvestre, hojas de mostaza de ajo o cualquier otra hoja y flor comestible de su elección

Instrucciones

1. Cocine la pasta siguiendo las instrucciones del paquete. Agregue ortigas durante el último minuto de cocción.

2. Escurrir (retener un poco del agua de cocción) y reservar.

3. Coloque un wok a fuego medio. Agrega aceite y deja calentar. Cuando el aceite esté caliente, agregue el ajo y la cebolla y saltee por unos minutos hasta que las cebollas se vuelvan translúcidas.

4. Bajar el fuego y agregar las hierbas secas. Revuelva durante unos segundos hasta que esté aromático. Agrega un poco del agua de cocción.

5. Agregue el parmesano vegano. Apaga el fuego.

6. Esparcir flores comestibles encima y servir.

Pasta de grosella con diente de león

Tiempo de preparación: 15 minutos.

Tiempo de cocción: 20 minutos.

Rinde: 8 porciones

Ingredientes:

- 12 onzas de pasta espesa o su elección

- 6 - 8 dientes de ajo, pelados y en rodajas

- ½ taza de piñones

- 4 tazas de hojas tiernas de diente de león

- ½ taza de aceite de oliva

- ½ taza de grosellas

- 6 cucharadas de jugo de limón

Instrucciones

1. Cocine la pasta siguiendo las instrucciones del paquete. Agregue los dientes de león durante los últimos 5 minutos de cocción.

2. Escurrir (retener un poco del agua de cocción) y reservar.

3. Coloque un wok a fuego medio. Agrega aceite y deja calentar. Cuando el aceite esté caliente, agregue el ajo y la cebolla y saltee por unos minutos hasta que las cebollas se vuelvan translúcidas.

4. Escurrir la pasta e incorporar inmediatamente al wok. Además, agregue piñones, sal y grosellas. Mezcle bien.

5. Decore con queso y sirva.

Pasta de ajo silvestre

Tiempo de preparación: 10 minutos.

Tiempo de cocción: 10 minutos.

Rinde: 4 porciones

Ingredientes:

- 10.5 onzas de espaguetis
- 6 cucharadas de semillas de girasol
- 1 cucharadita de sal
- 2 cucharadas de jugo de limón
- 6 tazas de ajo silvestre
- 2 cucharadas de levadura nutricional + extra para decorar
- 6 cucharadas de aceite de oliva

Instrucciones

1. Siga las instrucciones del paquete y cocine los espaguetis. Conserve aproximadamente 2 tazas del agua de cocción y escurra el resto. Vuelva a colocar la pasta en la olla.

2. Mientras tanto, agregue las semillas de girasol, la sal, el jugo de limón, el ajo silvestre, el aceite y la levadura nutricional en una licuadora. Agregue un poco del agua de cocción y mezcle hasta que quede suave.

3. Vierta en la olla de pasta. Agrega un poco más del agua de cocción. Mezcle bien.

4. Decore con levadura nutricional y sirva.

Capítulo 18

Recetas de arroz

Receta de arroz con totora

Tiempo de preparación: 10 minutos.

Tiempo de cocción: 20 minutos.

Rinde: 8 porciones

Ingredientes:

- 4 cucharadas de mantequilla + extra si es necesario

- 2 cebollas, cortadas en cubitos

- 1 cucharadita de sal de ajo

- 2 cucharaditas de pimienta

- 2 tazas de brotes de totora, finamente picados

- 2 tazas de arroz, enjuagado

- 4 tazas de caldo de verduras

Instrucciones

1. Cocine el arroz como lo hace normalmente, siga las instrucciones del paquete.

2. Coloque una sartén a fuego medio. Agrega la mantequilla y deja que se derrita.

3. Agregue los brotes de totora y cocine hasta que estén tiernos. Agregue más mantequilla si es necesario.

4. Baje el fuego y agregue el ajo, la cebolla y el pimiento y cocine hasta que las cebollas estén suaves.

5. Apague el fuego y transfiera las verduras a la cacerola con arroz y mezcle bien.

6. Deje reposar tapado durante 5 minutos y sirva.

Verdolaga con pollo y arroz

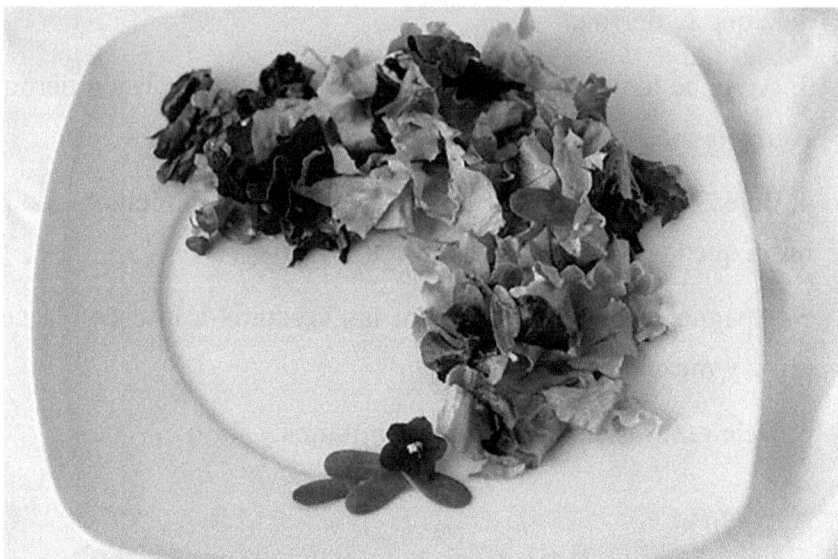

Tiempo de preparación: 15 minutos.

Tiempo de cocción: 30 minutos.

Rinde: 4 porciones

Ingredientes:

- 28 onzas de verdolaga, enjuagada, picada

- 2 cebollas grandes, picadas

- Sal al gusto

- 10 dientes de ajo grandes, pelados y picados

- 2 pechugas de pollo, cortadas en tiras

- Pimienta al gusto

- 1 taza de arroz blanco, enjuagado

- 2 tazas de agua
- 4 cucharadas de aceite de oliva

Instrucciones

1. Agregue el arroz y el agua en una cacerola y cocine el arroz o cocínelo como lo hace normalmente.

2. Coloque una sartén a fuego medio. Agrega aceite y deja calentar. Agregue la cebolla y el ajo y cocine por un par de minutos.

3. Agregue sal y pimienta. Tape y cocine de 3 a 4 minutos a fuego lento.

4. Sube el fuego a fuego medio. Agregue el pollo y cocine hasta que el pollo esté casi cocido.

5. Agregue la verdolaga. Tape y cocine hasta que estén tiernos. Agrega el arroz y mezcla bien. Apaga el fuego. Agregue jugo de limón y revuelva.

6. Sirva.

Arroz con Verduras

Tiempo de preparación: 15 minutos.

Tiempo de cocción: 20 minutos.

Rinde: 4-6 porciones

Ingredientes:

- ¾ libra de achicoria, deseche los tallos duros, picados en trozos de ½ pulgada
- ¾ libra de diente de león, deseche los tallos duros, cortados en trozos de ½ pulgada
- 1 taza de chalotas picadas
- 2 cucharaditas de sal + extra si es necesario
- 1 taza de piñones
- 2 cucharadas de aceite de oliva extra virgen
- 2 tazas de arroz blanco de grano largo
- Pimienta recién molida al gusto
- 2 tazas de queso de oveja o de cabra rallado o Parmigiano reggiano

Instrucciones

1. Coloque una cacerola pesada a fuego medio. Agrega aceite y deja calentar.

2. Agregue las chalotas y revuelva. Cocine tapado, a fuego lento hasta que esté tierno.

3. Agregue la achicoria y los dientes de león. Sube el fuego a fuego medio. Rocíe un poco de agua si es necesario para que las verduras no se quemen. Cocine hasta que se marchiten.

4. Agregue el arroz, la sal y el agua. Continúe cocinando tapado hasta que se seque, a fuego medio-bajo.

5. Espolvoree una generosa cantidad de pimienta. Agregue los piñones y revuelva.

6. Sirva caliente, adornado con queso.

Pesto vegano de ajo silvestre y risotto de guisantes

Tiempo de preparación: 10 minutos.

Tiempo de cocción: 30 minutos.

Rinde: 4 porciones

Ingredientes:

- 1 taza de arroz Arborio (risotto) o cualquier otro arroz de grano corto de su elección

- 2 tazas de caldo de verduras caliente

- 2 cucharadas de aceite de oliva

- Pimienta al gusto

- 1 puerro mediano, picado

- Sal al gusto

- 1 taza de guisantes frescos o congelados

- 1 taza de pesto de ajo silvestre o al gusto - consulte el capítulo sobre Untables y salsas para la receta

Instrucciones

1. Tenga listo su pesto.

2. Coloque una sartén grande a fuego medio y agregue aceite. Cuando el aceite esté caliente, agregue el arroz y mezcle bien.

3. Cocine hasta que se seque.

4. Agregue el caldo, aproximadamente ½ taza a la vez, y cocine hasta que se seque cada vez. Continuar este proceso hasta que se

agregue todo el caldo y el arroz esté cocido. Si cree que el arroz no está cocido, agregue un poco más de caldo.

5. Agregue los guisantes y el pesto solo después de que el arroz esté cocido. Revuelva bien. Añadir sal y pimienta al gusto.

6. Sirva.

Arroz con ajo silvestre, alcachofa y limón

Tiempo de preparación: 10 minutos.

Tiempo de cocción: 20 minutos.

Rinde: 3 porciones

Ingredientes:

- 1 ½ tazas de mezcla de basmati y arroz salvaje, enjuagado

- 1 cucharada de aceite de oliva

- ½ libra de ajo silvestre

- Ralladura de ½ limón

- ½ limón, cortado en gajos

- Jugo de ½ limón

- 1 cucharada de mantequilla

- ½ frasco (de un frasco de 10 onzas) alcachofas a la brasa en aceite de oliva, escurridas

- Sal al gusto

Instrucciones

1. Llene hasta la mitad una cacerola y agregue aproximadamente una cucharadita de sal. Coloca la cacerola a fuego medio y deja que hierva.

2. Agregue las rodajas de limón y el arroz y cocine hasta que el arroz esté cocido. Escurre el exceso de agua.

3. Coloque una sartén a fuego medio. Agrega aceite y mantequilla. Una vez que la mantequilla se derrita, agregue el ajo silvestre y cocine por unos 2 minutos.

4. Agregue el arroz, la alcachofa y el jugo de limón y mezcle bien.

5. Sirva caliente.

Capítulo 19

Recetas de guarniciones

Raíces de bardana asadas

Tiempo de preparación: 5 minutos.

Tiempo de cocción: 25 minutos.

Rinde: 3-4 porciones

Ingredientes:

- 1 libra de raíces de bardana, cortadas en rodajas redondas de 1 pulgada

- ½ cucharadita de sal o al gusto

- 1 cucharada de aceite de oliva extra virgen

- ½ cucharadita de pimienta

Para servir: Opcional

- Semillas de sésamo

- Salsa de soja

Instrucciones

1. Mezcle las rodajas de raíz de bardana con aceite, pimienta y sal.

2. Transfiera a una bandeja para hornear en una sola capa.

3. Coloque la bandeja para hornear en un horno que haya sido previamente precalentado a 400 ° F y ase durante unos 15 a 17 minutos. Voltee los lados y continúe horneando hasta que estén doradas.

Espárragos con costra

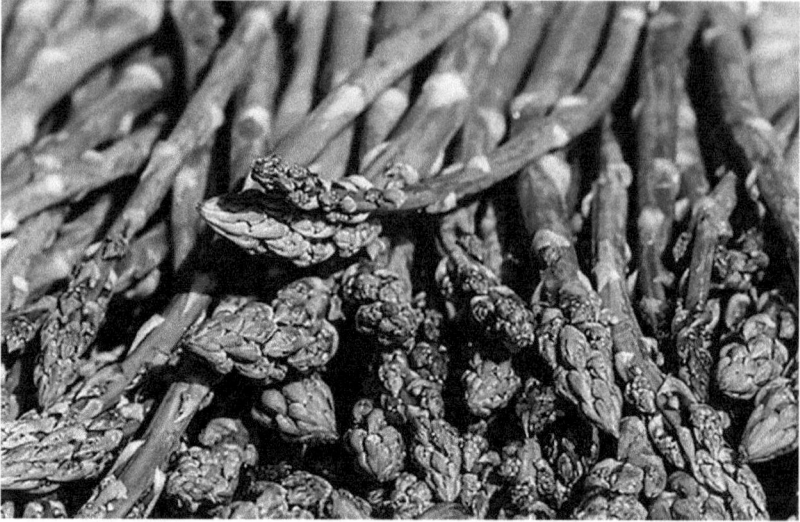

Tiempo de preparación: 15 minutos.

Tiempo de cocción: 25 minutos.

Rinde: 2 porciones

Ingredientes:

- 6 espárragos cortados

- 2 cucharadas de levadura nutricional

- Pimienta al gusto

- 2 cucharadas de pan rallado integral

- 1 cucharada de semillas de cáñamo

- ½ cucharadita de ajo en polvo

- Pimentón al gusto

- 1 cucharada de jugo de limón

Instrucciones

1. Combine la levadura nutricional, las semillas de cáñamo, el ajo, el pimentón, el pan rallado y la pimienta en un tazón.

2. Coloque los espárragos en una fuente para horno en una sola capa. Esparce encima la mezcla de levadura nutricional.

3. Coloque la fuente para hornear en un horno que haya sido previamente precalentado a 350 ° F y ase durante unos 20 a 25 minutos o hasta que esté crujiente.

4. Rocíe jugo de limón encima y sirva.

Cabezas de diente de león fritas

Tiempo de preparación: 10 minutos.

Tiempo de cocción: 12-15 minutos.

Rinde: 4-6 porciones

Ingredientes:

- 2 tazas de cabezas de flores de diente de león
- 1 taza de germen de trigo
- 2 huevos
- Sal al gusto
- Aceite para freír, según se requiera
- Pimienta al gusto

Instrucciones

1. Batir los huevos con sal y pimienta. Coloque el germen de trigo en un plato. Sumerja las cabezas de las flores de diente de león en los huevos. Extraiga el germen de trigo, uno a la vez, y colóquelo en una bandeja para hornear.

2. Coloque una sartén profunda a fuego medio. Vierta suficiente aceite para cubrir al menos 3 pulgadas de altura desde el fondo de la sartén. Cuando el aceite se calienta a 375° F, deja caer con cuidado las flores en el aceite caliente. Agregue tantos como quepan en la sartén.

3. Cocine hasta que estén doradas. Dar la vuelta de vez en cuando.

4. Retire las flores fritas con una espumadera y colóquelas en un plato forrado con toallas de papel. Freír el resto en tandas.

Pamplina y hojas de mostaza

Tiempo de preparación: 20 minutos.

Tiempo de cocción: 15 minutos.

Rinde: 4 porciones

Ingredientes:

- 8 onzas de hojas de mostaza
- 16 onzas de hojas y tallos de pamplina
- ½ rampa o cebolla silvestre, cortada en cubitos
- Sal al gusto
- 1 cucharada de mantequilla
- ¼ de taza de tocino picado cocido o queso rallado

Instrucciones

1. Coloque una olla con agua a fuego alto y deje hervir. Agregue las hojas de mostaza y cocine hasta que comience a hervir nuevamente.

2. Agregue las pamplinas y cocine por un par de minutos. Escurrir en un colador.

3. Pique las verduras en trozos grandes y colóquelas en un bol. Agregue la rampa, la sal y la pimienta y mezcle bien.

4. Decore con tocino o queso.

5. Sirva caliente o tibio.

Brotes de Hogweed estofados con migas de acedera crujientes

Tiempo de preparación: 8-10 minutos.

Tiempo de cocción: 6 - 8 minutos.

Rinde: 8 porciones

Ingredientes:

- 4 puñados de brotes jóvenes de hogweed

- 2 cucharaditas de jugo de limón

- 3 cucharadas de mantequilla

- Pimienta recién molida al gusto

- Sal al gusto

Para migas de acedera crujientes:

- 8 hojas medianas de acedera común

- ½ taza de pan rallado blanco fresco

- 4 cucharadas de aceite de oliva

- 4 cucharadas de queso parmesano recién rallado

Instrucciones

1. Para hacer migas de acedera: Licuar el aceite y dejar la acedera en una licuadora hasta que quede suave.

2. Vierta en un bol. Agrega el pan rallado y mezcla bien.

3. Transfiera a una bandeja para hornear y extiéndalo por toda la bandeja para hornear.

4. Coloque la fuente para hornear en un horno previamente precalentado a 400 ° F y hornee por unos 4 minutos.

5. Mientras tanto, coloque una sartén pesada a fuego medio. Agregue los brotes de hogweed y cocine tapado durante 5 minutos.

6. Retire la sartén del fuego. Después de 5 minutos, vuelva a colocar la sartén al fuego y cocine hasta que se seque.

7. Agregue la mantequilla y cocine hasta que esté tierna.

8. Agregue jugo de limón, sal y pimienta y mezcle bien.

9. Sirva.

Batatas y espárragos asados con sésamo

Tiempo de preparación: 10 minutos.

Tiempo de cocción: 30 minutos.

Rinde: 6 porciones

Ingredientes:

- 1 libra de batatas, peladas, cortadas en cubos de 1 pulgada

- 2 pulgadas de jengibre fresco, pelado y cortado en palitos de fósforo

- 2 cucharaditas de salsa de pescado tailandesa o cualquier otra salsa de pescado

- 2 manojos de espárragos, recortados, cortados cada uno en 2 piezas

- 6 dientes de ajo, pelados y en rodajas

- 1 cucharadita de aceite de sésamo

- 3 cucharadas de salsa de soja

- 2 cucharaditas de semillas de sésamo

Instrucciones

1. Coloque las papas en una fuente para hornear. Rocíe aceite y 2 cucharadas de salsa de soja por encima. Agregue el jengibre, el ajo y la salsa de pescado y mezcle bien.

2. Coloque la fuente para hornear en un horno que haya sido previamente precalentado a 400 ° F y ase durante unos 20 a 25 minutos o hasta que se dore.

3. Coloque los espárragos en la fuente para hornear. Rocíe el resto de la salsa de soja sobre los espárragos. Espolvorea un poco de agua sobre los espárragos; continúe asando por otros 10 minutos.

4. Decore con semillas de sésamo y sirva.

Capítulo 20

Recetas para el almuerzo

Bocadillos de rebozuelos y berros

Tiempo de preparación: 20 minutos.

Tiempo de cocción: 25 minutos.

Rinde: 8 porciones

Ingredientes:

- 1.1 libras de rebozuelos, recortados y picados en trozos

- 14.1 onzas de hojaldre comprado en la tienda

- 2 cucharadas de aceite de oliva

- ¼ de taza de avellanas tostadas finamente picadas

- Sal al gusto

- 2 huevos batidos

- Pimienta recién molida al gusto

- 14 onzas de berros

- Harina al polvo

- 2 dientes de ajo grandes, pelados y en rodajas
- ¼ de cucharadita de nuez moscada molida
- 2 cucharadas de jugo de naranja natural

Instrucciones

1. Coloque una olla con agua a fuego alto. Agregue aproximadamente 2 cucharaditas de sal y deje hervir. Agrega los berros y cocina por 5 minutos.

2. Drene el agua. Exprima el exceso de humedad del berro y píquelo finamente.

3. Coloque una sartén grande a fuego medio con aceite. Una vez que el aceite esté caliente, los champiñones y el ajo y sofreír durante unos minutos hasta que estén tiernos.

4. Agregue el jugo de naranja y los berros.

5. Agregue las avellanas, la nuez moscada, la sal y la pimienta y mezcle bien. Apaga el fuego. Déjalo enfriar completamente.

6. Espolvoree un poco de harina en su encimera. Si la masa no está pre-enrollada, enróllela en 2 formas cuadradas con un grosor ligeramente menor a ¼ de pulgada. Si la masa está pre-enrollada, generalmente tiene forma rectangular, cortada en 2 formas cuadradas, el tamaño del cuadrado será el ancho del rectángulo.

7. Corta cada cuadrado en 4 cuadrados iguales.

8. Divida la mezcla de champiñones entre los cuadrados y colóquela en forma triangular en la mitad de los cuadrados, a lo largo de la diagonal, dejando ¼ de pulgada a lo largo de los

bordes. Cepille el huevo alrededor de los bordes de los cuadrados. Doble la otra mitad sobre el relleno y presione para sellar los bordes. Ahora la forma final es triangular.

9. Haz un par de pequeños cortes en la parte superior de los triángulos. Colócalos en una bandeja para hornear.

10. Cepille el huevo encima de las bocanadas.

11. Coloque la bandeja para hornear en un horno que haya sido previamente precalentado a 375 ° F y hornee durante aproximadamente 20 a 30 minutos u hornee hasta que esté dorado.

12. Déjelo enfriar unos minutos antes de servir.

Guiso de verdolaga

Tiempo de preparación: 15 minutos.

Tiempo de cocción: 20 minutos.

Rinde: 8 porciones

Ingredientes:

- 2.2 libras de verdolaga, descartar los tallos, picados

- 2 zanahorias, en cubos

- 2 dientes de ajo, pelados y en rodajas

- 4 - 6 chiles rojos secos (opcional)

- 2 cebollas, cortadas en cubitos

- 2 tomates grandes, picados

- Pimienta al gusto

- 4-5 cucharadas de aceite de oliva

- Sal al gusto

Servir:

- Un pan

- Yogur turco

Instrucciones

1. Coloque una olla para sopa a fuego medio. Agregar el aceite. Una vez caliente, agregue la cebolla y un poco de sal y cocine por un minuto.

2. Agregue las zanahorias, la verdolaga, el ajo y los tomates.

3. Bajar el fuego y cubrir con una tapa. Cocine hasta que las verduras estén tiernas.

4. Sirva en tazones de sopa. Sirva con las opciones sugeridas para servir.

Pizza de rebozuelos, col rizada y emmental

Tiempo de preparación: 2 horas.

Tiempo de cocción: 20 minutos.

Rinde: 4 porciones

Ingredientes:

Para la masa:

- 187.5 onzas de harina común

- ½ cucharadita de levadura seca de acción rápida

- ½ taza de agua tibia

- ½ cucharadita de sal

- ½ cucharada de aceite de oliva extra virgen + extra para cepillar

Para cubrir:

- 1 taza de rebozuelos, limpios, cortados, cortados por la mitad o en cuartos si son grandes

- ½ cebolla mediana, finamente picada

- ¼ de taza de queso emmental en rodajas finas

- 2 cucharadas de queso parmesano rallado

- Sal al gusto

- 1 cucharada de aceite de oliva extra virgen

- Pimienta recién molida al gusto

- 3-4 hojas de col rizada, rasgadas

- 1 ½ cucharada de crema fresca entera

- 2 cucharaditas de tomillo fresco picado

Instrucciones

1. Para hacer la masa: Combine la harina, la sal, la levadura y ½ cucharada de aceite en un tazón.

2. Vierta agua y mezcle hasta que se forme una masa suave. Si tu masa está muy seca, agrega un poco más de agua y si está muy pegajosa, agrega un poco de harina y mezcla hasta que quede suave.

3. Espolvoree su encimera con un poco de harina. Coloque la masa sobre ella y amase durante unos 5 minutos hasta que quede suave y flexible.

4. Engrase un bol con el aceite restante. Coloca la masa en el bol. Dar la vuelta a la masa en el bol para que quede ligeramente engrasada.

5. Mantenga el tazón cubierto con una envoltura de plástico o coloque un paño de cocina limpio sobre la masa y déjela a un lado en un área cálida durante aproximadamente una hora o hasta que duplique su tamaño.

6. Para hacer los aderezos: Mientras tanto, agregue aceite en una sartén y coloque la sartén a fuego medio.

7. Una vez que el aceite esté caliente, agregue la cebolla y cocine hasta que esté transparente.

8. Agregue los rebozuelos y la col rizada y cocine hasta que estén tiernos. Apaga el fuego.

9. Una vez que la masa haya subido y tenga el doble de tamaño, coloque la masa sobre la encimera espolvoreada con un poco de harina. Amasar la masa durante 2 minutos.

10. Debe precalentar el horno a 375 ° F 15 minutos antes de hornear la pizza. Para ello, coloque una piedra para pizza o una bandeja para hornear en el horno mientras precalienta.

11. Enrolle la masa sobre una hoja de papel pergamino hasta obtener el grosor deseado.

12. Extienda la mezcla de col rizada sobre la base. Coloque ½ cucharadita de crema fresca sobre toda la pizza.

13. Coloque la pizza junto con el papel pergamino sobre la piedra para hornear y hornee hasta que el queso se derrita y esté dorado.

14. Saque la pizza del horno y déjela enfriar durante unos 2 a 3 minutos.

15. Decore con tomillo y un poco de pimienta recién molida y sirva.

Hamburguesas de Carne y Champiñones Silvestres

Tiempo de preparación: 5 minutos.

Tiempo de cocción: 15 minutos.

Rinde: 4 porciones

Ingredientes:

- 4 hamburguesas
- 1 libra de hongos silvestres o hongos shiitake
- 2 tomates bistec, cortados en rodajas redondas
- 4 huevos
- ½ cucharadita de cebolla en polvo
- Sal al gusto
- ½ cucharadita de ajo en polvo
- Pimienta al gusto
- ½ cucharadita de tomillo seco
- Aceite para freír, según se requiera
- 4 panes de hamburguesa, partidos, tostados
- 8 hojas de lechuga Bibb
- Encurtidos al principio
- Salsa especial de Sir Kensington, según sea necesario

Instrucciones

1. Saltee los champiñones en aproximadamente una cucharada de aceite a fuego medio-alto, agregando sal y especias.

2. Mezclar bien y no revolver durante un minuto. Ahora revuelve bien y déjalo cocinar hasta que esté tierno. Transfiera a un bol.

3. Agregue un poco más de aceite a la sartén y baje un poco el fuego. Coloque las hamburguesas y cocine de 3 a 4 minutos por cada lado. Retire las hamburguesas de la sartén y déjelas a un lado.

4. Agregue un poco más de aceite en la sartén y cocine los huevos, con el lado soleado hacia arriba. Cubra la sartén mientras cocina por un minuto. Destape y cocine al punto deseado.

5. Unte la salsa en la parte cortada de los bollos. Coloque hojas de lechuga en la mitad inferior de los bollos. Coloque las hamburguesas en cada una, seguidas de rodajas de tomate, pepinillos, champiñones salteados y, finalmente, huevos.

6. Cubra con la mitad superior de los bollos y sirva.

Muslos de pollo asados a la sartén con hojas de diente de león y zanahorias baby

Tiempo de preparación: 5 minutos.

Tiempo de cocción: 20 minutos.

Rinde: 2 porciones

Ingredientes:

- 1 cucharada de aceite de oliva

- 4 muslos de pollo pequeños con hueso y piel

- 1 manojo de zanahorias pequeñas

- Sal al gusto

- 1 manojo de hojas de diente de león, enjuagadas

- Pimienta recién molida al gusto

- ½ cucharada de jugo de limón

Instrucciones

1. Coloque una sartén de fondo grueso que también sea apta para horno, sobre una llama media-alta con aceite. Una vez que el aceite esté caliente, espolvorea sal y pimienta sobre el pollo y colócalo en la sartén, con el lado de la piel en el fondo de la sartén.

2. Una vez que el lado de la piel esté dorado, retire el pollo de la sartén y colóquelo en un plato.

3. Coloque las zanahorias en la sartén y el pollo sobre las zanahorias; esta vez, el lado de la piel debe estar hacia arriba. Apaga el fuego.

4. Coloque la sartén en un horno previamente precalentado a 450 ° F y hornee por unos 12 minutos u hornee hasta que esté dorado.

5. Retire solo el pollo de la sartén y colóquelo en platos para servir.

6. Agregue las hojas de diente de león en la sartén y mezcle bien. En unos minutos, las verduras se marchitarán. Agregue jugo de limón y revuelva.

7. Sirva con pollo.

Anillo de hadas y ñoquis de hogweed

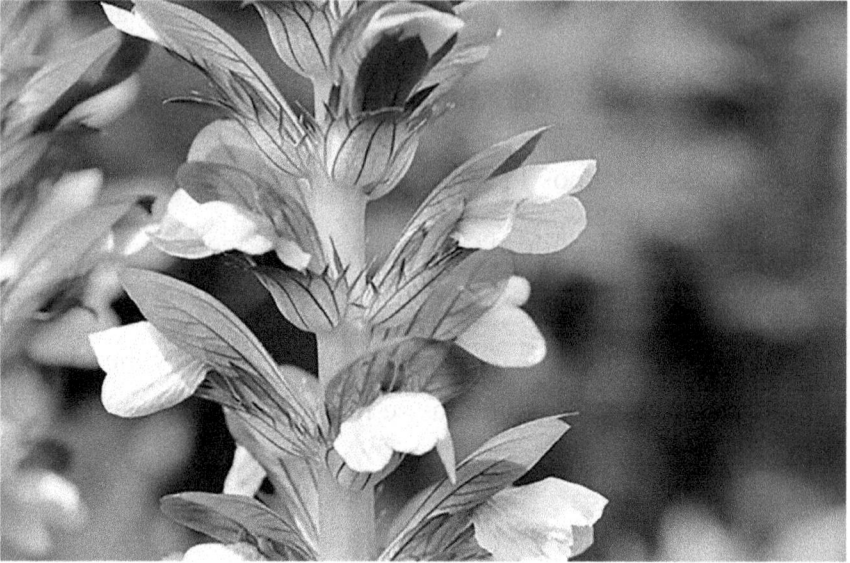

Tiempo de preparación: 10 minutos.

Tiempo de cocción: 10 minutos.

Rinde: 3 porciones

Ingredientes:

- 9 onzas de ñoquis frescos

- 1 ¾ onzas de brotes jóvenes de hogweed (elija las hojas que no estén completamente abiertas)

- ½ onza de mantequilla sin sal

- ½ onza de mantequilla de hierbas

- Sal al gusto

- 3 ½ onzas de setas de anillo de hadas

- • Pimienta al gusto

- • Un puñado de hojas comestibles silvestres de su elección

Instrucciones

1. Coloque una sartén con mantequilla de hierbas a fuego medio. Agrega los ñoquis una vez que la mantequilla se derrita. Cocine hasta que se dore. Apaga el fuego. Transfiera a un bol.

2. Coloque otra sartén con mantequilla sin sal a fuego medio. Agregue los champiñones una vez que la mantequilla se derrita. Cocine hasta que esté suave. Apaga el fuego y transfiere al bol de ñoquis.

3. Llene hasta la mitad una olla con agua y colóquela a fuego alto. Llevar a hervir. Agregue los brotes de hogweed y cocine hasta que estén tiernos. Escurre el agua. Transfiera al tazón de ñoquis.

4. Mezcle bien. Añadir sal y pimienta al gusto.

5. Esparcir hojas comestibles encima y servir.

Tarta de acedera de madera y cebolla dulce

Tiempo de preparación: 15 minutos.

Tiempo de cocción: 50 - 60 minutos.

Rinde: 8 porciones

Ingredientes:

- 2 cáscaras de tarta o tartas precocidas
- 2 cebollas medianas, en rodajas finas
- 4 huevos
- Pimienta recién molida al gusto
- 10 onzas de queso gruyere rallado
- 4 cucharadas de mantequilla
- ½ cucharadita de sal o al gusto
- 2 cucharadas de harina
- 4 huevos
- ¼ de cucharadita de nuez moscada molida
- 2 tazas de crema espesa

Instrucciones

1. Coloque una sartén a fuego medio. Agrega la mantequilla y deja que se derrita. Agregue la cebolla y la sal y cocine hasta que esté transparente.

2. Cocine por un par de minutos.

3. Agregue la harina, revolviendo constantemente. Ahora agregue acedera y mezcle bien. Cocine tapado por un par de minutos o hasta que se marchite. Apaga el fuego.

4. Agregue los huevos, la pimienta, la nuez moscada y la crema en un tazón y bata bien. Agregue la mezcla de acedera cocida y mezcle bien.

5. Agregue la mitad del queso.

6. Esparza el queso restante en el fondo de las cáscaras de tarta. Vierta la mezcla de acedera en las cáscaras de tarta. Colócalos en una bandeja para hornear.

7. Coloque el horneado en un horno previamente precalentado a 375 ° F y hornee por unos 40 minutos u hornee hasta que esté ligeramente dorado.

Papas fritas con bollos de centavo y salvia crujiente

Tiempo de preparación: 10 minutos.

Tiempo de cocción: 30 minutos.

Rinde: 2 - 3 porciones

Ingredientes:

- 1.1 libras de papas cerosas enteras

- 5 onzas de bollos de un centavo, limpios, rebanados

- 10 hojas de salvia

- Sal al gusto

- 2 cucharadas de aceite de oliva

- Pimienta recién molida al gusto

- 2 dientes de ajo pequeños, pelados y triturados

Instrucciones

1. Coloque las papas en una cacerola con agua con una cucharadita de sal. Coloque la cacerola a fuego alto. Cocine hasta que las papas estén tiernas.

2. Escurrir en un colador. Coloca las patatas sobre un paño de cocina. Déjalo enfriar completamente.

3. Coloque una sartén a fuego medio. Agrega 1 ½ cucharada de aceite. Cuando el aceite esté caliente, agregue las hojas de salvia y saltee durante un par de minutos, hasta que tomen un color verde brillante y crujen. Retire la salvia con una espumadera y colóquela en un plato forrado con toallas de papel.

4. Cortar las patatas en rodajas gruesas. Agregue las papas a la sartén y cocine hasta que estén doradas por ambos lados.

5. Retire las papas de la sartén y colóquelas sobre capas de toallas de papel.

6. Agregue ½ cucharada de aceite en la sartén. Agregue bollos de centavo y cocine por ambos lados.

7. Vuelva a colocar las papas en la sartén. Añadir sal y pimienta al gusto. Mezclar bien.

8. Decore con salvia frita y sirva.

Capítulo 21

Recetas para la cena

Pedazos de pollo

Tiempo de preparación: 60 minutos.

Tiempo de cocción: 10 minutos.

Rinde: 2 porciones

Ingredientes:

- 4 - 5 onzas de mostaza de ajo silvestre, finamente picada

- 4 a 5 onzas de acedera de madera, finamente picada

- 4 onzas de mantequilla sin sal, ablandada

- 2 pechugas de pollo sin piel

- 2 huevos pequeños

- 1 cucharada de aceite de oliva

- 2 cucharadas de aceite vegetal

- ¼ de taza de harina común

- Sal al gusto

- 2 onzas de pan rallado seco

- Pimienta recién molida al gusto

Instrucciones

1. Combine la mantequilla, la mostaza de ajo, la acedera, la pimienta y la sal en un tazón.

2. Coloque la mantequilla en una hoja de papel film. Cubra la mantequilla con una envoltura y forme un tronco. Cubre los lados con la envoltura extra y colócalo en el congelador hasta que esté firme.

3. Haga un bolsillo en cada pechuga de pollo.

4. Colocar una sartén refractaria con aceite a fuego medio y dejar calentar el aceite.

5. Desenvuelva la mantequilla y córtela en rodajas. Introduzca las rodajas de mantequilla en los bolsillos del pollo.

6. Coloque la harina en un plato y el pan rallado en otro plato. Batir los huevos en un tazón poco profundo.

7. Primero, drague el pollo en harina, uno a la vez. A continuación, sumerja el huevo. Sacudiendo el huevo sobrante, dragar el pollo en pan rallado y colocarlo en la sartén. Cocine hasta que estén doradas por ambos lados. Apaga el fuego.

8. Transfiera la sartén a un horno que haya sido previamente precalentado a 450 ° F y hornee por unos 20 minutos y bien cocido por dentro.

9. Sirva caliente.

Bistec con Remolacha Balsámica y Achicoria

Tiempo de preparación: 20 minutos.

Tiempo de cocción: 10 minutos.

Rinde: 2 porciones

Ingredientes:

- 2 solomillo, sin grasa

- 1 cebolla morada, en rodajas

- 2 remolachas, enfriadas, peladas y cortadas en rodajas

- 2 cucharadas de vinagre balsámico

- Aceite de oliva, según sea necesario

- Sal al gusto

- 2 achicoria picada

- 8 - 10 hojas de col rizada, descartar los tallos duros y las costillas, picadas

- 2 cucharaditas de tomillo fresco picado

- Pimienta al gusto

Instrucciones

1. Coloque una sartén a fuego medio-alto y déjela calentar.

2. Unte un poco de aceite sobre el bistec y frótelo. Espolvorea sal y pimienta por encima y colócalo en la sartén. Cocine durante 2 minutos por cada lado si prefiere poco crudo o 3 minutos si prefiere medio.

3. Retire el bistec de la sartén y colóquelo en un plato. Cubra el bistec con papel de aluminio, como una tienda, y déjelo a un lado.

4. Baja el fuego a fuego medio. Agregue la cebolla y cocine hasta que esté rosada.

5. Agregue la remolacha, la achicoria y la col rizada y saltee durante 4 minutos.

6. Agregue sal, pimienta, tomillo y vinagre balsámico. Mezclar bien y cocinar por un minuto más.

7. Dividir en 2 platos para servir. Coloque un filete en cada plato y sirva.

Hojas de muelle rellenas

Tiempo de preparación: 20 minutos.

Tiempo de cocción: 60 minutos.

Rinde: 5 porciones

Ingredientes:

- 10 hojas de muelle, conservan los tallos
- 14 onzas de carne molida
- Un puñado grande de ramitas de hinojo, picadas
- Un puñado grande de ramitas de menta picadas
- Sal al gusto
- 1 cucharadita de comino molido o más al gusto
- Jugo de limón
- Pimienta al gusto
- 4 cebollas verdes, picadas
- 4 cucharadas de aceite de oliva
- 1 taza de agua + extra para hervir las hojas
- Yogur para servir

Para la salsa:

- 2 cucharadas de aceite de oliva
- 4 dientes de ajo, pelados y picados
- 4 tomates, rallados
- 2 cucharaditas de menta seca

Instrucciones

1. Coloque una olla con agua a fuego alto y deje hervir. Agregue las hojas de muelle y cocine por unos 2 minutos. Escurrir en un colador.

2. Sumerja las hojas en un recipiente con agua fría.

3. Agregue la carne, la sal, la menta y las cebolletas en un tazón y mezcle bien. Agregue las especias y mezcle bien.

4. Extienda las hojas en un plato. Coloque una cucharada de la mezcla de carne en cada hoja. Enrolle las hojas y colóquelas con el lado de la costura hacia abajo.

5. Vierta una taza de agua en la olla. Coloque los tallos de muelle en la olla. Espolvorea jugo de limón por encima. Coloca las hojas enrolladas sobre los tallos. También puede colocar una rejilla en lugar de los tallos.

6. Tape la olla y cocine a fuego lento durante unos 30 minutos.

7. Mientras tanto, prepare la salsa de la siguiente manera: Coloque una sartén a fuego medio. Agregar el aceite. Una vez que el aceite esté caliente, agregue los tomates, la menta y el ajo y mezcle bien.

8. Cocine por unos minutos. Apaga el fuego.

9. Sirva hojas de muelle rellenas con salsa y yogur.

Pollo con Salsa Verdolagas

Tiempo de preparación: 15 minutos.

Tiempo de cocción: 15 minutos.

Rinde: 4 porciones

Ingredientes:

- 4 pechugas de pollo

- 2 cebollas, en rodajas

- 2 chiles serranos o jalapeños pequeños, en rodajas (opcional)

- Jugo de 2 limones pequeños

- Aceite para cocinar, según se requiera

- 2 manojos de verdolaga, cortados en trozos de 2 pulgadas

- 8 - 10 dientes de ajo, machacados

- 3 tazas de caldo de pollo

- Sal al gusto

- Quesco fresco para servir

Instrucciones

1. Coloque una sartén a fuego medio. Agregar el aceite. Cuando el aceite esté caliente, agregue las cebollas y baje el fuego a medio-bajo. Cocine hasta que esté dorado, revolviendo ocasionalmente.

2. Agregue la verdolaga y agregue un poco más de aceite. Cocine por un par de minutos o hasta que estén ligeramente tiernos. Retire la sartén del fuego y transfiérala a una licuadora.

3. Además, agregue los chiles y mezcle hasta que quede suave. Vierta en la sartén. Coloque la sartén a fuego lento.

4. Mientras tanto, coloca las pechugas de pollo en tu mesada y córtalas en forma horizontal, pero mantenlas pegadas en uno de los extremos. Ábrelo como un libro. Golpee con un mazo de carne hasta que tenga un grosor de ½ pulgada.

5. Coloque una sartén a fuego medio. Coloque el pollo y cocine durante aproximadamente 3 a 4 minutos por cada lado. Cocina el pollo en tandas.

6. Sirva en platos individuales con salsa untada sobre el pollo.

7. Esparcir queso fresco encima y servir.

One Pan Limón Ajo Salmón y Espárragos

Tiempo de preparación: 5 minutos.

Tiempo de cocción: 10 minutos.

Rinde: 6 porciones

Ingredientes:

- 6 filetes de salmón (alrededor de 2 libras en total)
- 2 cucharadas de mantequilla con sal
- 4 dientes de ajo picados
- Sal al gusto
- 2 cucharadas de aceite de oliva
- Pimienta recién molida al gusto
- 2 manojos de espárragos, cortados
- Jugo de limón
- Ralladura de un limón

Instrucciones

1. Coloque una sartén grande a fuego medio. Agregue la mantequilla y el aceite y deje que la mantequilla se derrita.

2. Coloque el salmón y los espárragos en la sartén. Añadir sal y pimienta al gusto. Cocine de 3 a 4 minutos sin molestar el salmón o los espárragos.

3. Dar la vuelta al salmón y los espárragos y cocinar el otro lado de manera similar.

4. Agregue el ajo y la ralladura de limón y cocine por un par de minutos.

5. Rocíe jugo de limón encima y sirva.

Pudín de pan salado con acedera y alcachofas tiernas

Tiempo de preparación: 15 minutos.

Tiempo de cocción: 1 hora y 20 minutos.

Rinde: 8 porciones

Ingredientes:

- 2 barras de pan rústico italiano, cortadas cada una en 12 rebanadas iguales o en 24 rebanadas de pan de 2 a 3 días de cualquier variedad

- 2 libras de alcachofas tiernas, frescas o congeladas

- 10 huevos batidos

- Pimienta al gusto

- 8 onzas de queso Monterey Jack, rebanado

- ½ taza de queso parmesano rallado

- 8 onzas de queso emmental, rebanado

- ¼ de taza de cebollino fresco cortado en tiras

- ¼ de taza de toronjil picado o tomillo inglés

- 2 cucharadas de jugo de limón fresco

- 6 tazas de leche descremada o baja en grasa

- Sal al gusto

- 3 tazas de hojas de acedera picadas

- ¼ de taza de perejil italiano fresco picado

- 2 cucharadas de mantequilla, cortada en cubos pequeños

Instrucciones

1. Si el pan está recién horneado, córtelo en rodajas y colóquelo en 2 bandejas para hornear grandes.

2. Coloque las bandejas para hornear en un horno y hornee a 200 ° F hasta que estén bien secas. Asegúrese de que no se ponga marrón. Debería tardar entre 25 y 30 minutos.

3. Enfríe el pan por completo. Romper en pedazos.

4. Llene hasta la mitad un recipiente con agua y agregue jugo de limón. Deseche las hojas secas de las alcachofas y colóquelas en el recipiente con agua de inmediato.

5. Tenga listo su equipo de vaporización y coloque una rejilla para vaporizar en él. Escurre el agua de las alcachofas y coloca las alcachofas en la cesta vaporera. Cocine al vapor hasta que las alcachofas estén tiernas. Apaga el fuego. Saca las alcachofas de la vaporera y colócalas en tu encimera.

6. Tome un tazón grande y agregue pan. Rocíe la leche por toda la perla y revuelva. Déjalo reposar durante 20 minutos. Revuelva de vez en cuando.

7. Una vez que el pan esté suave, presione los pedazos de pan para quitar la leche. Asegúrate de retener la leche.

8. Mida la leche. Necesitas una taza de leche. Si no mide 1 taza, agregue más para que sea 1 taza.

9. Agregue la leche en un bol. Agregue los huevos, la pimienta y la sal y bata bien.

10. Combine las 3 variedades de queso en un tazón.

11. Combine todas las verduras en otro tazón.

12. Transfiera 1/3 del pan a una cacerola grande engrasada. Esparcir 2/3 de las alcachofas por encima.

13. A continuación, esparza la mitad de la mezcla de queso sobre las alcachofas, seguida de la mitad de la mezcla de acedera.

14. Ahora esparza otro 1/3 del pan, seguido por la mayoría de las alcachofas (conserva algunas para la capa superior. Luego, esparce el resto de la mezcla de acedera).

15. Conserve aproximadamente 1/3 de taza de la mezcla de queso y esparza el resto sobre la capa de acedera.

16. Unte el pan restante sobre la capa de acedera, seguido de las alcachofas retenidas.

17. Rocíe la mezcla de huevo sobre la capa superior. Cubra con la mezcla de queso retenido.

18. Coloque los cubos de mantequilla por todo el plato.

19. Coloque la cazuela en un horno previamente precalentado a 450 ° F y hornee por unos 20 minutos y bien cocido por dentro. Para comprobar si está cocido, inserte un palillo en el centro del plato. Cuando retire el palillo, no debe quedar ninguna partícula adherida.

20. Retirar el plato del horno y servir.

Hongos Fiddlehead Rellenos

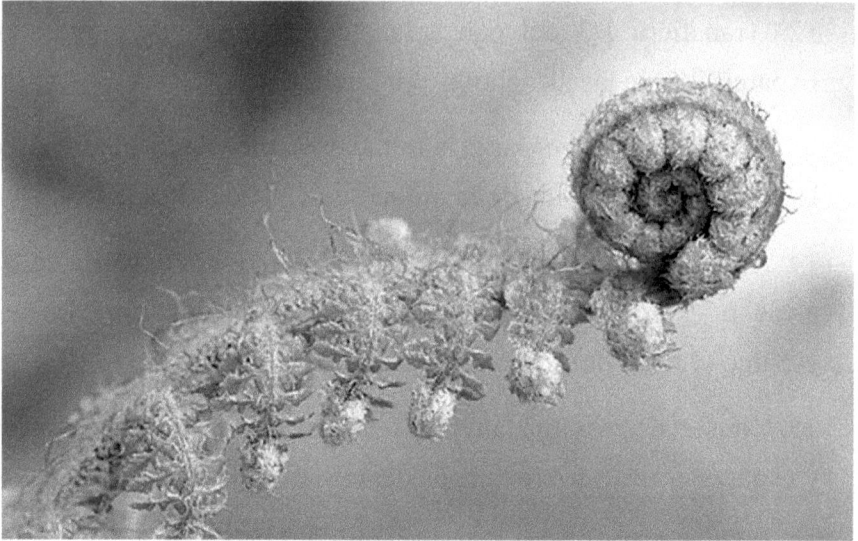

Tiempo de preparación: 15 minutos.

Tiempo de cocción: 20 minutos.

Rinde: porciones

Ingredientes:

- 10 champiñones blancos grandes, quitar los tallos

- ¾ cabezas de violín de copa

- ¾ taza de queso rallado

- Sal al gusto

- ½ cucharadita de ajo en polvo

- ¼ de taza de queso crema

- ½ taza de hojas de puerro silvestre finamente picadas

- Pimienta al gusto

- ½ cucharada de mantequilla derretida

Instrucciones

1. Coloque una sartén a fuego medio. Rocíe un poco de aceite en aerosol. Agregue las cabezas de violín y cocine hasta que estén tiernas.

2. Agregue las hojas de puerro silvestre. Apaga el fuego. Transfiera a una tabla de cortar y pique en trozos finos.

3. Agregue el queso crema, los puerros silvestres y las cabezas de violín en un tazón y mezcle bien. Añadir sal y pimienta al gusto.

4. Unte las tapas de los champiñones con mantequilla. Rellena las tapas de champiñones con la mezcla de queso crema.

5. Coloque los champiñones en una bandeja para hornear forrada con papel pergamino. Cubra con queso rallado.

6. Coloque la bandeja para hornear en un horno previamente precalentado a 350 ° F y hornee por unos 20 minutos o hasta que los champiñones estén cocidos y el queso se derrita.

Pollo glaseado con miel con achicoria caramelizada

Tiempo de preparación: 15 minutos.

Tiempo de cocción: 40 minutos.

Rinde: 2 porciones

Ingredientes:

- 2 pechugas de pollo con piel

- Jugo de limón

- Hojuelas de chile al gusto

- 1 cucharada de azúcar en polvo

- ½ taza de pan rallado de masa madre

- Perejil picado para decorar

- 1 ½ cucharada de miel

- 1 cucharada de aceite de oliva

- Pimienta al gusto

- 2 cucharadas de mantequilla

- 2 achicoria roja, cortada a la mitad a lo largo

- • 2 dientes de ajo picados

- • Sal al gusto

Instrucciones

1. Combine la miel, las hojuelas de chile, la mitad del jugo de limón y el aceite en un tazón.

2. Agregue el pollo y revuelva hasta que esté bien cubierto. Mantenga el recipiente cubierto con papel film y déjelo a un lado durante 20 minutos para marinar.

3. Coloque una sartén a fuego alto y déjela calentar. Retire el pollo de la marinada y espolvoree sal y pimienta por encima. Coloque el pollo en la sartén, con la piel hacia abajo.

4. Una vez que la parte inferior esté dorada, dé la vuelta al pollo y cocine hasta que esté dorado por el otro lado también.

5. Saque el pollo de la sartén y colóquelo en una bandeja para hornear.

6. Coloque la bandeja para hornear en un horno previamente precalentado a 400 ° F y hornee por unos 20 minutos y bien cocido por dentro.

7. Cuando esté lo suficientemente frío como para manipularlo, córtelo en 3 rebanadas.

8. Mientras tanto, agregue la mantequilla y el azúcar en otra sartén y coloque la sartén a fuego medio.

9. Pronto, el azúcar comenzará a tomar un color ámbar. Coloque la achicoria en la sartén, con el lado cortado hacia abajo.

10. Cocine hasta que la parte inferior esté dorada. Dale la vuelta a la achicoria. Rocíe el jugo de limón restante sobre la achicoria.

11. Recoger la achicoria con pinzas y reservar en un plato. Deje que los jugos cocidos permanezcan en la sartén.

12. Agregue el pan rallado y mezcle bien. Revuelva con frecuencia y cocine hasta que se dore.

13. Agregue el ajo y revuelva por un par de minutos. Agregue el perejil y revuelva. Apaga el fuego.

14. Divida el pollo y la achicoria en 2 platos. Espolvoree el pan rallado por encima y sirva con ensalada y pan.

Capítulo 22

Recetas de postres

Crumble de moras y manzanas

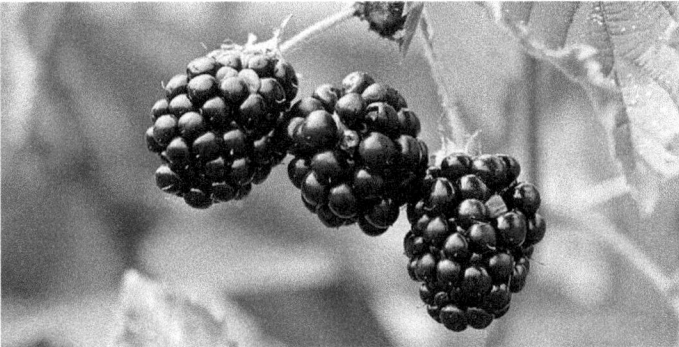

Tiempo de preparación: 10 minutos.

Tiempo de cocción: 25-30 minutos.

Rinde: 3-4 porciones

Ingredientes:

Para rellenar:

- 3 manzanas dulces, peladas, sin corazón y en cubos
- 1 - 2 cucharadas de agua

- 1 cucharada de azúcar de coco

- ½ taza de moras

- 1 cucharadita de canela en polvo

- ½ cucharadita de extracto de vainilla

Para cubrir:

- ¼ de taza de semillas molidas o nueces de su elección

- 1 ½ cucharada de jarabe de arroz o jarabe de arce

- ½ cucharadita de extracto de almendras

- ½ taza de avena molida

- 1 cucharada de aceite de coco derretido

- ½ cucharadita de canela molida

Instrucciones

1. Agregue las moras, las manzanas y el agua en una sartén y cocine tapado, a fuego lento hasta que estén tiernos. Revuelva con frecuencia.

2. Agregue el azúcar, el extracto de vainilla y la canela y cocine por unos minutos hasta que el azúcar se disuelva por completo. Apaga el fuego.

3. Transfiera a una fuente para hornear.

4. Para hacer una cobertura desmenuzada: Agregue aceite de coco, canela, avena, extracto de almendras, jarabe de arroz y nueces en un tazón y mezcle con las manos hasta obtener una textura desmenuzable.

5. Esparza la cobertura desmenuzable sobre el relleno.

6. Coloque la fuente para hornear en un horno que haya sido previamente precalentado a 375 ° F y hornee por unos 30 minutos o hasta que esté dorado por encima.

7. Esto se puede servir caliente, tibio o frío.

Yogur helado de arándanos

Tiempo de preparación: 5 minutos.

Tiempo de cocción: 0 minutos + tiempo de congelación

Rinde: 4 porciones

Ingredientes:

- ¼ de taza de azúcar granulada

- 6 onzas de arándanos silvestres congelados

- ½ cucharadita de ralladura de limón

- ½ cucharadita de extracto de vainilla

- 2 cucharaditas de jugo de limón

- 1 taza de yogur griego bajo en grasa

Instrucciones

1. Agregue los arándanos, el azúcar y el jugo de limón, la vainilla y la ralladura de limón en una cacerola.

2. Coloque la cacerola a fuego medio y cocine hasta que el azúcar se disuelva por completo, revolviendo con frecuencia.

3. Machaque ligeramente las bayas mientras cocina. Apaga el fuego.

4. Transfiera a un bol y deje enfriar por un tiempo. Cubra y enfríe durante 3 a 4 horas.

5. Vierta la mezcla fría en una licuadora y mezcle hasta que quede suave.

6. Agregue el yogur y mezcle hasta que esté bien combinado.

7. Vierta la mezcla en una máquina para hacer helados y bata el helado siguiendo el manual de instrucciones del fabricante.

8. Sirva directamente de la máquina para hacer helados si desea una consistencia suave, coloque en un recipiente apto para congelador y congele hasta su uso.

Trollkrem (Mousse de arándano rojo noruego)

Tiempo de preparación: 10 minutos.

Tiempo de cocción: 0 minutos.

Rinde: 8-12 porciones

Ingredientes:

- 4 claras de huevo

- 2 cucharaditas de extracto de vainilla

- 20 onzas de mermelada de arándanos rojos + extra para decorar

- 1/8 de cucharadita de sal

- Hojas de menta o de toronjil para decorar

Instrucciones

1. Agregue las claras, la vainilla, la mermelada y la sal en un tazón para mezclar seco. Batir con una batidora de mano eléctrica a máxima velocidad hasta que se formen picos rígidos.

2. Con una cuchara, coloque en vasos de postre pequeños. Decore con hojas de menta y mermelada de arándanos rojos si lo desea y sirva.

3. Enfríe hasta usarlo si lo está preparando con anticipación, pero úselo dentro de las 24 horas.

Budín de pan con salsa de acedera

Tiempo de preparación: 20 minutos.

Tiempo de cocción: 35 minutos.

Rinde: 4 porciones

Ingredientes:

- 2 huevos

- ¼ de cucharadita de canela molida

- Una pizca de nuez moscada molida

- 1 cucharada de margarina

- ½ cucharada de jarabe de maíz ligero

- Un puñado de cálices de acedera, cortados en trozos

- 1 1/8 taza de leche

- 2 cucharadas de azúcar

- 2 cucharadas de azúcar morena

- 1 cucharadita de extracto de vainilla

- 3 rebanadas de pan integral, en cubos

- ½ taza de té de acedera fuertemente elaborado

Instrucciones

1. Para preparar té de acedera: Ad 4 - 6 flores frescas de acedera en aproximadamente una taza de agua caliente. Cubra y deje reposar por unos minutos para infundir. Colar y utilizar ½ taza de té.

2. Agregue los huevos, la leche, la canela, la nuez moscada, el azúcar y la vainilla en un tazón y bata bien.

3. Coloque los cubos de pan en una fuente para horno y extiéndalos uniformemente. Rocíe la mezcla de huevo sobre el pan. Déjelo en remojo durante 15 minutos.

4. Coloque la fuente para hornear en un horno que haya sido previamente precalentado a 350 ° F y hornee por unos 30 minutos o hasta que esté bien cocido.

5. Mientras tanto, prepare la salsa de acedera: Agregue la margarina en una cacerola. Coloca la cacerola a fuego lento. Cuando la margarina se derrita, agregue azúcar morena y jarabe de maíz y revuelva hasta que el azúcar se disuelva. Apaga el fuego. Agregue cálices de acedera y revuelva

6. Agregue el té de acedera y cocine hasta que esté ligeramente espeso, como un almíbar.

7. Esto se puede servir caliente, tibio o frío con la salsa de acedera vertida sobre el pudín.

Tartas de bayas florales

Tiempo de preparación: 15 minutos.

Tiempo de cocción: 30 minutos.

Rinde: 6 porciones

Ingredientes:

- 6 cáscaras de tarta congeladas, descongeladas
- Un puñado de flores silvestres comestibles frescas de su elección
- 2 cucharadas de miel
- ½ taza de frambuesas frescas
- ½ cucharada de jugo de limón
- ½ sobre de gelatina Knox
- Arriba: Opcional
- Pocas flores comestibles frescas de su elección, use solo pétalos
- Un puñado de chispas de chocolate derretidas
- Nata para montar
- 6 frambuesas

Instrucciones

1. Coloque las cáscaras de tarta en una bandeja para hornear. Perfore las conchas en algunos lugares con un tenedor, pero asegúrese de no perforar hasta el fondo.

2. Agregue frambuesas, flores comestibles, jugo de limón, gelatina y miel en un tazón y revuelva hasta que estén bien combinados.

3. Divida la mezcla en partes iguales sobre las tartas y extiéndala uniformemente.

4. Coloque la bandeja para hornear en un horno que haya sido previamente precalentado a 350 ° F y hornee por unos 30 minutos o hasta que las cáscaras estén doradas.

5. Transfiera las tartas de la bandeja para hornear a una rejilla y déjelas enfriar por completo.

6. Coloque un poco de crema batida sobre las tartas. Esparce flores sobre las tartas. Coloque una frambuesa en cada tarta.

7. Derretir el chocolate y rociar sobre las tartas.

8. Sirva.

Crujiente de pino y manzana

Tiempo de preparación: 15 minutos.

Tiempo de cocción: 30 minutos.

Rinde: 8-12 porciones

Ingredientes:

Para la capa de Apple:

- 8 - 10 manzanas grandes, peladas, sin corazón y cortadas en cubitos
- 2 cucharaditas de canela en polvo
- 2/3 taza de azúcar morena

Para cubrir con crumble:

- 2 tazas de harina para todo uso
- 1 taza de azúcar morena
- 1 taza de mantequilla derretida
- 2 tazas de copos de avena grandes
- ¼ de taza de agujas de pino molidas

Instrucciones

1. Agregue las manzanas, la canela y el azúcar en un tazón y revuelva bien.

2. Transfiera a una fuente para hornear engrasada.

3. Para hacer un aderezo desmenuzado: combine el azúcar morena, la avena, la harina y las agujas de pino en un tazón.

4. Agregue la mantequilla y mezcle con las manos hasta que tenga una textura quebradiza.

5. Coloque la fuente para hornear en un horno que haya sido previamente precalentado a 375 ° F y hornee por unos 30 minutos o hasta que esté dorado por encima.

6. Esto se puede servir caliente, tibio o frío.

Brownies de chocolate salvaje

Tiempo de preparación: 15 minutos.

Tiempo de cocción: 30 minutos.

Rinde: 10-12 porciones

Ingredientes:

- 2 tazas de mantequilla, a temperatura ambiente

- 1 taza de harina para todo uso o harina sin gluten

- 1 ½ taza de cacao en polvo

- 2 tazas de azúcar de caña

- 1 taza de semillas de muelle rizado molidas

- 8 huevos

- 1 cucharadita de polvo de hornear

- 2 cucharaditas de extracto de vainilla

- Cualquier mermelada de plantas comestibles de su elección (consulte el capítulo sobre jaleas y mermeladas)

- Azúcar glas, para espolvorear (opcional)

Instrucciones

1. Combine la mantequilla y el azúcar en un tazón. Batir con una batidora de mano eléctrica hasta que esté cremoso.

2. Batir los huevos y la vainilla.

3. Combine la harina, el cacao, las semillas molidas y el polvo de hornear en otro tazón.

4. Agregue la mezcla de ingredientes secos en el tazón de ingredientes húmedos y mezcle bien.

5. Engrase una fuente para hornear cuadrada (8 - 9 pulgadas) con un poco de aceite y cúbrala con papel pergamino.

6. Vierta la masa en la fuente para hornear. Deje caer cucharaditas de mermelada en diferentes lugares encima de la masa, en diferentes lugares.

7. Agite la mermelada ligeramente en la masa con un cuchillo.

8. Coloque la fuente para hornear en un horno previamente precalentado a 350 ° F y hornee por unos 30 minutos.

9. Para comprobar si está cocido, inserte un palillo en el centro del plato. Cuando retire el palillo, no debe quedar ninguna partícula adherida.

10. Saque la fuente del horno y déjela enfriar.

11. Espolvoree azúcar glas por encima. Cortar en cuadrados y servir.

Crujiente de arándanos silvestres

Tiempo de preparación: 10 minutos.

Tiempo de cocción: 35 minutos.

Rinde: 4-6 porciones

Ingredientes:

- 2 ½ tazas de arándanos silvestres congelados
- ¼ de cucharadita de ralladura de limón
- ¼ de taza marrón claro
- ½ cucharadita de nuez moscada
- ¼ de taza de nueces picadas
- 1 ½ cucharada de mantequilla
- 2 cucharadas de azúcar
- 1 manzana mediana, pelada, sin corazón y cortada en cubitos
- 1 cucharadita de canela en polvo
- ¼ de taza de harina blanca
- ¼ de taza de copos de avena
- Una pizca de sal

Instrucciones

1. Agregue los arándanos, la ralladura de limón, las manzanas y el azúcar en un tazón y mezcle bien.

2. Transfiera a una fuente para hornear engrasada.

3. Agregue la harina, las nueces, la avena, la sal, el azúcar y las especias en otro tazón y mezcle bien.

4. Agregue la mantequilla y mezcle hasta que se desmorone.

5. Extienda esta mezcla sobre la capa de frutas en la fuente para hornear.

6. Coloque la fuente para hornear en un horno que haya sido previamente precalentado a 350 ° F y hornee durante aproximadamente 30 a 35 minutos o hasta que esté crujiente por encima.

Conclusión

Cocinar es una de las artes y habilidades más importantes que puede tener una persona. Está directamente relacionado con nuestro sustento y vida. Saber cocinar puede salvarle la vida, literalmente. Junto con la cocina, otro factor o habilidad muy importante que todos deberían aprender en la actualidad es buscar comida. Buscar o recolectar plantas silvestres para cocinar y con fines medicinales se ha convertido en un pasatiempo importante y útil en la era moderna. Combinar estos dos pasatiempos juntos puede ayudarlo a convertirse en una persona autosuficiente que puede sobrevivir a crisis difíciles.

Las plantas silvestres a base de hierbas y comestibles crecen en todo el mundo. Una variedad de estas especies de plantas de gran utilidad también se encuentran en los Estados Unidos de América. Muchos de estos son bien conocidos, pero muchos de ellos no son tan famosos. Estas plantas guardan el secreto de la longevidad, un cuerpo sano y una mente sana, y la mejor manera de desbloquearlas es utilizándolas en la cocina.

Debido a todos estos beneficios para la salud, no es de extrañar que la recolección de comidas se esté convirtiendo rápidamente en uno de los pasatiempos más populares del mundo; de hecho, en muchos lugares, ahora se ha convertido en un estilo de vida o una opción de vida que puede ayudarlo a ser saludable y ecológico. Es un pasatiempo sano y natural que puede ser si se practica correctamente.

Este libro le enseñará cómo usar muchas plantas y hierbas silvestres y cómo convertirlas en alimentos deliciosos en poco tiempo. Las recetas que se dan en este libro han sido probadas, probadas y probadas, y seguramente serán un éxito entre su familia, amigos e invitados. Estas recetas están llenas de beneficios para la nutrición y la salud sin los efectos secundarios adicionales de los productos químicos y pesticidas. Estas recetas son flexibles y se pueden ajustar según sus gustos. Son ecológicos. Estas recetas no solo son buenas para la salud y el estómago, sino también para su bolsillo, ya que la mayoría de los ingredientes de estas recetas se pueden obtener de forma gratuita.

Identificar, recolectar y usar plantas medicinales silvestres es una hermosa experiencia. Le permite formar una conexión mejor y mayor con la madre naturaleza. Te vuelves uno con ella cuando experimentas la suave acción curativa de las hojas, raíces, flores, frutos y varias otras partes de las plantas. No es solo una experiencia médica; también es un despertar espiritual. Es una oportunidad para volver a las raíces.

Ciertas hierbas y plantas también pueden tener algunos efectos secundarios. Muchos de ellos son extremadamente potentes y tienen el potencial de ser mal utilizados. Si estas hierbas se usan incorrectamente, pueden provocar el desarrollo de varios problemas.

Se recomienda revisar y forrajear las hierbas con cuidado para evitar problemas.

¡Cocinar con plantas silvestres puede ser una experiencia excelente y gratificante!

RECOLECTAR ALIMENTOS

Comer gratis mientras camina y acampa

MONA GREENY

Introducción

La búsqueda de comida es terapéutica y ayuda a aliviar el estrés, en parte porque la búsqueda de comida te expone a nuevos escenarios y entornos. Si bien la ajetreada vida de la ciudad puede ser entretenida, pasar tiempo en la naturaleza puede brindarle un descanso muy necesario. Puede tomar este tiempo para volver a conectarse con usted mismo y la naturaleza.

La búsqueda de comida te expone al aire fresco. La vida en la ciudad nos expone a condiciones perjudiciales para nuestra salud. Aparte de los conservantes y los alimentos procesados químicamente, la contaminación y el humo al que estamos expuestos todos los días pueden dañar enormemente nuestro bienestar. Al tomarnos un tiempo para respirar aire fresco y natural, nuestro cuerpo disfruta de un descanso saludable.

Los alimentos silvestres también se consideran más frescos en un mundo donde los productos químicos y los conservantes parecen ser inevitables, pero encontrar una fuente de alimentos que no contenga ingredientes difíciles de leer puede ser difícil. Sin embargo, si busca comida, encontrará fuentes de alimentos que nunca antes había encontrado. Puede encontrar bayas frescas y plantas comestibles que no se venden en las tiendas. Dado que estos alimentos provienen directamente de la naturaleza, tampoco son tan caros como los artículos comprados en la tienda. Obtienes alimentos instantáneos y gratuitos que están llenos de toneladas de nutrientes y vitaminas con solo buscar comida.

Escoger tu propia comida también puede ser una actividad fortalecedora. Pasar por el proceso de encontrar hierbas, recogerlas y prepararlas puede darle una sensación de autorrealización y confianza. Le brinda una vía para mostrar lo que puede hacer y cómo puede hacerlo. Puede que no sea tan extenso como una actividad de la ciudad, pero explorar la naturaleza solo por una planta puede ser una actividad emocionante. Es solo una cuestión de cómo se mire realmente. Incluso puede mostrar sus logros a familiares y amigos. Una vez que puedan ver el cambio que la búsqueda de comida está haciendo en su vida, será inevitable que desarrollen la misma pasión por las hierbas y plantas silvestres que usted.

La búsqueda de comida también puede servir como un buen ejercicio. Cuando busque hierbas y plantas, se le animará a caminar y caminar más. Te empuja a seguir avanzando. Si bien descansar y sentarse no son del todo malas ideas, no podrá encontrar exactamente lo que está buscando si permanece en el mismo lugar. En ciertos momentos, puede encontrarse caminando durante varias horas y pisando pendientes lodosas e incluso rocosas. La actividad puede ser agotadora, pero una vez que tenga en sus manos la hierba que está buscando, el agotamiento puede ser lo último que tenga en mente.

Si estás buscando un buen impulso mental, definitivamente deberías buscar comida. Es una actividad que estimula no solo el cuerpo sino también la mente. Al buscar hierbas, debe ejercitar la concentración y la claridad mental. Debe concentrarse en las hierbas y plantas que está buscando. Sin una mente clara, es fácil confundirse entre las toneladas de hierbas que puedes encontrar en la naturaleza. Además de aumentar su enfoque, buscar comida también es una vía para que aprenda cosas nuevas. Puedes ejercitar incluso tus cinco sentidos. Como oler y tocar son criterios efectivos que puede utilizar para diferenciar hierbas de aspecto similar, y también puede considerar esta actividad como una gran experiencia sensorial.

La actividad también te enseña a sobrevivir. Si alguna vez te pierdes en tu camino o te quedas atascado en el bosque, podrás durar unos días encontrando un suministro constante de alimentos. También lo expondrá a las plantas que tienen valores medicinales y pueden usarse como primeros auxilios en casos de emergencias. Debido a que es posible que no siempre sepamos lo que sucederá, es mejor si siempre podemos estar preparados para las peores cosas que pueden suceder. La búsqueda de comida también se puede considerar como una forma de descubrir posibles fuentes de alimento y agua. Debido a que las áreas en las que puede alimentarse no pueden estar limitadas, intente animarse a explorar.

La búsqueda de comida, cuando se hace con toda la familia o con su grupo de amigos, también puede servir como una buena actividad de unión. No solo podrá pasar tiempo de calidad con sus hijos, sino que también podrá enseñarles mucho sobre la naturaleza y la supervivencia por su cuenta. Sin embargo, debe tener en cuenta que, aunque es una buena idea llevar a sus hijos a buscar comida, es aconsejable tener cuidado. Mantenlos cerca de ti en todo momento. También debes tener cuidado con lo curiosos que son. Debería poder advertirles sobre los peligros de comer algo que no conocen o no han visto antes. Enséñeles a buscar siempre primero su opinión o aprobación antes de tomar o recoger algo del suelo.

ADVERTENCIA: Si no está seguro de la seguridad de una planta, NO la coma. Muchas plantas son tóxicas, venenosas y pueden ser mortales.

Capítulo 1

Los fundamentos de la recolección de comida

<hr>

Antes de comenzar su viaje para dominar el arte de buscar comida, es importante aprender los conceptos básicos primero para que pueda tenerlos en cuenta a medida que continúa aprendiendo.

Comer de la naturaleza puede ser una actividad divertida y creativa, ya que las plantas silvestres están llenas de nutrientes además de ser sabrosas y saludables. Bueno, la clave para obtener un buen forraje es elegir aquello en lo que está seguro, preferiblemente la parte de la planta que puede utilizar sin dañar la planta. También debe lavar su cosecha y verificar que no haya insectos que puedan estar al acecho en las flores. Como principiante, el mejor momento para buscar comida es durante la primavera, cuando hay varias plantas comestibles nutritivas y seguras. Dicho esto, debes observar las siguientes reglas:

Reglas de recolectar

Antes de embarcarse en esta emocionante actividad, debe seguir las siguientes pautas:

1. No busque especies en peligro de extinción

Independientemente del rico color o la comestibilidad de las flores, las malas hierbas o los hongos, no debe elegir esas especies ilegales o en peligro de extinción. Puede consultar con las autoridades locales o en línea para las plantas raras o protegidas. Tenga en cuenta que algunos cultivos pueden parecer abundantes a nivel local, pero son raros o están en peligro en todas sus áreas de distribución.

2. Asegúrese de las plantas comestibles

Una forma fácil de identificar las plantas comestibles es mediante la descripción física, como el color, la textura, el tacto y el olor. Es bastante peligroso comer plantas de las que no está seguro, ya que podrían ser venenosas. Además, tenga cuidado ya que algunas plantas comestibles tienen similitudes venenosas. Por lo tanto, es posible que deba obtener información relevante de personas familiarizadas con estas plantas.

3. No coseches en exceso las plantas

La regla general es cosechar solo del 10 al 20 por ciento de una cosecha para facilitar el crecimiento continuo. Sin embargo, esta regla se pasa por alto, especialmente en las plantas comestibles populares, pero vale la pena tener cuidado. Por lo tanto, si está interesado en hacer polvo a partir de hojas de sasafrás, por ejemplo, asegúrese de no arrancar su árbol joven. Elija solo lo que necesite y deje el resto para la próxima aventura de búsqueda de alimentos.

4. No deberías cosechar la raíz

Si busca las raíces, es poco probable que el cultivo continúe creciendo. Las partes más aceptables de la planta para recolectar son las hojas o las flores, aunque a veces es necesario recolectar las raíces. Por ejemplo, al recoger las hojas de jengibre silvestre, asegúrese de cosechar una pequeña porción de la raíz comestible.

5. Confirme las fuentes de agua

Esta regla se aplica cuando se cosechan las plantas de agua silvestre, en los casos en que necesite comer la planta silvestre cruda. Descubra el agua en la que se cultivan las plantas para evitar la posibilidad de que se lleven plantas cultivadas en agua contaminada. El agua sucia y el agua contaminada químicamente pueden contener compuestos peligrosos que pueden no ser degradados por el calor.

6. Use ropa protectora

Los principiantes pueden enfrentarse a numerosos desafíos, especialmente cuando cosechan cultivos que pican o tienen mucho olor. La mayoría de los alimentos forrajeros se basan en áreas densas de parques y bosques donde podría haber animales peligrosos. Asegúrese de usar ropa de manga larga, pantalones y zapatos cerrados. Además, lleve guantes, tijeras, un rastrillo pequeño y una paleta. Es posible que necesite un impermeable, especialmente si busca comida en la primavera.

7. Intente cultivar cultivos comestibles silvestres

A pesar de que el cultivo se considera silvestre, algunos de ellos son fáciles de trasplantar o propagar en su jardín. Por ejemplo, puede cultivar rampas, un tipo de cebolla silvestre, que corren el riesgo de volverse raras debido a la recolección excesiva. No obstante, debe investigar las mejores condiciones para cultivar cultivos silvestres comestibles en función de su entorno. Este paso es bueno para la conservación y facilita la búsqueda de alimento.

8. No busque comida en lugares tóxicos

Es de conocimiento común evitar áreas como carreteras con mucho tráfico, ya que el cultivo podría absorber metales pesados de los gases de escape tóxicos, como el plomo. La mayoría de los productos químicos se encuentran en el suelo y provienen de escapes y del uso de pesticidas o herbicidas. Para evitar comer cultivos contaminados, asegúrese de recoger solo plantas que parezcan sanas. Esto ayuda a reducir el riesgo de enfermarse y aumenta la ingesta de nutrientes.

9. Obtenga permiso

La mayoría de los bosques o parques donde crecen plantas comestibles están bajo un manejo específico. Por lo tanto, debe respetar las leyes y los derechos de propiedad. Los asuntos de cortesía y el hecho de no obtener el permiso pueden dar lugar a batallas legales.

Ahora que conoce las reglas básicas que debe observar, ahora es el momento de saber qué es, puede recolectar. Para fines de aprendizaje, también agregaremos fotos de cada planta para ayudarlo a identificarla cuando la encuentre.

Capítulo 2

Las mejores herramientas de recolectar

Al igual que en cualquier esfuerzo, crear las herramientas y técnicas adecuadas aumenta en gran medida sus posibilidades de éxito. Al buscar comida, además del conocimiento y los sentidos, un buen conjunto de herramientas puede ayudarlo a elegir no solo las hierbas adecuadas, sino también las mejores. Para comenzar, aquí hay una lista rápida de las herramientas que necesita para prepararse para buscar alimento.

Elegir tus herramientas

Aunque sus manos pueden ser lo suficientemente buenas para recoger hierbas y plantas, sigue siendo una buena idea utilizar la herramienta de recolección adecuada, especialmente si está recolectando una hierba que podría causar una lesión. Los guantes de jardinería pueden ayudar a prevenir la irritación y ofrecer protección si desea recoger hierbas con las manos. El uso de guantes de plástico también es una buena idea, especialmente si está apuntando a una hierba espinosa.

Sin embargo, para las plantas que deben cortarse en la parte inferior del tallo, usar un buen par de tijeras puede ser realmente útil. Si apuntas alto, usar un palo largo puede alargar mucho tu alcance. En caso de que esté excavando en busca de raíces, usar un palo más corto o incluso una paleta puede hacer que su trabajo sea menos laborioso que usar las manos. Para un área más grande, es posible que desee tener una pala de repuesto en su automóvil por si acaso.

Cuchillos

Los cuchillos o tijeras son herramientas importantes en la búsqueda de alimento. Además de la cosecha, también es una herramienta útil para cortar ramas y enredaderas que obstaculizan su camino. También puede usarlo como herramienta de agarre y para marcar su rastro en el bosque.

Contenedores de almacenamiento

Otra cosa que debes preparar de antemano son tus contenedores de transporte. Es posible que no necesite ningún tipo especial de contenedores cuando se trata de buscar alimento. Por lo general, solo necesita unos pocos recipientes cubiertos, grandes bolsas de plástico para la compra o incluso bolsas para congelador. Si es posible, use bolsas Ziploc sin aire para

Botiquines de primeros auxilios

Debido a que estás en la naturaleza y los accidentes siempre son posibles, es una buena idea estar preparado en caso de que algo suceda mientras estás buscando comida. Al configurar su botiquín de primeros auxilios, puede agregar lo siguiente:

- Las pinzas e incluso las agujas son herramientas esenciales de primeros auxilios en caso de astillas y espinas.

- Las soluciones antisépticas pueden resultar útiles mientras busca alimento. Si bien los resbalones y los moretones son bastante comunes cuando está en la naturaleza, llevar una solución antiséptica, incluso si solo es alcohol o povidona yodada, puede ayudar a prevenir infecciones.

- Mantenga un juego de hojas de plátano fresco en su botiquín de primeros auxilios. Puede ayudarlo a controlar las picaduras de insectos e incluso las erupciones por hiedra venenosa.

Agua y Trapos

Caminar bajo el sol durante un período determinado puede provocar deshidratación. Si va a buscar comida, asegúrese de llevar algunas botellas de agua para hidratarse. También necesitará agua para limpiarse las manos y las herramientas. Un trapo de repuesto también puede ayudarlo a limpiar las bayas, las partes de las plantas e incluso los dedos.

Libros ilustrados

Como se mencionó, es necesario traer algunos libros ilustrados para asegurarse de identificar las plantas y hierbas correctamente. No es necesario que te lleves todos los libros mientras caminas porque tienen cierto peso. En su lugar, puede tomar uno y dejar los demás en su automóvil para una verificación cruzada más fácil cuando haya recolectado todas las hierbas que desee.

Proteccion solar

Estar expuesto al sol nunca es saludable y seguro. Sin embargo, dado que buscar comida hace que la exposición al sol sea inevitable, es aconsejable que lleve consigo un sombrero o un buen protector solar. Es posible que deba volver a aplicar el producto con frecuencia, especialmente si pasará un buen par de horas caminando fuera de la sombra de los árboles. Aparte del protector solar, es posible que también desee traer una buena botella de repelente de insectos solo para mantenerlos alejados.

Lupa

Es posible que no siempre lo necesite, pero llevar una lupa en su búsqueda de alimentos puede ayudarlo a asegurarse de tener en sus manos las hierbas adecuadas. El vidrio puede permitirle inspeccionar visualmente pequeñas hierbas y plantas en busca de características discernibles que las distingan del resto de su familia y especie. Una diferencia en el cabello o incluso pequeños agujeros en el tallo puede ser todo lo que necesita para identificar una hierba correctamente. Como los ojos son limitados en términos de lo que pueden ver, una buena lupa puede hacer el trabajo mucho más fácil.

Ropa adecuada

Si bien no hay guías estrictas sobre lo que puede y no puede usar mientras busca alimento, la idea es usar algo que sea protector y cómodo. La ropa de manga larga, así como los pantalones largos, son buenas opciones porque pueden ayudar a evitar que los insectos te piquen y que los arbustos espinosos irriten tu piel. También es una buena idea usar una bufanda para mayor protección contra el sol.

Para tus pies, es mejor si puedes quedarte con un par de calcetines y botas.

Aperitivos

No es necesario que traiga mucha comida, especialmente si pasará la mayor parte de sus horas buscando hierbas y plantas. Sin embargo, debido a que la actividad puede ser tediosa y difícil, es aconsejable llevar algunos bocadillos mientras busca comida.

Las galletas e incluso los dulces pueden ayudar a prevenir episodios de hipoglucemia o niveles bajos de azúcar en la sangre, lo que ocurre con frecuencia cuando realiza demasiada actividad física. Debido a que los daños de la hipoglucemia, especialmente cuando no se corrigen de inmediato, pueden ser letales, debe tomar medidas para evitar que suceda en primer lugar.

Capítulo 3

Beneficios de la recolección de comida

Muchas personas están recurriendo a la comida salvaje hoy en día, y los mejores chefs la incluyen en sus cocinas como recetas. Las dificultades económicas a las que nos enfrentamos han hecho que sea más barato comer alimentos recolectados en el bosque y los setos en comparación con comprar algunos en el supermercado. Quizás se pregunte por qué todo el mundo habla de buscar comida y qué puede ganar al probarlo. Estos son los beneficios asociados con la búsqueda de alimento.

Rica en nutrientes

Varias plantas silvestres contienen altos contenidos de nutrientes y fitoquímicos que nuestro cuerpo necesita. El hecho de que estas plantas no hayan sido sometidas a modificación genética o hibridación las hace fuertes y vigorosas. Los fitoquímicos se refieren a los compuestos químicos que tienen las plantas y que les dan su sabor, color y olor. No se incluyen en los nutrientes esenciales, pero se cree que son biológicamente importantes en el sentido de que potencialmente pueden ralentizar enfermedades como el cáncer. La mejor manera de lograr estos beneficios es consumirlos enteros.

Estas plantas silvestres comestibles tienen altos niveles de vitaminas y minerales, calcio y fibra.

Ácidos grasos omega-3

Se ha demostrado la existencia de ácidos grasos esenciales omega-3 en muchas de las plantas comestibles silvestres. Estos son importantes para el metabolismo normal y para reducir el riesgo de enfermedades como artritis, presión arterial alta, depresión y enfermedades cardíacas, entre otras.

Bajo en grasas

Las plantas silvestres comestibles son bajas en grasa, por lo que no tiene que preocuparse por aumentar de peso y aumentar sus posibilidades de volverse obeso.

Es una forma de ejercicio

¿Ha pensado alguna vez en buscar comida como una forma de ejercicio? La búsqueda de alimento implica caminar mucho porque tienes que encontrar la planta que estás buscando. Además de eso, requiere que cargues cosas que hayas recolectado además de agacharte. Hay una gran cantidad de actividad física involucrada, que incluye cavar, trepar, sacudir las cosas recolectadas e incluso huir de vez en cuando. Durante el verano, debe llevar mucha agua pesada durante la búsqueda de comestibles silvestres. Cuando lo piensas, el trabajo físico aplicado en la búsqueda de comida es más que el de alguien empujando un carrito de compras. Te darás cuenta de que puedes quemar muchas calorías con este ejercicio.

Comida fresca

El nivel genético de las plantas domesticadas se ha alterado porque se cultivan para que luzcan frescas, se vuelven resistentes a cualquier daño del transporte, contienen un sabor suave y se cosechan y almacenan convenientemente. Esto ha provocado que las plantas pierdan gran parte de sus importantes compuestos nutricionales. Las plantas silvestres, por otro lado, luchan por mantenerse vivas todos los días y por eso recurren a cargarse con una amplia gama de agentes de guerra química. Estos son los minerales, antioxidantes, vitaminas, licopeno y flavonoides entre muchos compuestos beneficiosos como se vio anteriormente. Esto y el hecho de que las plantas se comen habitualmente a las pocas horas de la cosecha sin pasar por todos los procesos por los que pasan las plantas domesticadas las hace más frescas. Puede compararlos con los alimentos en la tienda o incluso con los mercados de agricultores, y verá la diferencia en términos de frescura.

Fomenta la vinculación

Existen diferentes reglas que rigen la búsqueda de alimento de un lugar a otro. Aún así, en general, no se puede cosechar nada del jardín de alguien sin su permiso, incluso si es una planta comestible silvestre. Por lo tanto, si usted es un recolector de alimentos, es posible que deba interactuar con las personas a veces para solicitar permiso para cosechar algunas plantas silvestres comestibles de su jardín que es posible que no tenga. Esto conduce a la vinculación con sus vecinos y la comunidad en general, incluso con extraños y con las personas de las plantas a quienes puede necesitar pedir ayuda en varios problemas de alimentación. Este tipo de vínculo puede ser importante incluso durante tiempos difíciles, como cuando azotan los huracanes, porque ya tendrá una relación con su vecino y será fácil ayudarse mutuamente.

Proporciona alegría

Cuando hable con los recolectores, una cosa que notará es que están felices cuando hablan sobre el tema porque pueden "vincularse con la naturaleza".

Nuevos descubrimientos

Las plantas silvestres son diferentes a las que plantamos en nuestros jardines ya que maduran según el horario de la naturaleza. Por lo tanto, requiere que aprendas sobre los diversos ciclos de la naturaleza para poder encontrar la planta que deseas. Además de eso, es necesario conocer la relación que existe entre la naturaleza y las plantas. Los campos, el sol, el tipo de suelo, la sombra, las riberas de los ríos y los bosques son factores que influyen en el crecimiento de las plantas silvestres en un lugar determinado. Cuando estudie las guías de alimentación, solicite la ayuda de un experto local y vaya al campo a buscar comida, entonces podrá descubrir cosas que ni siquiera han sido documentadas. Por ejemplo, un recolector descubrió que el sasafrás y la ortiga crecen juntos, y esto no es algo que esté en los libros de búsqueda de alimento. El recolector se dio cuenta de esto porque dondequiera que encontrara sasafrás, la ortiga estaba allí. Por lo tanto, tiene el poder de crear nuevos inventos.

Es barato

Puede llamarlo una comida gratis si lo desea porque los recolectores disfrutan de las comidas preparadas a partir de plantas recolectadas casi sin costo. Estas plantas silvestres comestibles podrían estar creciendo solas en su patio trasero, y todo lo que tiene que hacer es cosecharlas, prepararlas y comerlas sin pagarlas, a diferencia de lo que ocurre en el mercado o la tienda de comestibles. Las plantas silvestres comestibles no necesitan ninguna inversión porque no se compran semillas ni fertilizantes y la mano de obra es gratuita ya que crecen solas. Mejor aún, están listos para cosechar sin ni siquiera regarlos. Puede llamarlo seguridad alimentaria barata.

Sentido meteorológico aumentado

Los recolectores de alimentos pasan mucho tiempo al aire libre identificando, buscando y recolectando plantas silvestres. Con el tiempo, puede saber el tipo de clima que se aproxima, ya sea con viento, nublado, etc. Esto es posible monitoreando las plantas y animales que lo rodean y las acciones de varios insectos.

Capítulo 4

Buscando alimento en la naturaleza

Amaranto (Amaranthus retroflexus)

Amaranthus o Amaranth, que significa 'flor que no se marchita' en griego, es una planta anual de verano que pertenece a la familia Amaranthaceae. Se les conoce comúnmente como pigweed y tiene alrededor de 60 especies distinguidas, con colores de inflorescencia que van desde el rojo, el verde, el morado hasta el dorado.

Una de las especies más conocidas y utilizadas de la familia Amaranthaceae es Amaranthus retroflexus. Amaranthus retroflexus son plantas con flores que también se conocen como amaranto de raíz roja, amaranto común, amaranto rodadora común, amaranto de raíz roja y amaranto de pigweed.

Ubicación

Amaranthus retroflexus tiene una presencia generalizada en el mundo, pero son nativos de las Américas tropicales.

Utilizar

Durante siglos, el Amaranthus retroflexus se ha cultivado como cereales u hortalizas. No se sabe mucho sobre su uso en el campo médico, pero se ha señalado mucho sobre su importancia religiosa en muchos países. Por ejemplo, se preparan de diversas formas y se utilizan como plato central en festividades como el Día de Muertos en México. También son excelentes plantas ornamentales.

Las hojas y semillas de las plantas de Amaranthus retroflexus son comestibles.

Identificación

La característica más distintiva de las plantas de Amaranthus retroflexus es su tallo, que puede crecer hasta 1-2 metros de largo. El tallo es peludo en la parte superior y liso y bastante rojizo en la parte inferior, cerca de las raíces. La planta tiene hojas verdes o rojizas en forma de lanza que crecen en largos pecíolos.

La inflorescencia de Amaranthus retroflexus es bastante grande y tiene un racimo de pequeñas flores verdes con espinas erizadas. Las flores florecen en verano u otoño y producen una pequeña semilla negra.

Se encuentran comúnmente en jardines y campos abandonados o cultivados. En apariencia, son similares a los de Lambs Quarters.

Preparación

Las hojas de las plantas de Amaranthus retroflexus pueden consumirse cocidas o crudas. Se pueden picar finamente y usar como espinacas o saltear con coco rallado, pimiento picante y ajo. Las hojas secas o frescas también se pueden utilizar para hacer té de hierbas.

Las semillas, crudas o tostadas, también se pueden comer. Puede echarlos en ensaladas o molerlos en harina y usarlos para hacer pan y cereal caliente. Las semillas de amaranto molidas también son excelentes espesantes.

Las plantas de amaranthus no son venenosas, pero sus hojas contienen ácido oxálico, y cuando se cultivan en suelos ricos en nitratos, también pueden contener nitratos en gran volumen. Entonces, por razones de seguridad, hierva las hojas y deseche el agua antes de usarlas.

Valor nutricional

Las plantas de Amaranthus retroflexus son muy nutritivas; las hojas contienen vitamina A, C y ácido fólico. También son una gran fuente de minerales, como hierro, potasio, zinc, cobre y manganeso.

Y las semillas contienen un aminoácido llamado lisina, un aceite esencial que se encuentra en cantidades limitadas en otras plantas comestibles.

Trébol (Trifolium)

Tréboles, también conocidos como 'Trifolium' en latín, que significa tres hojas, pertenecientes a la familia de leguminosas Fabaceae.

Son plantas silvestres comestibles que se utilizan y cultivan comúnmente en casi todas las partes del mundo. Los tréboles son plantas herbáceas perennes de vida corta, con alrededor de 300 tipos diferentes de especies.

Trébol rojo

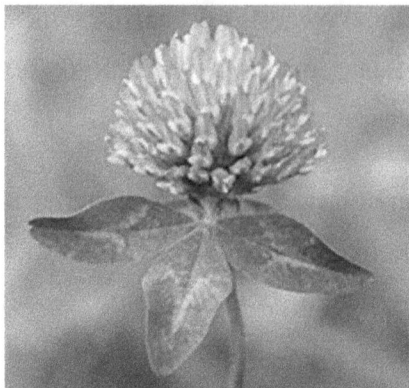

Identificación

Distinguir el trébol rojo de cualquier otro tipo de trébol es bastante simple, en parte debido a sus cautivadoras flores. El trébol rojo tiene una corona de 2-3 centímetros de ancho, que se compone de varias flores en forma de tubo. Son flores diminutas que tienen cinco pétalos estrechos y son de color rosa oscuro en la parte superior y pálidas en la parte inferior. Las flores de las plantas de trébol rojo florecen desde finales de la primavera hasta finales de octubre.

Sus folíolos son de 15-30 mm de largo y 18-15 mm de ancho, el tamaño de las hojas depende de las condiciones climáticas en las que se cultivan. Tienen forma ovalada, por lo que su sección media es bastante ancha. Los tréboles rojos pueden crecer hasta 20-80 cm de largo. Se pueden encontrar en pastos, bordes de caminos, campos, prados cubiertos de maleza y céspedes de patios traseros.

Ubicación

Los tréboles rojos se cultivan en muchos países del mundo, pero son autóctonos de Europa, Asia occidental y África noroccidental.

Usos

En la mayoría de las tradiciones, especialmente en China e India, los tréboles rojos se utilizan para curar varias enfermedades. Se utiliza para depurar la sangre, tratar problemas respiratorios, psoriasis, tos e incluso se utiliza como sedante y anti-dermatosis.

Cada parte del trébol rojo es comestible, pero se sugiere encarecidamente que la gente opte por sus flores. También se usa comúnmente como alimento para ganado y abono verde.

Preparación

Los tréboles rojos son más dulces que cualquier otro tipo de trébol, por lo que generalmente se usan para hacer té de hierbas dulce, como el té tónico de bardana. Los tréboles rojos también son parte de los ingredientes utilizados en la mayoría de los tipos de tés Essiac. Estas plantas silvestres comestibles también se pueden emplear para hacer sopa de puerro y ortiga.

Precaución

Según la investigación médica, una ingesta excesiva de trébol rojo puede causar hinchazón, dolor muscular, náuseas, sangrado vaginal en las mujeres, coagulación sanguínea lenta y reacciones similares a erupciones. Está prohibido para mujeres embarazadas o madres lactantes.

Valores nutricionales

Los tréboles rojos son ricos en proteínas, minerales y carbohidratos solubles. Estudios recientes incluso han demostrado que los tréboles rojos contienen isoflavonas, sustancias químicas que actúan como estrógenos. Se utilizan para reducir el colesterol, ayudar a prevenir la osteoporosis, reducir las plagas arteriales y mucho más. Pero como se dijo anteriormente, los tréboles rojos pueden ser peligrosos si no se toman en dosis mínimas.

Trébol amarillo

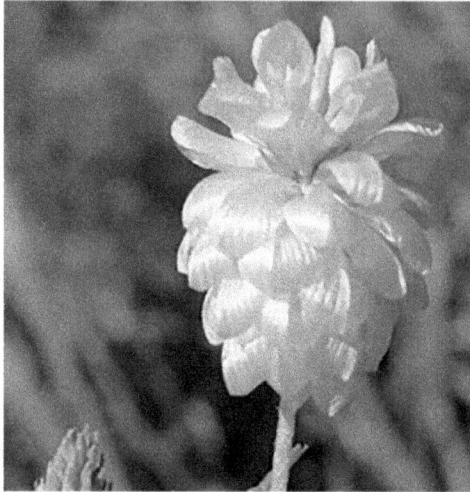

Identificación

La cabeza de la flor de un trébol de lúpulo está densamente llena de pequeñas flores parecidas a guisantes. El color de estas flores comienza como amarillo pálido y luego se convierte en semillas marrones.

Otro elemento que distingue al trébol de lúpulo son sus hojas alargadas. Miden 1-2 cm de largo y, a diferencia de otros tréboles, su centro está en el tallo.

Los tréboles de lúpulo pueden crecer hasta 15-30 cm de largo y se pueden encontrar en pastos, bosques abiertos, bordes de caminos, céspedes e incluso terrenos baldíos. Sus flores florecen de mayo a septiembre.

Ubicación

Se encuentran en los Estados Unidos, especialmente en las áreas noreste y sureste.

Usos

Los tréboles de la esperanza se utilizan a menudo como cultivo forrajero para mejorar las condiciones del suelo, especialmente aquellos que son infértiles, afectados por la sequía, erosionados y ácidos; repone el suelo con nitrógeno.

Las partes comestibles de la planta silvestre son sus hojas, semillas y flores.

Preparativos

Las partes comestibles del trébol de lúpulo pueden ingerirse cocidas o crudas. El follaje se puede tirar en ensaladas, las flores en té y la semilla se puede consumir tostada o cruda. Las semillas se pueden triturar hasta convertirlas en harina. Esta harina se puede poner en cualquier tipo de comida que el chef considere mejor.

Valores nutricionales

Los tréboles de lúpulo son ricos en proteínas y bastante apetecibles.

Trébol blanco

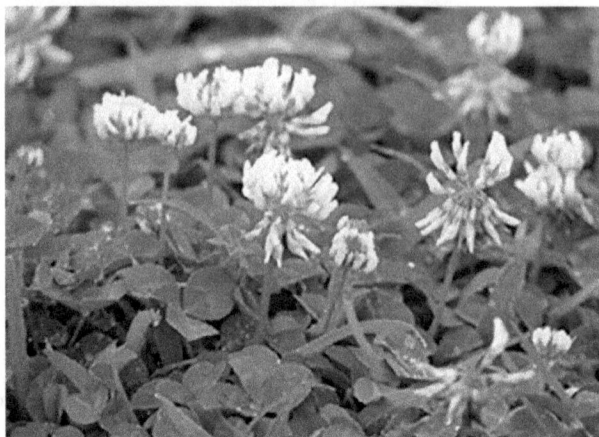

Identificación

La cabeza de un trébol blanco, también conocido como Duch Clover, mide aproximadamente 1-2 cm de ancho y crece en un pedúnculo de 7 cm de largo (tallo de flor). La corona de este trébol tiene un racimo de diminutas flores blancas, que se vuelven rosadas con el tiempo.

Las hojas de los tréboles blancos son oblongas y tienen bordes dentados con una marca blanca en forma de V.

Los tréboles blancos crecen mejor en climas húmedos y templados, pero su nivel de tolerancia es considerablemente bajo cuando se trata de calor y sequía.

Se pueden encontrar en pastos, céspedes, bordes de caminos y prados.

Ubicación

Los tréboles blancos son nativos de Europa, América del Norte y el oeste de Japón.

Usos

Al igual que otros tréboles, los tréboles blancos también se utilizan para el pastoreo de ganado y la mejora del suelo. Además, tienen un valor increíble para los apicultores. El trébol blanco puede crecer en pastizales de bajo nivel, áreas donde las flores no florecen con tanta frecuencia. Entonces, el trébol blanco es, en la mayoría de las ocasiones, la principal fuente de polen y néctar para las abejas.

Y no olvidemos lo apetecibles que son también. A excepción de su tallo, todas las partes de esta planta silvestre son comestibles, incluso la raíz.

Preparación

Los tréboles blancos no se deben comer crudos. Entonces la planta debe hervirse durante unos 5-10 minutos. Si el plan es hacer sopa, las hojas deben cosecharse antes de que florezca la flor.

Las flores y semillas se pueden secar, moler para convertirlas en harina y se pueden usar en té, arroz hervido o cualquier otra cosa.

Valores nutricionales

El trébol blanco está plagado de proteínas y vitaminas. Al igual que el trébol rojo, se utiliza para desintoxicar la linfa, los pulmones, el hígado y los riñones. Y para usos externos, se usa para tratar acné, picaduras de insectos y ulceraciones.

Plátano (Plantago Major)

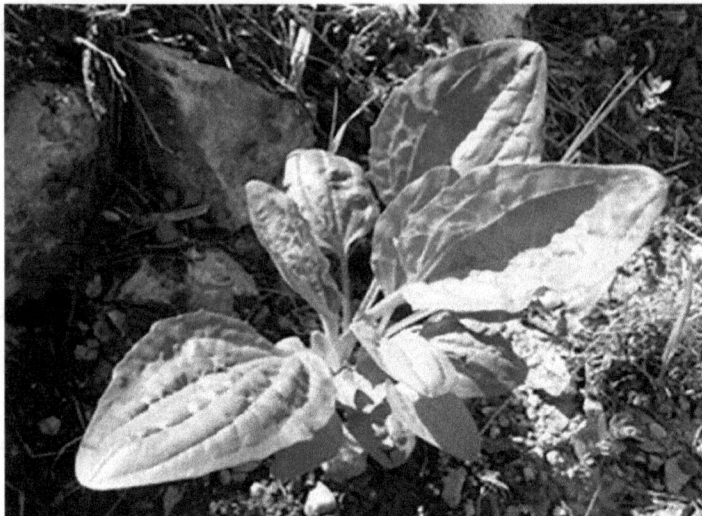

El plátano de hoja ancha se encuentra entre los cultivos más abundantes y más dispersos utilizados como medicina en el mundo. Este cultivo esencial se emplea para tratar la diarrea, que es una enfermedad crónica y del tracto digestivo.

Ubicación

El plátano de hoja ancha es autóctono de Europa y del centro y norte de Asia. El plátano también se puede encontrar creciendo en todo Ontario y la mayor parte de América del Norte.

Utilizar

Esta planta silvestre rica en nutrientes es saludable para comer. También se aplica en quemaduras leves, heridas abiertas o picaduras de insectos. Una cataplasma de hojas se ha utilizado durante milenios como una forma de tratar heridas, picaduras y llagas.

Identificación

Las hojas de plátano son verdes y tienen forma de huevo. La longitud puede variar de cinco a treinta cm. La planta crece en forma de roseta, tiene poco o ningún pelo y posee tallos anchos que se juntan en el fondo. Cuando se rompen los tallos de Plantago, se revelan venas parecidas a cuerdas que son similares a las del apio.

Las flores son de punta larga, pequeñas y de color marrón verdoso con estambres morados, que crecen desde la base; estos también comprenden una pequeña concha que alberga semillas oscuras.

Esta planta crece en muchas áreas, incluidos pastos, céspedes, prados, bordes de caminos, lugares de desecho y jardines. Y florecen de primavera a otoño.

Preparativos

Toda la planta es comestible. Las hojas que son jóvenes se pueden consumir cocidas o crudas. Son bastante amargas y aburridas de arreglar, por lo que generalmente es preferible (aunque no necesario) deshacerse de las hebras duras antes de su uso.

Las hojas tiernas y tiernas se pueden comer como ensalada. Pero a medida que envejecen, rápidamente se vuelven fuertes y fibrosos. Para hacerlo más tierno, muchas personas, antes de usarlos en ensaladas, tienden a blanquear el follaje en agua hirviendo. Los plátanos blanqueados se pueden congelar y usar más tarde en sopas, guisos o salteados.

Las hojas secas producen infusiones saludables. Las semillas se pueden comer crudas o cocidas, pero cosecharlas puede resultar tedioso. Las semillas se pueden triturar en una comida y combinar con harina.

Valor nutricional

Las hojas de plátano contienen calcio y otros minerales. Cien gramos de plátano contienen casi la misma cantidad de vitamina A que se encuentra en una zanahoria. Además, contiene compuestos bioactivos, como aucubina de ácido ursólico, asperulosido, flavonoides y alantoína.

Capítulo 5

Qué recolectar

Ortiga

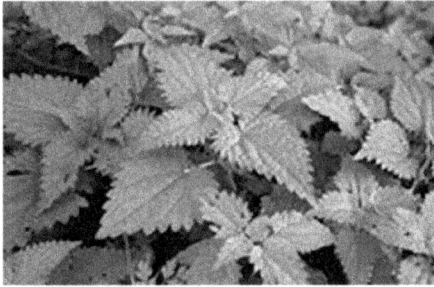

La ortiga es otra planta que puedes encontrar en casi cualquier lugar donde haya un río, a lo largo de senderos o en cualquier lugar donde haya tierra fértil. Las hojas y los tallos de las ortigas están cubiertos de pelos con forma de espinas, por lo que debes usar guantes si quieres manipular ortigas.

Las ortigas se han utilizado para preparar la medicina tradicional asiática y europea durante varios años, ya que son muy ricas en vitaminas y minerales como hierro, calcio y vitamina A. Además, la ortiga es muy rica en proteínas.

Después de cosechar las hojas de ortiga, sécalas y úsalas para hacer sopa, ensalada o té.

Propina

Al cosechar ortigas, busque hojas jóvenes en la parte superior de la planta porque suelen ser las más nutritivas.

Cabezas de violín

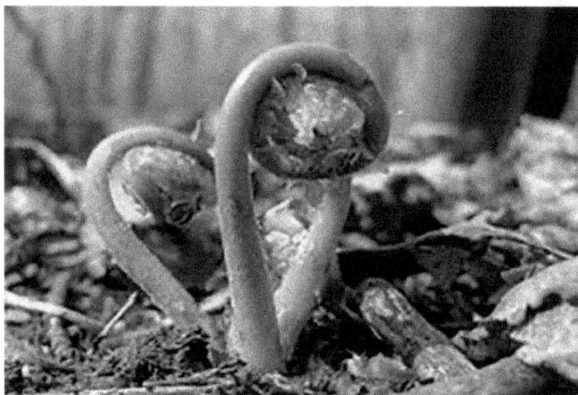

Como recolector principiante, le resultará muy fácil encontrar cabezas de violín. Las cabezas de violín se asemejan a la cabeza de un violín y se pueden encontrar entre las nuevas plantas de helecho durante la primavera. Crecen en áreas como pantanos, lugares cerca de arroyos o en el fondo de áreas descuidadas.

No todas las especies de helechos son comestibles. Sin embargo, debe tener cuidado con los helechos de avestruz, que tienen ranuras en forma de V en el interior y luego escamas que cubren el interior. Los helechos de avestruz son comestibles y deliciosos. Tienen un sabor parecido al de los espárragos, y para prepararlos basta con lavarlos bien con agua fría, quitar los trozos marrones y hervir durante al menos 15 minutos. Después de hervir, saltee en una sartén y coma al contenido de su corazón.

Cebollas salvajes

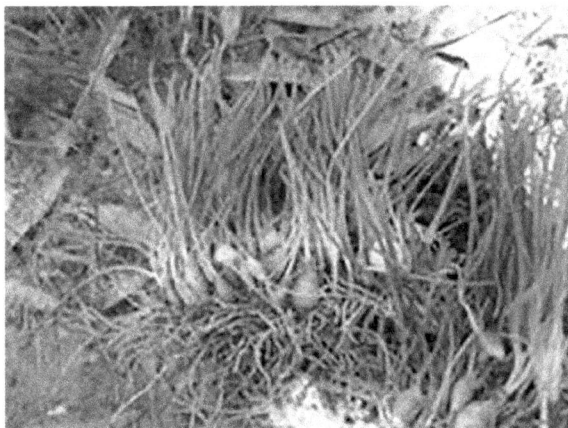

Las cebollas silvestres crecen a partir de bulbos con hojas lisas y estrechas. Por lo general, tienen flores blancas o rosadas agrupadas en la parte superior del tallo. Estas cebollas son muy populares en los Estados Unidos y Canadá, ya que prosperan mejor en un ambiente húmedo. Puedes comer tanto las hojas tiernas como los bulbos de cebollas silvestres. Puedes comerlos crudos o cocidos.

Consejo de Seguridad

Cuando busque cebollas silvestres, asegúrese de mirar con atención. Hay algunos parecidos y no querrás ir a cosechar algo que pueda dañarte. Sin embargo, las cebollas silvestres tienen un olor fuerte y distintivo que puede ayudarlo a identificarlas fácilmente. Puede comer sus cebollas silvestres crudas, salteadas o con huevos revueltos.

Moras

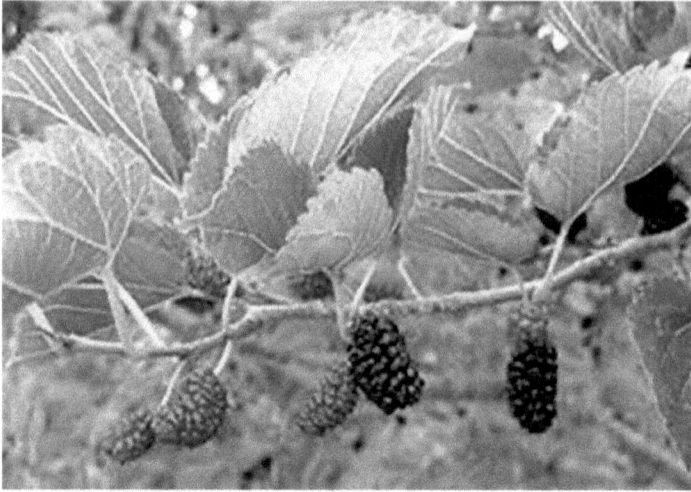

Puede disfrutar de dos tipos de moras como recolector; la mora negra y la mora roja. Las moras son comunes en los Estados Unidos y Canadá, y mientras que las moras negras crecen en áreas húmedas o secas a lo largo de llanuras aluviales, bosques, orillas de arroyos, las moras rojas crecen mejor a lo largo de orillas de arroyos y en los bosques. Los frutos de la morera son las únicas partes comestibles, ya que las hojas y las ramas contienen una savia lechosa a la que la mayoría de las personas son sensibles. Después de la cosecha y antes de comer las moras, asegúrese de lavarlas minuciosamente y con cuidado para evitar la contaminación por insectos y posibles insecticidas.

Totora

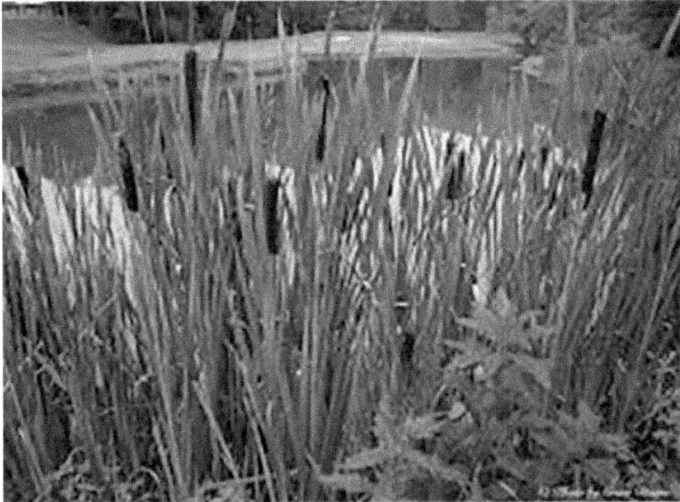

Las espadañas también se encuentran comúnmente en los Estados Unidos y en Canadá. Son hierbas altas y perennes de marismas con hojas largas y estrechas. Para encontrarlos fácilmente, vaya a áreas con agua o arroyos que se mueven lentamente. Lo bueno de las espadañas es que no son plantas de temporada y las puedes encontrar fácilmente en cualquier época del año.

Las partes comestibles de las espadañas son sus brotes. Puedes optar por comerlos crudos o puedes cocinarlos.

Sin embargo, debes tener mucho cuidado al cosechar tus espadañas. No querrás cosecharlos donde el agua está contaminada, ya que podrías terminar exponiéndote a partes de plantas contaminadas.

Pamplina

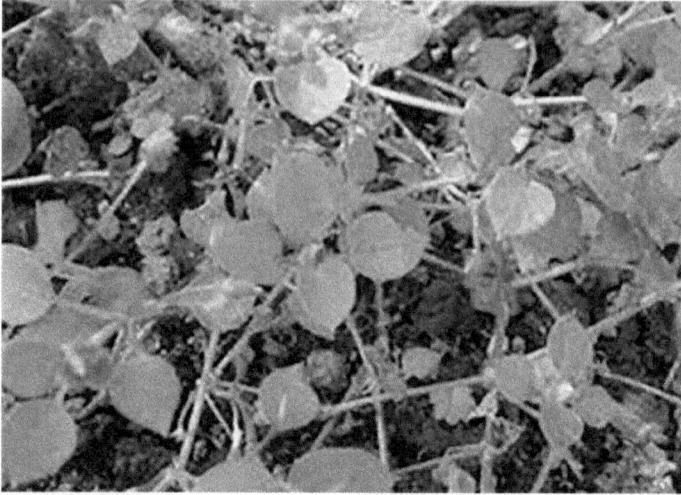

Esta es una planta muy delicada y común, que comúnmente se planta en jardines y granjas como repelente de insectos.

Se sabe que tiene muchas propiedades terapéuticas y nutrientes. Para identificar la pamplina, busque pequeñas flores blancas en forma de estrella que crezcan enredadas. La parte comestible de la pamplina son las hojas, que contienen una serie de vitaminas y minerales esenciales, como potasio, magnesio, tiamina, calcio, zinc y cobre.

Trébol

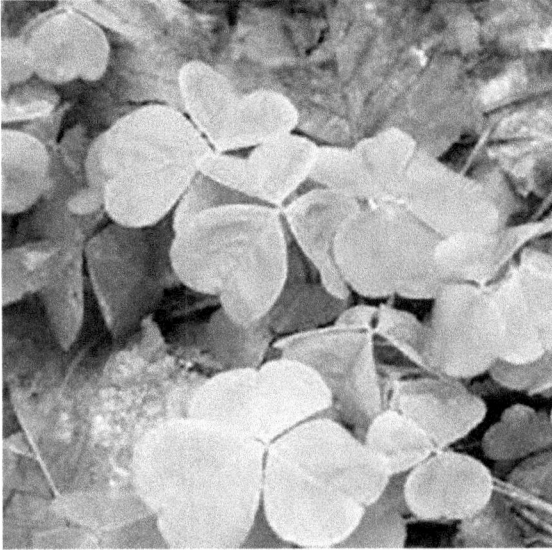

Los tréboles son un alimento muy común en la dieta de la mayoría de las personas en la actualidad. Lo bueno de ellos es que puedes comer la mayor parte del trébol, incluidas sus flores, hojas tiernas y semillas.

Los tréboles se pueden encontrar en toda América del Norte. Encontrarás muchos de ellos al pie de una colina en las regiones templadas o en amplios cauces en los valles. También puede encontrarlos en carreteras y bosques abiertos.

Nota: Los tréboles se pueden confundir fácilmente con otras hierbas como el trébol dulce, la acedera o el índigo silvestre, por lo que debes mirar con cuidado cuando busques tréboles.

Hay varias formas de comerse los tréboles. Por ejemplo, puede comerlos como ensalada, buñuelos, cocidos o preparados como té.

Moras

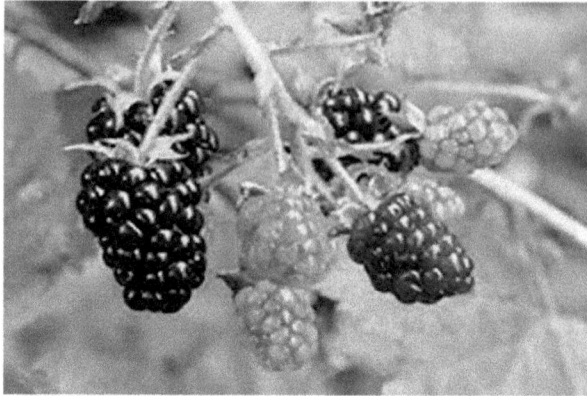

Probablemente ya esté familiarizado con las moras, ya que son muy comunes. Son esos pequeños frutos de color púrpura brillante que crecen en cañas espinosas.

Para cosechar moras, tendría que separar las suculentas frutas de sus bastones.

Los jugos de las moras son de color púrpura y pueden mancharte las manos al cosecharlas, así que trata de usar guantes cuando busques moras. Además, debe tener en cuenta que hay dos tipos de moras: la erecta y la mora final. Las moras que se arrastran tienen bastones que no se sostienen por sí mismos, mientras que las moras erectas tienen bastones que son arqueados y se sostienen por sí mismos. Además, las moras que se arrastran suelen ser más suaves que las variedades erectas. Para identificar las moras en la naturaleza, busque flores con cinco pétalos; son muy distintos y fáciles de identificar.

El mejor momento para cosechar moras es alrededor de noviembre o diciembre porque esta es su temporada alta.

Berro

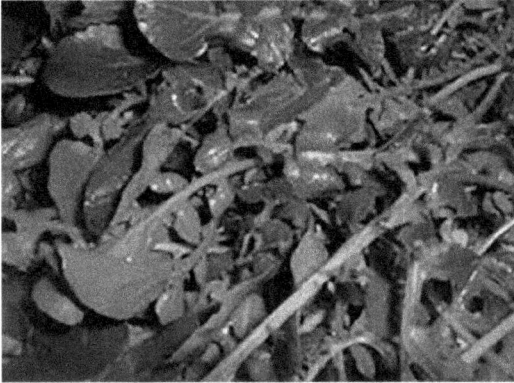

El berro es una planta perenne que se encuentra principalmente en regiones y áreas acuáticas con agua en movimiento rápido y claro, como las riberas de los ríos. Tiene hojas muy lisas y flores blancas que se dan en racimos y tienen cuatro pétalos. El berro se encuentra fácilmente en los Estados Unidos y en Canadá.

Se pueden comer los tallos y las tiernas hojas de los berros, cocidos o crudos. Otra gran ventaja de los berros es que puedes encontrarlos durante todo el año para que puedas incorporarlos a tu dieta habitual.

La mejor manera de cosechar berros es buscar las hojas superiores y el tallo y luego evitar cosechar las partes inferiores porque son gruesas y pueden no ser comestibles.

Sin embargo, cosechar berros puede ser peligroso porque crece a lo largo de las riberas de los ríos. El problema con las malas hierbas y las plantas que crecen en esas áreas es la contaminación; tales plantas pueden verse fácilmente afectadas por los contaminantes del agua.

Rosas silvestres

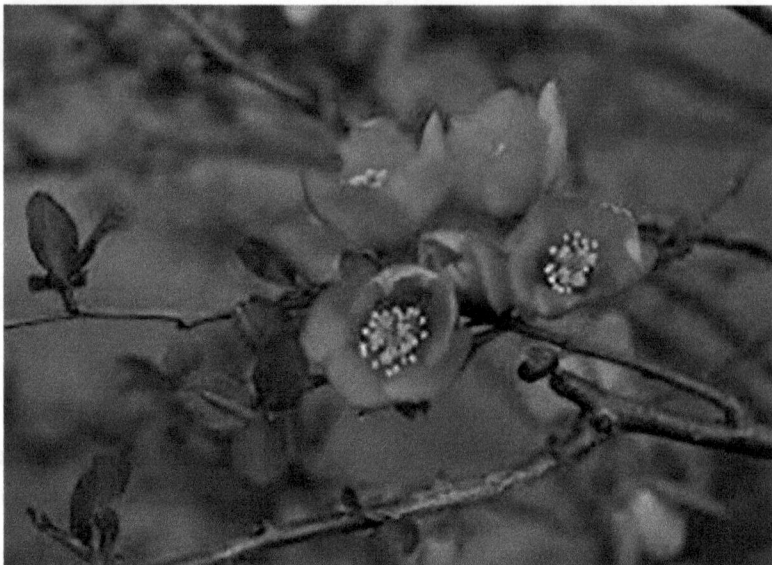

Otra mala hierba comestible a tener en cuenta como recolectora son las rosas silvestres, especialmente porque los pétalos de las flores y los frutos maduros de las rosas silvestres se pueden comer cocidos o crudos.

Las rosas silvestres son comunes en áreas con suelos húmedos o secos y se pueden encontrar a lo largo de la carretera o en bosques abiertos.

Consejo: cuando coseche rosas silvestres, tenga cuidado de no cosechar rosas silvestres que hayan sido rociadas con pesticidas porque las rosas silvestres generalmente crecen entre los pastos.

Algodoncillo común

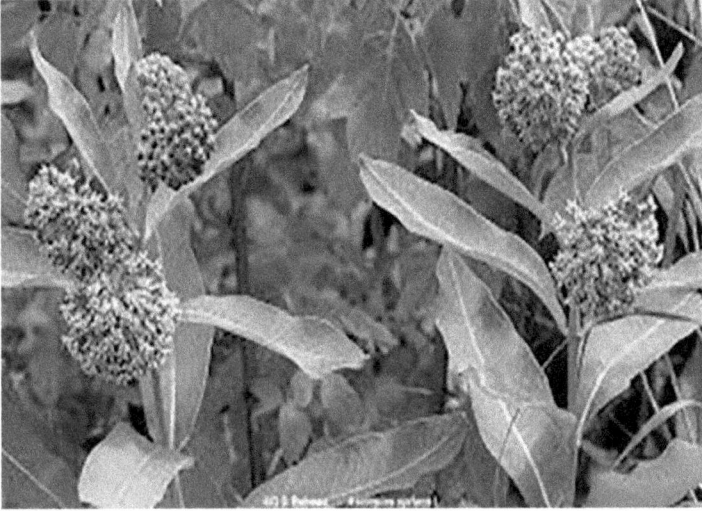

El algodoncillo común es un tipo de hierba que produce un jugo blanco y lechoso. Es una planta no ramificada que crece cuatro pies de altura y se puede encontrar a lo largo de los bordes de las carreteras, hileras de cercas y patios y en áreas abiertas. Las partes comestibles del algodoncillo común incluyen sus botones florales, vainas inmaduras y sus brotes jóvenes. Estas son las únicas partes que debes cosechar. Además, debes hervir los brotes después de la cosecha para eliminar su jugo lechoso y luego desechar el agua. El algodoncillo común se puede utilizar para hacer otras recetas o se puede comer crudo.

Espárragos

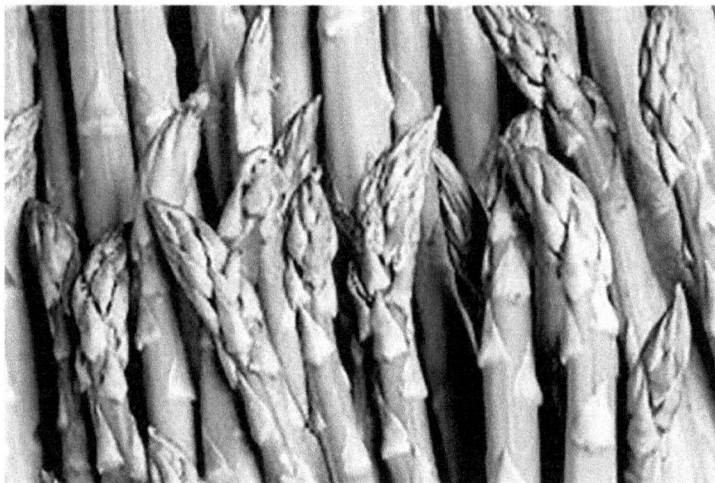

Si está buscando comida durante la primavera, asegúrese de buscar espárragos, ya que generalmente se encuentran comúnmente durante este período. El espárrago es una hierba perenne con raíces de marca y marts retorcidos. Presenta tallos de color verde claro y hojas pequeñas y tiernas, y se puede encontrar en suelos húmedos en lugares como campos, áreas de madera, cercas y patios.

Las partes de los espárragos que puedes consumir son sus brotes tiernos y tiernos, que puedes cocinar o comer crudos. Además de sus tiernos y tiernos brotes, no conviene comer ninguna otra parte de la planta. Los espárragos generalmente se venden en las tiendas de comestibles, pero como recolector, ya sabes que es mejor cosechar los frescos. También puede identificar los espárragos fácilmente porque tienen un aspecto distintivo y son similares a los que generalmente se venden en las tiendas de comestibles.

Bardana

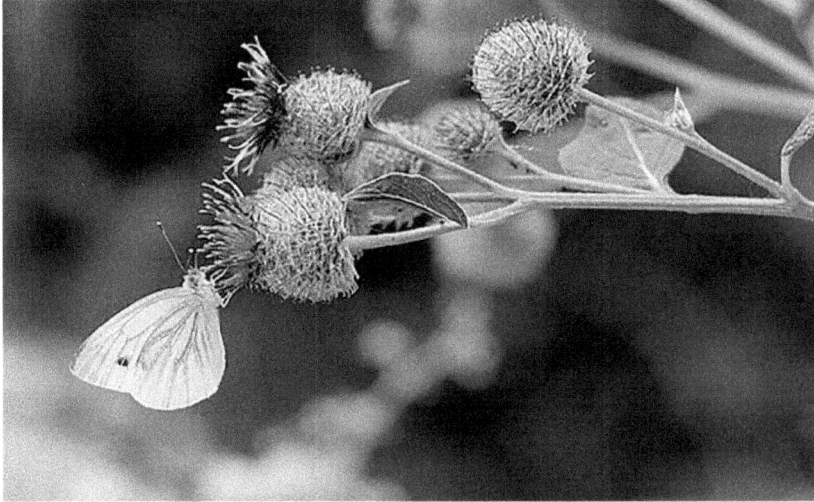

La bardana es una planta negra alta y común con rebabas irritantes. Crecen en lugares como riberas de ríos, bordes de carreteras y otros hábitats alterados. Puede identificarlos a través de sus irritantes rebabas y raíces altas y negras.

Las partes comestibles de la bardana incluyen las raíces fregadas, los tallos de flores inmaduros y los tallos pelados. Son muy ricos en varias vitaminas y minerales como esteroles vegetales, taninos, aceites grasos y carbohidratos. También se cree que las bardanas son muy efectivas en el tratamiento de enfermedades bacterianas e inflamatorias. También se cree que es un antioxidante muy fuerte. Puede preparar bardana como arroz integral de bardana, sopa de raíz de bardana o té tónico de bardana.

Amaranto

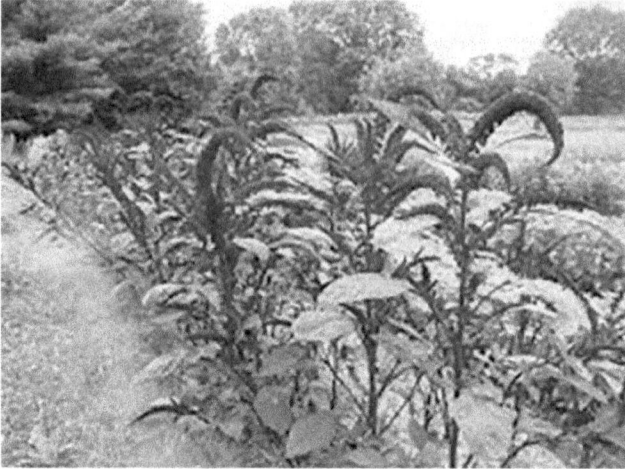

Otro alimento silvestre comestible y delicioso fácilmente disponible para los recolectores es el amaranto. El amaranto es una especie de planta tupida que mide entre tres y diez pies de altura. Es autóctona de América y se puede encontrar en los bosques. Se cree que las semillas de amaranto son muy ricas en metionina y lisina, que son aminoácidos esenciales. También se cree que son ricas en vitamina A, vitamina C y vitamina E, así como en calcio y potasio. Lo bueno del amaranto es que puedes comerlo crudo o cocido. Si se encuentra en una situación de supervivencia en la naturaleza, por ejemplo, esta es su mejor opción porque puede encontrarlo fácilmente y no necesita cocinarlo.

Sin embargo, debe tener mucho cuidado al cosechar amaranto para asegurarse de no cosechar los que han crecido en suelos concentrados en nitratos. En este caso, es muy recomendable que hierva el amaranto antes de consumirlo.

Punta de flecha

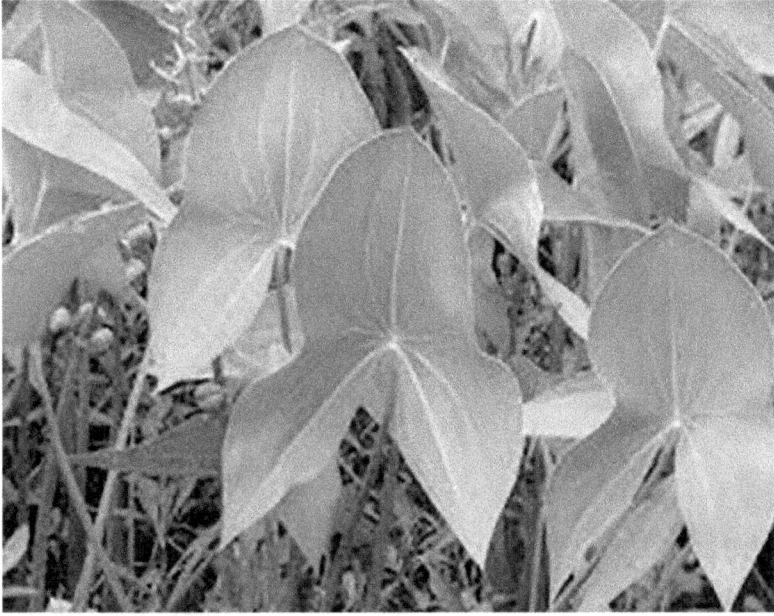

Las puntas de flecha se conocen con otros nombres. Algunos lo llaman papa del pantano y otros lo llaman hoja de flecha, mientras que otros lo llaman papa cisne o Katniss. Cualquiera que sea el nombre que se use, puede identificarlos fácilmente por sus tallos de dos a tres pulgadas de largo que flotan sobre el agua. Las partes de la punta de flecha que son comestibles son los tubérculos que crecen en los extremos de sus raíces estrechas y largas, aunque es posible que necesite muchos de ellos para tener una comida muy abundante.

Malvas

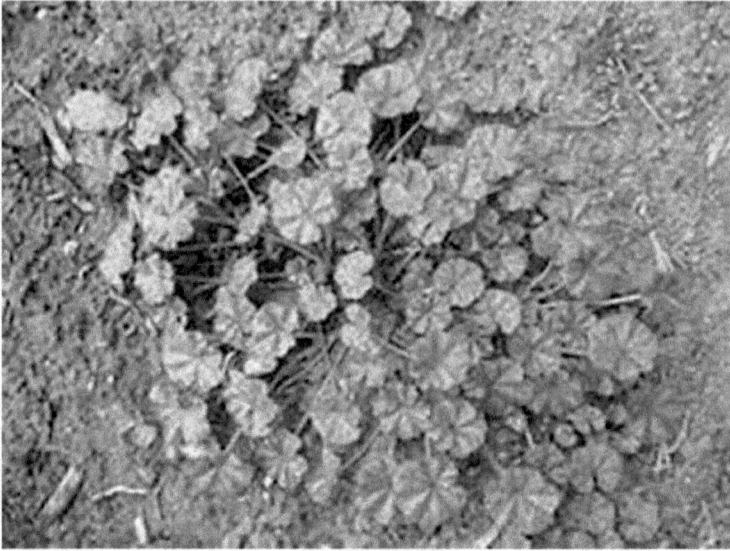

Las malvas pertenecen a una familia de plantas, que incluye el hibisco, el algodón y la okra. Las malvas son muy comestibles y generalmente se utilizan como ingredientes de la medicina tradicional a base de hierbas. Se cree que tienen propiedades laxantes, emolientes y antiinflamatorias.

Los frutos, que tienen gajos parecidos al queso y son de forma redonda, son comestibles. Además, las flores y el tallo son comestibles. De hecho, casi todas las partes de las malvas se pueden consumir. Puede usar las hojas secas para hacer té o usarlo como agente espesante en sopas. También puedes comer las flores y las hojas crudas.

Mahonia Japonica

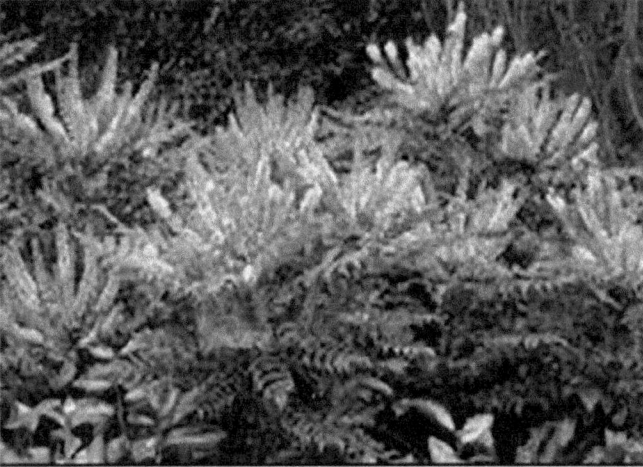

Debería estar atento a esta planta a principios de marzo. Es un arbusto que generalmente se encuentra en áreas boscosas con flores amarillas que parecen pequeños limones. Puedes comer tanto las flores de Mahonia Japonica como sus frutos. También puedes disfrutar de sus ricas propiedades de vitamina C.

Capítulo 6

Búsqueda de comida en invierno

Los alimentos silvestres están disponibles todo el año, incluso en invierno. Este es un buen momento para explorar el aire libre, cuando la población de insectos se reduce al mínimo y las serpientes se han vuelto en su mayoría inactivas. Los árboles habían dejado caer sus hojas, revelando frutos que antes estaban ocultos y ahora cubren parcialmente las puntas verdes de las hierbas del bosque en el suelo del bosque. Encontrar comida en el invierno requiere saber dónde buscar plantas comestibles, cómo identificarlas sin sus hojas y qué partes se pueden comer.

Bayas de invierno

Después de que las hojas caen de los árboles, las bayas quedan expuestas. Algunas son rojas y se destacan sobre el gris grisáceo del bosque invernal. Otros son de color oscuro y se mezclan con el paisaje, a menudo sin ser detectados. Muchos son comestibles. Las bayas blancas suelen ser tóxicas e incluyen la hiedra venenosa, el roble venenoso, el zumaque venenoso y el muérdago. La mayoría proporciona una fuente de alimento para las aves que viven en invierno.

Agracejos

El agracejo común, que no debe confundirse con el agracejo japonés, es un arbusto espinoso que crece en setos y en los bordes de campos y bosques en gran parte del norte de los Estados Unidos. Es más fácil de ver en la primavera cuando se desarrollan racimos de flores amarillas. Los frutos del agracejo común cuelgan en racimos caídos y maduran a mediados de otoño y permanecen en las ramas durante el invierno. Los frutos son comestibles y se pueden utilizar para hacer gelatina.

Chokeberries

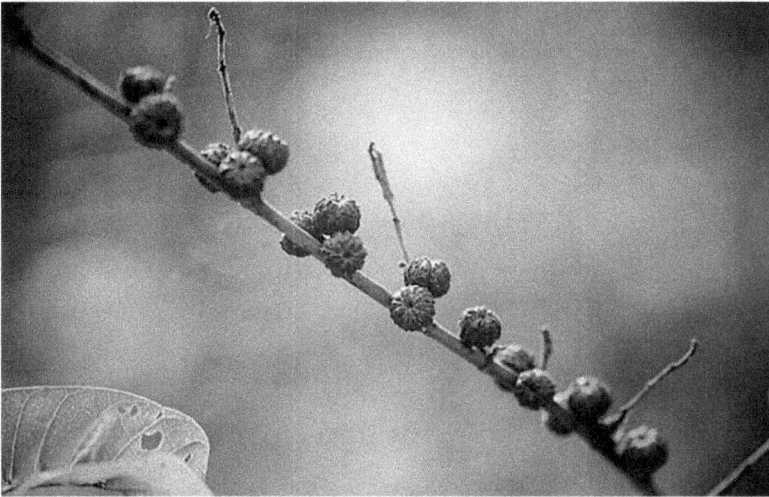

Los chokeberries son árboles pequeños en el este de Estados Unidos. Hay un chokeberry rojo y negro y el chokeberry rojo es común a lo largo de los cursos de agua y en áreas bajas y húmedas. Los frutos se vuelven de color rojo brillante cuando maduran a fines del otoño y permanecen durante el invierno. Los frutos del chokeberry negro son negros. Los frutos son bastante secos y quedan atrapados en la garganta cuando se comen crudos, lo que les da el nombre de chokeberry.

Arándanos

Los arándanos se encuentran en la familia del brezo y crecen en áreas húmedas y pantanosas desde Terranova hasta el sur hasta Carolina del Norte. El arándano rojo grande es la misma especie que se cultiva y vende en las tiendas de comestibles durante las vacaciones de invierno. Tiene tallos que se arrastran y pueden extenderse hasta dos o tres pies.

Otros arándanos incluyen

- El arándano pequeño es similar al arándano grande pero tiene hojas más pequeñas que son más blancas debajo con bordes enrollados.

- El arándano de montaña crece más erguido y tiene un pequeño racimo de frutos en el tallo.

Los arándanos maduran a fines del otoño, generalmente después de una helada, y permanecen en las plantas durante el invierno, sin necesidad de almacenamiento. La fruta cruda es agria y astringente por sí sola, pero se puede agregar a ensaladas o hacer postres o jugos.

Perdiz y gaulteria

La perdiz y la gaulteria, aunque no están relacionadas, se ven muy similares y ambas crecen a la sombra del suelo del bosque en los bosques centrales y del este, a menudo juntas. Ambas plantas producen frutos rojos que permanecen durante todo el invierno.

Partridgeberry es una enredadera de hoja perenne que se arrastra en la familia de las pajitas. Los tallos leñosos tienen hojas emparejadas y redondeadas de aproximadamente media pulgada de largo y, a menudo, con venas blancas. Las flores blancas, tubulares con cuatro pétalos aparecen desde principios hasta mediados del verano, cubriendo el suelo del bosque con una alfombra blanca.

Las perdiz se conocen como la fruta de dos ojos. Se necesitan dos flores para producir frutos.

Las flores están en pares y los ovarios se fusionan para formar una sola fruta roja parecida a una baya que conserva las dos cicatrices de las flores, que se conocen como los dos ojos.

Las perdiz son comestibles y maduran a fines del otoño, y a menudo permanecen en la vid durante el invierno. Aunque carecen de sabor, son una adición colorida a las ensaladas de frutas y son un bocado agradable mientras se camina por el bosque.

Las hojas de gaulteria carecen de las venas blancas, tienen forma ovalada y están ligeramente dentadas. También se arrastran por el suelo del bosque. Las bayas tienen un sabor distintivo a gaulteria y se pueden picar o hacer té.

Nopal

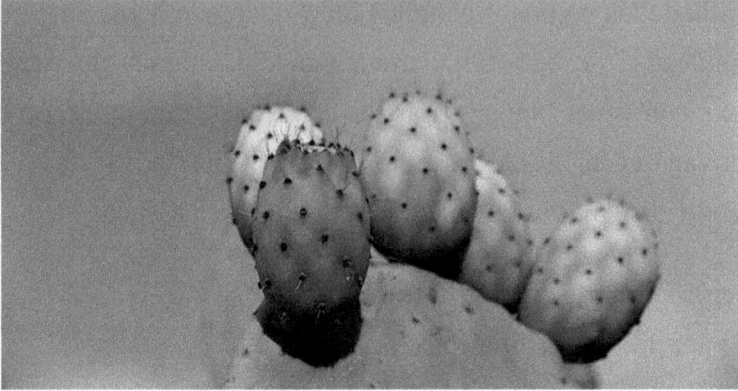

La tuna es el cactus más extendido con varias especies que se encuentran en gran parte de los Estados Unidos. La temporada de cosecha se extiende hasta el invierno en algunas áreas. Los frutos, también llamados atunes, varían considerablemente en tamaño, color y sabor. Por lo general, los rojos más oscuros son más maduros y jugosos. Se recomiendan pinzas o guantes de cuero para recolectar frutos de cactus, ya que su superficie está cubierta de pequeñas espinas. Estos se pueden eliminar parcialmente rodando las frutas en la arena. Use un cuchillo afilado para quitar la fina capa de piel de la fruta. Las espinas restantes se despegan con la cáscara.

Una vez peladas, las tunas se pueden comer crudas. Hervido y colado, el jugo se puede usar para hacer jugo y gelatina. Corte las frutas por la mitad, retire las semillas y seque las frutas para almacenarlas para uso futuro.

Bayas de Toyon

La baya toyon pertenece a la familia de las rosas y es un arbusto de hoja perenne o un árbol pequeño que está limitado en su rango a elevaciones más bajas desde el norte hasta el sur de California. Florece en verano con flores blancas seguidas de la fruta, que parece pequeñas manzanas y madura en invierno. Las bayas se pueden comer crudas, pero también se pueden secar y moler en harina, remojar en agua caliente para el té o hacer tartas o gelatinas.

Verdes de invierno

En el invierno, cuando las hojas se han caído y los pastos se han vuelto marrones, busque manchas verdes. Estos pueden estar en patios, prados, bordes de bosques o a lo largo de vías fluviales. Pueden aparecer al principio como malas hierbas, pero una vez que haya aprendido a identificar algunas de las verduras silvestres, se dará cuenta de que esto es comida.

Pamplina

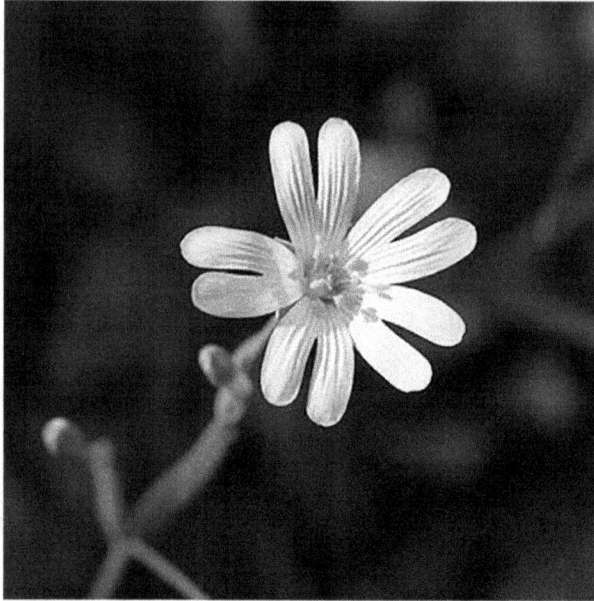

Pamplina es una planta anual que germina en el otoño y crece durante el invierno. Busque las manchas verdes en su césped para localizarlo. Las plantas jóvenes tienen tallos delgados y extendidos con hojas emparejadas que son pequeñas, de menos de una pulgada de largo. Las puntas se pueden recortar hasta la primavera cuando finalmente florece y se convierte en semilla. La pamplina se puede comer cruda o agregarse a ensaladas y hierbas para untar.

Ensalada de maíz

La ensalada de maíz es una hierba anual de bajo crecimiento en la familia de la valeriana que espera hasta que el clima se haya enfriado para germinar. A menudo crece a la sombra de otras plantas a lo largo de los bordes de zanjas, canales o áreas húmedas durante el invierno. Las hojas basales son pequeñas, con márgenes suaves y puntas redondeadas. Tan pronto como el clima comienza a calentarse, surge un tallo de flor con flores pequeñas, blancas o azul pálido en racimos de copa plana rodeados de brácteas frondosas. Las hojas tiernas se pueden comer crudas y agregarse a ensaladas.

Crucíferas

Las crucíferas, también conocidas como portadoras de cruces, son un grupo mundial de plantas pertenecientes a la familia de la mostaza. Durante el invierno, cuando la mayoría de las plantas están inactivas, las hojas basales jóvenes están creciendo. Aparecen como manchas verdes en jardines, prados o bosques. Las hojas jóvenes se pueden recoger durante todo el invierno en climas templados. En climas fríos, morirán si son golpeados por una fuerte helada o nieve, pero volverán a emerger durante los interludios cálidos.

Lechuga de minero

La lechuga minera es una hierba anual de la familia de las verdolaga que surge a mediados del invierno después de las lluvias invernales. Las hojas basales son ovaladas o triangulares, con tallos largos y suculentos. El tallo de la flor es distinto, con hojas superiores en forma de copa que rodean el tallo. Las flores pequeñas y blancas crecen en racimos en los tallos que se elevan por encima de la copa. Las hojas son comestibles crudas o cocidas. La lechuga minera se puede encontrar en áreas húmedas y sombreadas desde el sur de Alaska hasta México y desde las Montañas Rocosas al oeste hasta el Océano Pacífico.

Líquenes

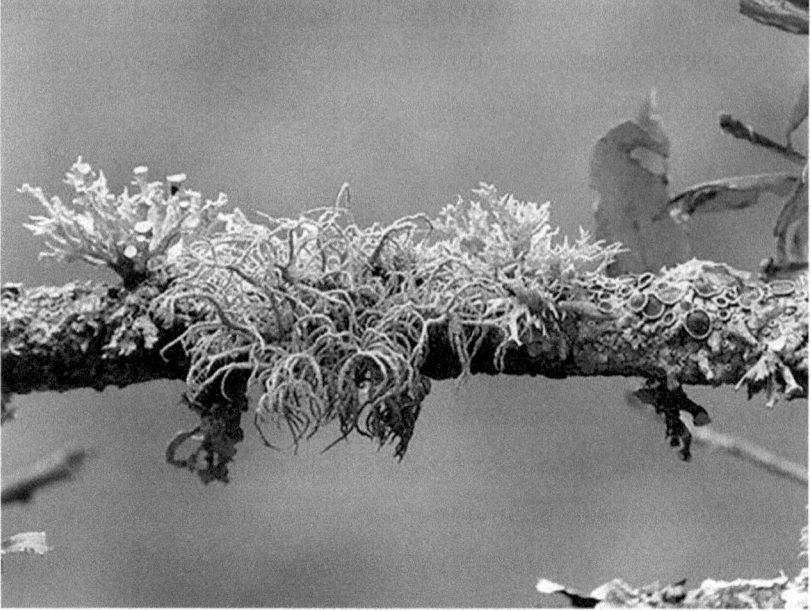

Vienen en todas las formas y colores: rojo, amarillo, verde, azul, marrón. Algunos cuelgan de las ramas en largas hebras, mientras que otros tienen forma de hoja y se adhieren a árboles o rocas muertos. Otros crecen en los troncos de los árboles, mientras que otros simplemente se encuentran en la parte superior del suelo. Son muy abundantes y se pueden encontrar en todo el mundo.

Los líquenes son una combinación de un hongo y un alga. Juntos actúan como una sola entidad y reciben minerales del agua de lluvia y de las rocas, árboles, suelo y otras superficies en las que crecen. En una situación de supervivencia, los líquenes se pueden comer crudos, pero si es posible, se deben remojar durante varias horas. Los líquenes contienen liquenina, un almidón que es soluble en agua y sustenta la vida.

Los líquenes se pueden agrupar en tres categorías generales:

- Los líquenes incrustantes forman una costra en los troncos de los árboles o rocas, que aparecen como manchas de pintura.

- Los líquenes foliosos tienen forma de hoja y están adheridos a rocas, ramas o troncos.

- Los líquenes fruticosos están hechos de hebras delgadas e irregulares entrelazadas y cuelgan de los árboles o se sientan en el suelo.

Tripa de roca

La callosidad es un liquen folioso que crece en las rocas de los bosques abiertos desde el Ártico al sur hasta el norte de los Estados Unidos y las montañas al sur hasta Georgia. La superficie superior es de color gris a marrón oliva, mientras que la parte inferior es negra. Está adherido cerca del centro y se expande hacia afuera muy lentamente, formando una forma circular a medida que crece. Después de una lluvia, mientras está mojado, se siente correoso y suave. A medida que se seca, se vuelve quebradizo. Los callos de roca se pueden recolectar arrancando pedazos, dejando el centro adherido para que continúe creciendo. La tripa de roca es comestible y se puede agregar a las sopas.

Musgo de reno

El musgo de reno se encuentra con mayor frecuencia en los estados del norte, aunque se encuentra en zonas tan al sur como Virginia.

Crece en el suelo en grandes colonias con masas de tallos redondos, huecos, de color gris plateado.

Musgo de islandia

El musgo de Islandia se puede encontrar en el extremo norte y forma esteras que tienen forma de hojas y son de color verde oliva a marrón, a veces con manchas rojas. Crece en el suelo desnudo en el Ártico y en las montañas y colinas de los estados del norte y a lo largo de la costa de Nueva Inglaterra. En condiciones secas, los tallos y ramas se enrollan y luego se aplanan cuando está húmedo. El musgo de Islandia contiene propiedades amargas y debe sangrarse antes de usarlo.

Raíces

El invierno es cuando la mayor parte del mundo vegetal parece estar durmiendo. Las hojas caen al suelo, las enredaderas cuelgan sin fuerzas y la hierba se vuelve marrón. Sin embargo, esta apariencia inanimada es solo una ilusión. Las plantas están muy vivas y todo lo que se necesita es excavar un poco debajo de la superficie para darse cuenta de que esto es cierto. En climas más fríos, esto puede no ser posible a menos que haya una ola de calor y el suelo comience a descongelarse. Pero para quienes viven en climas templados, hay mucha comida debajo de la superficie.

Muchas de las raíces comestibles en áreas de humedales son mejores cuando se cosechan en el invierno, una época en que el agua está fría y las copas están inactivas. Explorar el área con anticipación y marcar el área ayuda a encontrar las plantas una vez que las hojas han muerto. De lo contrario, puede resultar difícil encontrar e identificar las raíces.

Bienales

Las bienales son hierbas que forman una roseta basal de hojas el primer año, a menudo a fines del verano, después de que las semillas se han dispersado de las plantas del año anterior. Las raíces de algunas bienales son comestibles y continúan creciendo durante el invierno. Estos se pueden cavar en cualquier momento antes de que la planta envíe el tallo de la flor la próxima primavera.

Onagra

La onagra es una bienal que surge de una semilla a fines del verano o principios del otoño y forma una roseta basal de hojas que a menudo están salpicadas de manchas rojas y permanecen verdes durante el invierno. Una raíz blanca con almidón se desarrolla bajo tierra y se puede cavar en cualquier momento durante el invierno siempre que el suelo no esté congelado. Las raíces se pueden utilizar como verdura cocida o con otras verduras.

Capítulo 7

Búsqueda de alimentos en otoño

Cuando los bordes y las cimas de los bosques comienzan a ponerse amarillos y rojos, y los campos y las áreas verdes se vuelven dorados, sabes que se acerca el otoño. Suele estar marcado con días cálidos y soleados que son ideales para estar al aire libre cosechando lo que se ha ido desarrollando durante todo el verano. Las frutas están madurando, las semillas están madurando y las nueces están cayendo. Cuando se pueden ver ardillas y ardillas listadas corriendo alrededor de los árboles recolectando nueces y almacenándolas o enterrándolas, es una señal segura de que ha llegado otra temporada de cosecha con otra cosecha lista para ser recolectada.

Caderas, Haws y Mini manzanas

La familia de las rosas contiene varias especies con frutos comestibles que maduran en el otoño, algunos comienzan a madurar a fines del verano. Estas frutas tienden a ser menos dulces que las bayas y las cerezas que maduran en primavera y verano. Estas frutas tienen un alto contenido de vitamina C y E y ayudan a estimular el sistema inmunológico contra las temperaturas más frías.

Caderas: el fruto de la rosa

Uno de los arbustos más fáciles de reconocer y también uno de los más comunes que se encuentran en los Estados Unidos son las rosas silvestres. Crecen en las montañas, al borde del bosque, en campos y pastos para vacas, y en pantanos y marismas. El fruto de la rosa es una cadera que contiene varios ovarios maduros llenos de semillas. Los lóbulos del cáliz son prominentes en la punta del fruto. Las frutas son comestibles y se pueden picar crudas o sumergidas en agua caliente para hacer té de rosa mosqueta.

Mini manzanas de la naturaleza

Los espinos y las manzanas silvestres son arbustos o árboles pequeños de la familia de las rosas que producen frutos que parecen manzanas en miniatura. Crecen en el bosque o en los bordes de cercas o campos abandonados donde a veces forman matorrales con fuertes espinas. En la primavera, los racimos de flores con cinco pétalos fragantes nacen en las ramas.

Muchos herbolarios consideran que los espinos son un tónico para el corazón y se han utilizado para problemas cardíacos, incluida la presión arterial alta y la angina de pecho.

Según Michael Murray en The Healing Power of Herbs, los espinos son ricos en flavonoides y se han estudiado por sus efectos antioxidantes.

Hay una serie de especies de espinos, la mayoría son árboles pequeños o arbustos densos. Las frutas son generalmente rojas y se parecen un poco a la fruta de su pariente cercano, la rosa silvestre.

Una forma de distinguirlos de las rosas es por sus espinas largas y robustas. Se puede preparar un té al remojar las frutas en agua caliente, o se pueden mezclar con otras frutas para hacer una bebida de jugo.

Manzanas silvestres

Las manzanas silvestres son ancestros de las manzanas y también han sido domesticadas. Varias especies que son nativas de los Estados Unidos incluyen:

- Las manzanas silvestres dulces se extienden desde el oeste de Nueva York hasta el noreste de Arkansas y desde el sur hasta el norte de Georgia.

- El manzano silvestre del sur se encuentra desde el sur de Virginia hasta el norte de Florida y el oeste hasta Louisiana.

- Las manzanas silvestres de la pradera crecen desde el norte de Indiana al sur hasta Arkansas y desde el norte de Oklahoma hasta el sureste de Dakota del Sur.

- Las manzanas silvestres de Oregón se encuentran en la costa oeste desde el centro-oeste de California hacia el norte hasta Alaska.

- Las manzanas silvestres nativas se pueden distinguir de las manzanas silvestres cultivadas por su sabor. La mayoría son extremadamente agrias, sin ningún tipo de dulzura.

Bayas y frutas similares a las bayas

Hay muchas bayas que maduran en otoño. Es mejor dejar muchos de ellos para las aves. Pero mezclados entre ellos hay tesoros escondidos, sabores que no se encuentran en ningún otro lugar. Una vez que haya identificado cuáles dejar para las aves, comience a experimentar con el gusto para ver cómo saben las frutas individuales.

Goma negra: el limonero

Las encías negras son uno de los primeros árboles en comenzar a cambiar de color en el otoño. Las hojas tienen forma ovalada y se vuelven de color rojo escarlata, mientras que la mayoría de los otros árboles todavía tienen hojas verdes. Este es también el momento en que las frutas comienzan a madurar, volviéndose de color negro azulado. Morder esta fruta es como chupar un limón.

Hay varias especies de esta familia con frutos comestibles. La goma negra de pantano es similar a la goma negra, pero los frutos son más amargos y dejan un regusto. El gusto es a menudo la mejor manera de distinguir entre estas dos especies. La goma de mascar Ogeechee crece en pantanos boscosos desde Florida hasta Carolina del Sur, con frutas de sabor amargo que se vuelven rojas cuando maduran.

Parches de papaya

La papaya crece en parches, generalmente como un árbol del sotobosque en el bosque. Los frutos se desarrollan durante el verano y parecen plátanos cortos y verdes. Crecen en grupos de tres a cuatro en las ramas de los árboles y comienzan a madurar a fines de agosto, alcanzando su punto máximo a fines de septiembre, aproximadamente cuando las hojas comienzan a ponerse amarillas. La papaya cae al suelo cuando está madura y debe recolectarse de inmediato antes de que se ponga negra. Si no están del todo maduros, puedes colocarlos en una mesa a temperatura ambiente y seguirán madurando.

Caquis

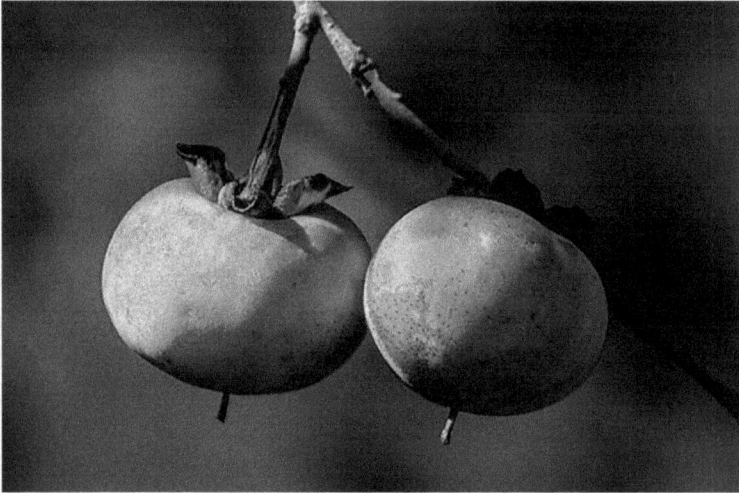

Los caquis parecen calabazas en miniatura y, casualmente, maduran casi al mismo tiempo. Mucha gente cree que hay que esperar hasta después de la helada para comer un caqui, pero esto no siempre es cierto. Si bien todavía puede haber caquis en un árbol cuando ocurre la helada, en realidad comienzan a madurar antes de la helada.

Los frutos del caqui deben estar maduros antes de comerse y en ese momento son muy dulces, como los dátiles. Las frutas inmaduras contienen ácido tánico astringente y dejan una sensación seca y calcárea en la boca. La pulpa de caqui madura se puede utilizar de la misma forma que una calabaza pero con un sabor superior.

Los caquis maduros a veces desarrollan una coloración oscura y moteada y se sienten suaves al tacto. Cuando están maduros, caen al suelo. Los vientos fuertes a veces también arrojarán caquis verdes al suelo. Si todavía se sienten firmes, no están maduros. Si permanecen en el suelo demasiado tiempo y se sienten burbujeantes, han comenzado a fermentar.

Frutas pasionales

Los frutos de la pasión, también llamados maypops, son bayas del tamaño de un huevo que parecen sandías en miniatura. La pulpa jugosa está contenida dentro de una piel gruesa que se vuelve amarilla y arrugada cuando los frutos están maduros. El jugo se puede extraer y convertir en una bebida que tenga un sabor cítrico.

Spicebush

Spicebush es un arbusto que se encuentra en el este de los Estados Unidos desde Maine al sur hasta Florida y al oeste hasta Texas en el sur y Missouri e Iowa al norte. Crece en el sotobosque a lo largo de arroyos y en bosques húmedos y se mezcla con la vegetación durante la mayor parte del año. En primavera, hace su aparición con flores amarillas que aparecen antes que las hojas. Después de que salen las hojas, permanece invisible nuevamente hasta que los frutos maduran y se vuelven de color rojo brillante. Este es el momento de elegirlos. Se pueden secar y utilizar más tarde como condimento picante en postres.

Sumacs

Los Sumacs se distinguen por sus hojas grandes y compuestas y por densos racimos de frutos que se desarrollan en las ramas. El zumaque venenoso tiene bayas blancas. Todas las especies que dan frutos rojos se pueden utilizar para hacer una bebida agria parecida a la limonada. Los frutos están cubiertos de pelos de color rojo brillante que son ácidos con ácido málico. También contienen ácido ascórbico y ácido tánico.

Cactus de colores

Los cactus son hierbas suculentas y espinosas con tallos redondeados, cilíndricos o aplanados que son una adaptación a las condiciones cálidas y secas donde crecen. Aunque los cactus se asocian normalmente con el sudoeste, varias especies de tuna crecen en todo Estados Unidos y tan al norte como Canadá en áreas secas, arenosas y abiertas, rocosas. La mayoría de las especies de cactus tienen frutos comestibles. Algunos saben mejor que otros. Dependiendo de la ubicación, algunas especies comienzan a madurar a fines del verano, mientras que otras esperan hasta el otoño y el invierno para madurar. Los cactus con frutos comestibles incluyen cactus barril, cactus erizo, tuna y saguaro.

Uvas Silvestres

Las uvas ya estaban creciendo en los Estados Unidos cuando llegaron los colonos. Hay al menos dos docenas de especies que se encuentran en los Estados Unidos. Se reconocen fácilmente por sus enredaderas leñosas que trepan a los árboles, a menudo en los bordes de los bosques. Los zarcillos bifurcados y las hojas en forma de corazón las distinguen de otras enredaderas.

Las uvas silvestres son los antepasados de las uvas cultivadas y son comestibles, al igual que las semillas. También se pueden comer hojas tiernas. Todos son comestibles, pero algunos son más dulces o más grandes que otros. La mayoría de las uvas son dulces para comer directamente de la vid y hacen excelentes jaleas, pasteles y vino. Dado que las frutas contienen muchas pectinas naturales, la gelatina se puede preparar sin comprar pectina comercial y la miel se puede sustituir con éxito por azúcar.

Muscadines

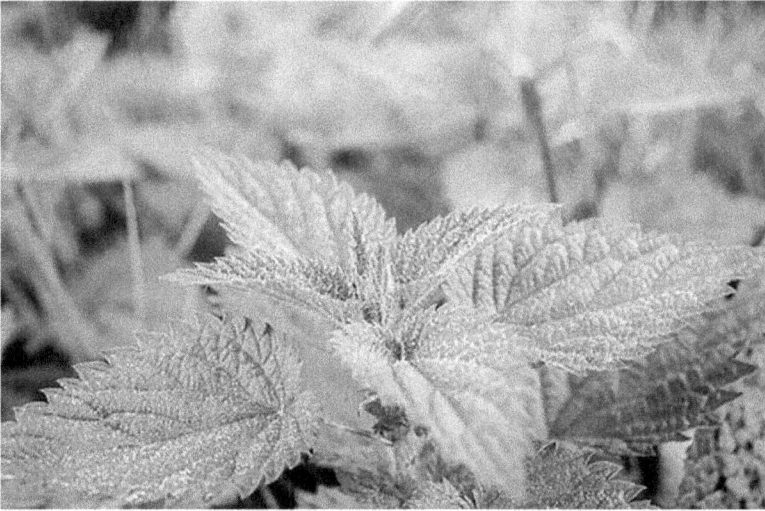

La uva silvestre más popular en las zonas donde crece es la uva muscadine. Los frutos son más grandes que otras uvas silvestres, con una piel gruesa y ácida y una pulpa dulce y jugosa. Las uvas Scuppernong que se cultivan en patios traseros o se cultivan comercialmente son una variedad de muscadine y tienen una piel de color claro que es más delgada que la muscadine. El scuppernong también crece de forma silvestre y, a veces, se lo conoce como muscadine rubio.

Uvas Muscadine

Las moscadinas comienzan a madurar a fines del verano y continúan hasta el otoño, colgando en pequeños racimos en lugar de racimos grandes como otras uvas silvestres. Se pueden recolectar con bastante rapidez sosteniendo un cubo debajo de los racimos y recogiéndolos a puñados, dejándolos caer en el cubo a medida que caen. Las muscadinas se pueden encontrar desde Delaware al sur hasta Florida y al oeste hasta Texas y Oklahoma.

Las uvas silvestres contienen semillas que son crujientes y un poco amaderadas. Independientemente, cómelos también. Las semillas de uva, así como las hojas y la piel, proporcionan una rica fuente de resveratrol, un compuesto anti-envejecimiento. En lugar de comprar extracto de semilla de uva, coma las uvas silvestres, las semillas y todo.

Otras uvas

Otras especies de uva son más tolerantes a temperaturas más frías y crecen más al norte que las muscadinas. Las uvas Fox se pueden encontrar tan al norte como Canadá y al oeste hasta Wisconsin y Michigan. Las hojas son más anchas que otras uvas con lóbulos poco profundos o sin lóbulos. Las uvas de verano tienen frutos más pequeños que son menos dulces que otras uvas silvestres. Busque los lóbulos profundos en algunas de las hojas para distinguir esta uva de otras. Las uvas de invierno también tienen pequeñas bayas que se vuelven más dulces después de una helada.

Uva de Oregón: no es una verdadera uva

En el oeste hay una fruta que parece una uva, pero no es una uva. Su nombre común es uva de Oregón y pertenece a la familia del agracejo. El nombre se refiere a las frutas que crecen en racimos y se vuelven de color púrpura azulado oscuro cuando maduran en el otoño. Las hojas son de color verde oscuro y brillantes, algo parecido a las hojas del acebo americano. Las frutas se hacen mejor en mermeladas o jaleas.

Viburnums

Los viburnos pertenecen a la familia de la raíz almizclera y son arbustos grandes o árboles pequeños con racimos de bayas rojas o azul negruzcas de copa plana que generalmente cuelgan cuando están maduras. Durante los meses de invierno, tienden a marchitarse como pasas, lo que les da el nombre común de "pasas silvestres". Algunos son dulces y se pueden comer crudos como bocado. Otros tienden a ser amargados. Una vez que la planta ha sido identificada como viburnum, la muestra prueba la fruta en busca de dulzura. Algunos son más sabrosos que otros.

Capítulo 8

Plantas medicinales
y comestibles comunes

~~~~~~

Aunque la disponibilidad de plantas comestibles dependerá de dónde se encuentre, aquí hay algunas de las favoritas de los recolectores que son bastante fáciles de identificar y proporcionan una muy buena alimentación. También son buenos para aliviar diversos dolores y molestias.

Manzanas y Crabapples

Si solo ha comido manzanas cultivadas en huertos comerciales, intente buscar manzanas silvestres . Los manzanos cultivados son fáciles de detectar, ya que se encuentran en los patios traseros donde el clima es propicio. ¡Siempre obtenga el permiso del dueño del árbol del patio trasero!

Las manzanas silvestres son un poco más pequeñas que las cultivadas y, a menudo, se ven descoloridas o irregulares en comparación con las manzanas de las tiendas de comestibles a las que puede estar acostumbrado. Para verificar que la fruta es manzana y no otra fruta, córtela por la mitad horizontalmente (o a través del "ecuador"); las semillas y las vainas deben formar una estrella de 5 puntas. Las manzanas silvestres, debido a que no se rocían con insecticida, pueden ser presa de los gusanos. No es raro que varias, o incluso muchas, manzanas de un árbol determinado hayan sido devoradas por los gusanos. La buena noticia es que normalmente también puedes encontrar manzanas perfectamente buenas. Dale un mordisco y mira el interior, incluso si la superficie está manchada, si la carne del interior está intacta y blanca, puedes disfrutarla. Recuerde, los gusanos pueden ser desagradables, pero no le harán daño (¡a diferencia de los pesticidas!)

Las manzanas silvestres son más pequeñas que las manzanas silvestres, a menudo del tamaño de una ciruela. Algunas manzanas silvestres no son particularmente sabrosas hasta el otoño, cuando comienzan a ponerse ligeramente blandas y de color marrón rojizo. Las manzanas verdes verdes tienen un sabor muy ácido, como el ruibarbo o el limón, y son mejores cuando se preparan en jalea de manzanas silvestres (consulte la sección Recetas). ¡La madera de manzano silvestre también es una maravillosa leña!

Frambuesa negro

Las frambuesas negras aparecen bastante pronto en América del Norte, generalmente a principios del verano. Las moras púrpuras huecas de ½ pulgada de ancho aparecen en arbustos y matorrales a lo largo de senderos boscosos, en campos y bordes de áreas boscosas y son fáciles de identificar si alguna vez comiste sus primos cultivados, las frambuesas rojas. Las bayas de la familia de las zarzas son muy nutritivas y tienen cantidades significativas de vitamina C, magnesio y manganeso.

Las plantas de frambuesa negra tienen tallos leñosos que se arquean y son espinosas con hojas dentadas. Las bayas son las favoritas de los pájaros, así que tan pronto como veas esas bayas moradas, ¡sal con un balde para golpear a los pájaros! Recuerda llevar ropa que no te importe manchar.

Bardana

La bardana es una planta silvestre importante que ha mantenido dietas durante miles de años. Es la raíz de la planta joven la que es comestible y tiene un sabor similar al de los corazones de alcachofa. La planta tiene hojas de color verde oscuro que pueden alcanzar más de 30 pulgadas de largo, y son borrosas en la parte inferior. Las cabezas espinosas y parecidas a rebabas de las plantas de bardana son fáciles de enganchar en la ropa o el pelaje de las mascotas, ¡como el velcro!

La bardana es rica en fibra y se puede comer cruda o cocida. Es una planta saludable que contiene potasio, calcio y aminoácidos. En Corea y Japón, la bardana a menudo se come estofada o en escabeche, y la bardana también se encuentra en el Reino Unido en refrescos, junto con el diente de león. En la medicina tradicional china, la bardana se usa como diurético, para los dolores de garganta debidos a los resfriados, y cuando se tritura y se usa como cataplasma, las raíces tienen un efecto antiinflamatorio.

Diente de león

El pobre diente de león, ¡un chivo expiatorio para todos aquellos preocupados por un césped prístino! Los jardineros urbanos los detestan por su naturaleza tenaz y sus raíces profundas. Las hojas de la planta son largas y delgadas y tienen forma de lanza, y son más sabrosas cuando las hojas son nuevas y tiernas. Esta planta es una de las favoritas de los recolectores urbanos porque se adapta bien a la vida urbana moderna y se puede encontrar en casi cualquier lugar. Crecen muy bien en condiciones adversas. Es especialmente importante con el diente de león asegurarse de que no haya sido rociado con pesticidas antes de la cosecha.

A principios de la primavera, las tiernas hojas de diente de león recién emergidas están listas para comer y están en su mejor momento. El final del otoño también es un buen momento para cosechar, ya que el clima frío ayuda a controlar su amargura. Las hojas de diente de león son ricas en betacaroteno, todas las vitaminas B, vitamina C y D, así como minerales como magnesio, zinc y potasio. Las hojas se pueden echar crudas en ensaladas, saltear como espinacas o mezclar en batidos para un tratamiento de limpieza del hígado. El diente de león es un tónico para la vejiga, los riñones y el hígado y es un ingrediente común en las "limpiezas a base de hierbas" que se encuentran comúnmente en las tiendas naturistas. ¿Por qué no saltarse la tienda de alimentos saludables y elegir la comida saludable usted mismo?

Rampas (puerros salvajes)

Esta planta tiende a ser más común en la parte oriental de América del Norte y se puede cosechar en la primavera. La planta tiene hojas largas, planas y ovaladas de entre 4 y 12 pulgadas de largo que se reducen a tallos delgados y blancos. El puerro silvestre también es fácil de identificar por el olor; si lastima cualquier parte de la planta, ¡sabrá con lo que está lidiando de inmediato!

Las rampas tienden a congregarse en áreas densamente boscosas con suelo húmedo. Encontrará los delgados bulbos blancos bajo tierra, que se parecen mucho a una cebolla tierna; son comestibles durante todo el año. Muchos recolectores encuentran que el sabor del puerro silvestre es superior al de las cebollas o el ajo, y puede usar el bulbo y las hojas tanto crudas como cocidas.

Pamplina

Aunque la pamplina es una planta de crecimiento resistente y resistente, también es muy delicada. La planta crece de una forma interesante entrelazada con sus tallos delgados y pequeñas flores blancas. Las hojas son ovaladas con puntas puntiagudas.

La pamplina es una planta extremadamente común y se puede encontrar en muchos céspedes y jardines, y a menudo se arranca como una mala hierba molesta. Crece hasta principios del invierno y puede proporcionar sabrosas verduras frescas para una ensalada cuando no hay otras verduras locales disponibles. Las hojas comestibles se pueden usar en ensaladas o sándwiches o agregarse a sopas y guisos mientras hierven a fuego lento.

Cuartos de Cordero

Esta planta, originaria de Europa, es pariente tanto de la remolacha como de la espinaca. Lamb`s Quarters produce una gran cantidad de hojas comestibles que se asemejan en sabor a espinaca y normalmente se recolectan desde mediados de la primavera hasta finales del otoño. Las plantas contienen cantidades significativas de betacaroteno, calcio, potasio y hierro y, a menudo, se pueden encontrar en parques urbanos e incluso en lotes baldíos.

Cuando madura, la planta muestra hojas en forma de diamante que tienen bordes ondulados, con un aspecto de polvo blanco en la parte inferior de las hojas. Las mismas puntas de la planta tienen hojas más pequeñas con bordes lisos. La planta como una rama completa hacia arriba, más bien como un árbol, y puede alcanzar cinco o incluso diez pies de altura.

Lamb`s Quarters sabe mucho a espinaca, aunque muchos recolectores piensan que sabe mejor. Si las plantas son jóvenes y tiernas (primavera), puedes comer toda la planta, pero si tu búsqueda de alimento te lleva desde finales de la primavera hasta el otoño, usa solo las hojas.

Ortigas

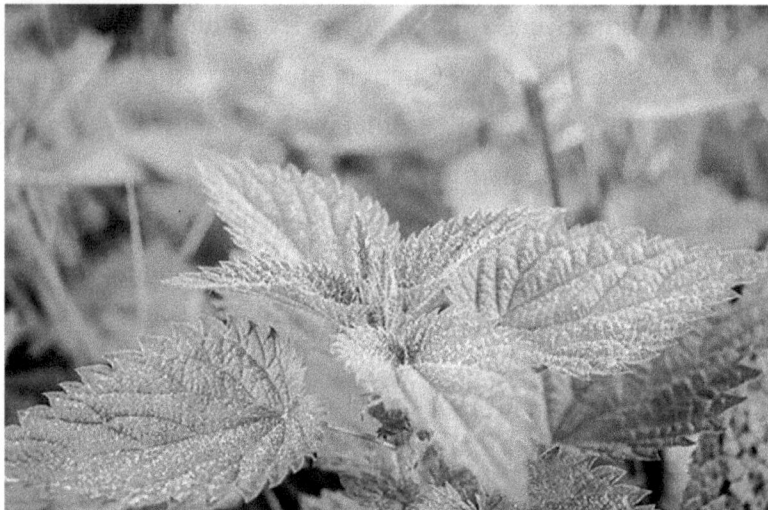

Aunque probablemente le enseñaron a evitar la planta de ortiga debido a su ardor, esta planta contiene muchos recursos en uno y debería estar en su lista de plantas para intentar encontrarla. La planta DEBE manipularse con guantes, ya que el escozor es muy incómodo si la planta entra en contacto con la piel.

Las plantas crecen entre 4 y 7 pies de altura, y toda la planta está cubierta de finos "pelos". No se puede comer cruda o poco cocida, ya que producirá una sensación de escozor en la boca. Las hojas, cuando se cocinan, pueden ser un sustituto de la espinaca, la col, la col rizada u otras verduras verdes. Pero donde realmente brilla la ortiga es en sus propiedades medicinales.

La hoja de ortiga, seca y en polvo o utilizada en un extracto, tiene una larga tradición de ser utilizada para combatir el dolor o la artritis. Se ha demostrado científicamente que la hoja de ortiga reduce los niveles de compuestos inflamatorios en las articulaciones. El extracto de raíz de ortiga se utiliza en champús para controlar la caspa, y el extracto de raíces y hojas se utiliza para combatir las alergias estacionales, ya que contiene antihistamínicos naturales.

Para obtener más información sobre los muchos beneficios y usos de la ortiga y otras plantas medicinales, un gran recurso es el conocido libro de la autora Susan Weed, Healing Wise.

Capítulo 9

Árboles y arbustos comestibles

Mucha gente cultiva sus árboles frutales, no solo por las frutas, sino por las hermosas flores en la primavera y el colorido follaje en el otoño. ¡Algunas de las flores y hojas son incluso comestibles! Y los arbustos pueden funcionar igual de bien con incluso menos espacio. Se sorprenderá de la cantidad de flores que producen en primavera y de la cantidad de frutas que son tan hermosas que ni siquiera querrá recogerlas, pero sus papilas gustativas lo anularán. Hermosas flores y frutos sabrosos para cosechar, ¡quién podría equivocarse con árboles y arbustos!

Chokeberry (Aronia melanocarpa o A. Arbutifolia)

En primer lugar, los chokeberries no son lo mismo que los chokecherries. Los chokecherries crecen en un árbol pequeño, aunque tienen un aspecto similar. Esta sección trata sobre las moras. Son un arbusto ornamental con bayas de color rojo vibrante a azul oscuro que se verían encantadores en su jardín. Tienen un alto contenido de vitamina C y antioxidantes y se cultivan comercialmente en toda Europa y en los EE. UU. Puede comprar su jugo como jugo 100% Aronia para ver si le gusta antes de plantarlo (puede que necesite endulzarlo).

Características: Hay dos tipos de chokeberries. La aronia melanocarpa madura a un color azul púrpura intenso, mientras que la aronia arbutifolia es de un rojo brillante. Las hojas de ambos son verdes y rugosas, y las flores blancas crecen en racimos fragantes.

Hábitat: Puede encontrarlos en el bosque, pero al plantarlos en su jardín, necesitan sol total o parcial y suelo húmedo.

Partes comestibles: las bayas son la parte comestible de la planta y son muy ácidas. A algunas personas les gusta comerlas directamente de la planta; otros no. Puede exprimir las bayas con un exprimidor o triturándolas en una pasta o triturándolas y colando. Esto le quita algo de la acidez. Es posible que necesite endulzar el jugo o que le guste solo. El jugo puede ser excelente, debido a su sabor y color sorprendente, para usar en sorbetes, helados y jaleas agrias. Puede agregarse al vino, o si tiene una cosecha lo suficientemente grande, haga un vino con las propias bayas.

Cerezo de Cornualles (Cornus Mas)

A pesar de su nombre, el cerezo de cornalina no es realmente un cerezo y es un cornejo. Se planta en jardines paisajísticos por su increíble floración, y este árbol tiene algo de historia mitológica. ¿Recuerdas el caballo de Troya? ¡Se dice que fue hecho con la madera de este árbol! Además, su madera se usó para hacer lanzas en la antigua Grecia, y en La Odisea, Circe alimentó con la fruta a los hombres de Odiseo cuando los convirtió en cerdos.

Características: Los árboles son de tamaño mediano y caducifolios. Las flores son delicadas y amarillas, y el fruto puede ser rojo o amarillo con una gran semilla en el interior, lo que no lo hace ideal para comer tal cual. En el otoño, las hojas son apreciadas por su color rojo.

Hábitat: puede encontrar este árbol en bosques o parques, o puede plantarlos en su propio jardín. Cuando esté listo para cosechar la fruta, debe estar oscura y suave al tacto. A la sombra, solo pueden crecer unas pocas bayas, aunque se sabe que producen grandes cantidades de fruta en las condiciones adecuadas.

Partes comestibles: los frutos de este árbol son bastante ácidos y tienen huesos grandes, pero pueden hacer excelentes mermeladas o cuero de frutas después de que la pulpa caliente se pasa por un molino de alimentos. El jugo colado se puede utilizar para almíbar o jalea. También se puede usar para condimentar puré de manzana y, en la cocina persa, condimentar el arroz y hacer una tarta y cierto tipo de sorbete.

Crabapples (la especie Malus)

El manzano silvestre es un árbol muy popular. Se cultiva principalmente por su apariencia, y la mayoría de la gente no sabe que las frutas son comestibles. Muchos de ellos son tan amargos que harán que tu cara se torzca, pero cuanto más grandes son, más sabrosos son.

Características: Los árboles son de hoja caduca y las flores de color rosa, blanco o rosa intenso son espesas y hermosas. La fruta puede ser amarilla, roja o anaranjada. Por lo general, miden menos de 2 pulgadas de ancho y permanecerán en el árbol hasta que los animales o las personas los saquen hasta el último de ellos.

Hábitat: a menudo se plantan a propósito por sus hermosos colores, por lo que puede encontrarlos en jardines, patios, parques y bordes de carreteras que crecen silvestres.

Partes comestibles: si quieres hacer gelatina con ellas, recógelas temprano antes de la helada. Aparte de eso, dejarlos en el árbol por más tiempo los endulzará. Si tienes buenas manzanas silvestres que tengan una textura agradable, puedes comerlas crudas o encurtidas espolvoreadas con canela. Funcionan muy bien con un plato de cerdo o pollo, e incluso hacen una gran jalea o vino. Cocinarlos eliminará cualquier textura harinosa para que puedan ser perfectos para tartas, pasteles, puré de manzana y tartas.

Espino (La especie Crataegus)

Los espinos son otro árbol que se cultiva principalmente por su belleza. ¡Cuidado cuando escoges! Se les llama espino por una razón: la fruta florece en racimos entre picos, así que tenga cuidado con los dedos.

Características: El árbol es de hoja caduca. Las flores son blancas o rosadas, y la fruta madura pequeña, parecida a una baya, es de color naranja o rojo brillante. Las hojas otoñales son de un amarillo brillante y las ramas tienen espinas.

Hábitat: los árboles de espino pueden tolerar muchas calidades de suelo y niveles de riego diferentes, y se encuentran con mayor frecuencia en patios, jardines y parques por su alto valor ornamental.

Partes comestibles: las bayas son la parte del árbol más consumida. El sabor variará de un árbol a otro, así que pruebe algunos antes de ir a recoger un balde lleno. Se pueden utilizar para hacer gelatina, cueros de frutas, vino o licor. En China se utilizan para hacer caramelos y en México se utilizan para dulces o ponche navideño. Puede hacer una salsa con las bayas combinando una libra de bayas con una taza de vinagre y hirviéndolas a fuego lento durante media hora. Luego lo tritura y lo pasa por un colador. Puede agregar azúcar para agregar sabor, así como un poco de sal y pimienta, ¡y disfrutar de la carne y el pescado! Las hojas tiernas de espino también se pueden agregar a las ensaladas, pero en realidad no son la ensalada verde más interesante que existe.

Arándano Highbush (Viburnum Trilobum)

Los arándanos Highbush son un arbusto apreciado por sus coloridas flores y bayas que parecen joyas. Las flores tienen una fragancia increíble y las bayas son tan buenas en tu cocina como brillan en sus ramas. Pero asegúrese de tener la planta adecuada. Su primo, también apodado el arándano alto, V. opulus, se ve casi igual, pero las bayas son repugnantes. Incluso si la etiqueta del vivero dice que es el arbusto correcto, pruébelo siempre primero. ¡Lo último que necesitas es hacer un pastel lleno de bayas de sabor terrible!

Características: Las hojas de este arbusto de hoja caduca se vuelven rojas en el otoño. Las flores son delicadas y blancas y florecen en racimos, convirtiéndose en bayas de color rojo rubí que permanecerán en la rama hasta el invierno si no las recogen ni las encuentran los animales. Hay una semilla grande en el interior.

Hábitat: apreciado por su belleza, puedes encontrar este arbusto en jardines, bosques y parques. Crecen mejor en pleno o parcial sol y en suelo húmedo y bien drenado. Las bayas se recogen mejor tan pronto como maduran, lo que las hace más dulces, jugosas y sabrosas para los platos que desea preparar con ellas.

Partes comestibles: Las bayas son la joya de esta planta. Se pueden congelar y descongelar para su uso posterior. Aunque en realidad no son arándanos, son ácidos como ellos y contienen una semilla amarga en su interior. Puede calentar las bayas para hacer mermelada, gelatina, almíbar o salsa, pero no hierva debido a las semillas amargas. Caliente, triture, cuele y elimine las semillas. Una vez que las semillas se hayan ido, puede cocinar como desee. Puede convertirlos en mermeladas, etc. o combinar la pulpa con el jugo y el azúcar, el jugo de naranja y la ralladura de naranja para hacer una salsa de arándanos para las fiestas.

Membrillo japonés o membrillo floreciente (Chaenomeles Japonica, C. Superba y C. Speciosa)

Este tipo de membrillo se cultiva por sus flores ornamentales, a diferencia del verdadero membrillo, que se cultiva por su fruto grande, pero este fruto también puede ser comestible. Tienen un alto contenido de vitamina C. Los arbustos son espinosos y son un excelente arbusto de jardín. La mayoría de la gente piensa que la fruta no es comestible. Si alguna vez ha intentado morder uno, sabe que es duro como una roca, e incluso si puede morderlo, es insoportablemente amargo. Pero es una historia completamente diferente cuando se cocinan.

Características: El arbusto es impresionante y florece en primavera. Las flores vibrantes son tradicionalmente de un color naranja intenso o coral, pero las nuevas razas pueden ser de color rosa o rojo. La fruta es dura como una piedra y amarillenta, y se parece a una pera o manzana, y huele fuerte como tal cuando se corta. Como las manzanas o algunas peras, contienen pequeñas bolsas de semillas negras en el centro.

Hábitat: Se cultivan principalmente en jardines y les gusta el sol. Florecerán masivamente en primavera. Debe recoger la fruta a finales de octubre o noviembre, ya que es mejor cuando están a punto de caerse del arbusto. No se preocupe si la fruta se estropea con pequeñas manchas negras. Esos son naturales y simplemente deben cortarse.

Partes comestibles: el fruto de este arbusto es perfecto para hacer gelatina. Contiene toda la pectina natural que necesitarás y produce una jalea con sabor a limón. También puede cocinarlo por más tiempo para hacer pasta de membrillo. Para hacer una salsa de membrillo similar a la compota de manzana, puede escalfarlos en vino y especias o echarlos en una olla de cocción lenta durante unas horas. Es posible que deba agregar azúcar para que sepa tan bien como la compota de manzana. Remojados en vodka, hacen un licor excelente.

Juneberry o Serviceberry (la especie Amelanchier)

Las bayas de junio se llaman así porque maduran en junio. Los estudios demuestran que las bayas tienen más proteínas, fibra y vitamina C que los arándanos. Muchas especies diferentes tienen frutos comestibles, pero no todas tienen tan buen sabor. Sorprendentemente, no hay muchas personas que consuman Juneberries, probablemente porque las recogen cuando están rojas. Solo están maduros cuando son de un azul violeta oscuro.

Características: Las bayas de junio crecen en un árbol de hoja caduca de tamaño mediano (algunas especies crecen en arbustos). Las ramas y los troncos son delgados y producen matas de delicadas flores blancas. Las hojas se vuelven de un hermoso color rosa anaranjado en el otoño. La corteza es lisa y grisácea y se destaca en invierno. Las bayas vienen en racimos colgantes y se vuelven de color azul púrpura oscuro cuando están maduras.

Hábitat: Los árboles se cultivan en bosques, patios y parques por su belleza y deliciosa fruta. También puede cultivarlos en recipientes grandes, y les gusta el sol, la sombra o cualquier cosa intermedia. Pueden tolerar alguna sequía. Elija solo la fruta más madura y vuelva por más durante el tiempo que desee. Las semillas germinan con mucha facilidad y las bayas que se pierden tienen una buena probabilidad de brotar.

Partes comestibles: las frutas tienen un sabor entre arándano y fresa con un toque de almendra, y son un poco más grandes que los arándanos. Cuando están maduros, son dulces, regordetes y jugosos. Puedes comerlos directamente del árbol. Se pueden usar como arándanos, en batidos, helados, panqueques, bebidas, tartas, muffins, zapateros, mermeladas, gelatina, cuero de frutas, vino, sorbete, almíbar, salsas para postres y ¡aún más! Básicamente, no hay ninguna razón por la que no deba comer estas maravillosas bayas.

Capítulo 10

Arbustos comestibles

Enebro (Juniperus communis)

El fruto de esta especie particular de enebro es el más popular de todos los enebros. Las bayas se usan verdes para darle sabor a la ginebra (pero saben mal solo para comer), y cuando están maduras, tienen un sabor salado complejo. Cientos de estas pequeñas bayas pueden crecer en un arbusto o árbol, y son tan hermosas como útiles en la cocina.

Características: Este tipo de enebro es un árbol o arbusto de hoja perenne tupida. Las muchas hojas suaves en forma de aguja pueden ser de color verde claro a oscuro. Las pequeñas bayas crecen al final de las ramas; hay tantos que parecen crecer en un solo grupo. Son de color claro cuando no están maduros y de color azul oscuro, morado o negro cuando están maduros y listos para comer.

Hábitat: Puede encontrar este enebro en jardines, patios y campos. Son muy decorativos y perfectos para tu jardín. Crecen todo el año y les gusta más el pleno sol. Las bayas pueden tardar varios años en madurar, así que tenga paciencia. Tienen un sabor fuerte, por lo que no se necesita mucho para hacer un plato sabroso. Asegúrese de probar una sola baya antes de juntar un manojo: algunos arbustos / árboles producen mejores bayas que otros.

Partes comestibles: las bayas son las partes comestibles aquí. Son un ingrediente clave en el chucrut, ¡y solo 5-10 bayas darán sabor a un lote completo! A menudo se utilizan en la cocina europea para dar sabor a las carnes. Puede molerlos con un mortero y le dan un excelente toque, especialmente al pato.

Cornejo Kousa (Cornus Kousa)

Este tipo de cornejo es apreciado como árbol ornamental y es resistente a la enfermedad que arruina el cornejo nativo de América del Norte. Produce cientos de brácteas (la mayoría de la gente piensa en ellas como flores) que son absolutamente hermosas.

Características: El árbol es de hoja caduca y floreciente. Los troncos y las ramas son delgados y las hojas son simples y verdes. Las hojas de otoño son de un rojo encantador. Las brácteas envuelven el fruto inmaduro con cuatro pétalos blancos (o rosados) y elegantes que llegan a un punto. Cuando la fruta del tamaño de una cereza está madura, tiene una piel oscura, rosada, parecida a un cocodrilo. La pulpa es jugosa, de color naranja amarillento, suave y dulce de forma tropical. Hay varias semillas en el interior. Necesitarás escupir al comer.

Hábitat: Puedes encontrar este árbol en jardines y parques. Lo hace mejor a pleno sol con una fuente constante de humedad. Una vez más, antes de ir a cosechar un balde lleno de bayas, pruebe algunas. La dulzura y la textura varían de un árbol a otro.

Partes comestibles: la fruta puede ser un delicioso refrigerio desde el árbol. La piel es dura, por lo que la mejor manera de comerlos es echando la pulpa en la boca o tirando de la piel para succionar la pulpa y escupiendo las semillas. La pulpa se puede usar para hacer una guarnición similar a la compota de manzana. Cuando la fruta está cocida, puede perder algo de su sabor, por lo que muchas personas prefieren comerla cruda, pero puedes cocinarla en mermelada o mermelada o usarla en postres.

Maypop o Pasiflora (Passiflora Incarnata y P. Caurulea)

Puede que estés pensando en la popular maracuyá, pero esta es una cepa diferente, aunque es un pariente cercano. En el sur de los EE. UU., Su crecimiento puede ser tan rápido que a veces se las considera malas hierbas, pero la mayoría las considera una enredadera maravillosa. Las flores que producen son impresionantes y la fruta es deliciosa.

Características: Las hojas de esta vid son grandes y vienen en tres folletos conectados. Las flores púrpuras y blancas son extraordinariamente intrincadas y difíciles de pasar por alto. En climas más cálidos, pueden ser azules. La capa inferior de pétalos es grande y larga. La segunda es una capa de delicados pétalos como picaduras con una franja de color púrpura oscuro y blanco en el borde interior. Los estambres sobresalen del centro de la flor. La flor se convierte en la fruta, que puede llegar al tamaño de un huevo si la temporada de crecimiento es lo suficientemente larga. La piel puede ser amarilla, naranja brillante o verde. Las semillas y la pulpa del interior pueden ser de color rojo o amarillo pálido. Cuando estén maduros, deben ser lo suficientemente suaves como para abrirlos con los dedos.

Hábitat: Puede encontrar esta enredadera en jardines o al borde de las carreteras. Crece mejor a pleno sol y en suelos bien drenados y puede resistir la sequía una vez establecida. La fruta debe recogerse cuando esté blanda, pero será inútil una vez que caiga al suelo y se aplaste o se agriete, así que manténgase atento para conocer el momento perfecto para cosechar.

Partes comestibles: El fruto es similar al de la granada, y la pulpa es dulce, pero hay una alta concentración de semillas. Puede comerlos como lo haría con semillas de granada, chupando la pulpa y escupiendo las semillas, pero parece que sería demasiado trabajo. La mejor manera de obtener el dulzor de la pulpa es sacar las semillas y la pulpa en una sartén y tirar las pieles. Agregue suficiente agua para cubrir las semillas, cocine a fuego lento y triture y cuele las semillas. Son un saborizante dulce para bebidas, batidos y otros postres.

Uvas de Oregón (Mahonia aquifolium o también conocido como Berberis aquifolium)

Las uvas de Oregon tienen hojas como acebo y la fruta es de un hermoso azul. Serán una maravillosa adición a su jardín que podrá disfrutar tanto con la vista como con el paladar.

Características: Este arbusto es siempre verde con hojas anchas que se asemejan al acebo en su nitidez. Las flores florecen en aerosoles verticales de color amarillo que son una adición vibrante a su jardín. Las flores dan paso a racimos de "uvas" de color azul violáceo cubiertos de un polvo blanquecino de levadura natural, como las uvas normales. Los frutos son extremadamente ácidos y contienen semillas.

Hábitat: Las uvas de Oregón se pueden encontrar en jardines y bosques. Son tolerantes a la sequía una vez establecidos, pero producirán mejores frutos de manera más confiable si tienen una fuente de agua regular. Deben plantarse lejos de los vientos secos del invierno.

Partes comestibles: las frutas son comestibles pero muy ácidas, por lo que probablemente no te gusten como están. Aún así, puede probar uno directamente de la rama para ver lo que piensa; es posible que desee escupir las semillas. Las uvas tienen más pectina antes de una helada pero son más dulces después de una, así que cógelas dependiendo para qué las quieras usar. Hacen una gelatina excelente. Después de una helada, pueden ser excelentes para la elaboración de vino, helados, tartas o cueros de frutas.

Piña Guayaba (Acca Sellowiana o también conocida como Feijoa Sellowiana)

La guayaba de piña es un arbusto ornamental popular que se puede podar fácilmente y usar como seto. Son grandes y prolíficos, ¡pero la gente a menudo deja que la fruta se pudra! Asegúrate de disfrutar de este sabroso manjar.

Características: Las hojas son de color gris verdoso en la parte superior y plateadas en la parte inferior. Las flores son grandes e inusuales: los pétalos tienen rayas rosadas y blancas y los estambres son de color rojo brillante con anteras cremosas. La fruta es pequeña, azul verdosa y con forma de huevo. La fruta solo está madura cuando cae al suelo, ¡así que no la recoja de antemano!

Hábitat: Crecen en otoño, invierno y primavera en lugares donde las temperaturas invernales se mantienen por encima de los 10 grados F. Les gusta el sol a la sombra parcial, el suelo de drenaje rápido y son resistentes a la sequía.

Partes comestibles: tanto los pétalos de las flores como los frutos mismos son comestibles. Los pétalos dulces y picantes son carnosos, y puedes sacarlos con cuidado de la flor sin molestar el centro de la flor para que la fruta aún se forme. Puede comerlos como están, o usarse en ensaladas y como guarnición. Las frutas tienen un olor fuerte y maravilloso, y puede olerlas antes de verlas. No recoja los frutos del arbusto. Solo están maduros cuando caen al suelo. La fruta madura durará en el refrigerador hasta un mes, y puede recolectar grandes cantidades sin dañar el arbusto. La carne tiene un sabor tropical único y se puede comer directamente del árbol. Es un poco como un kiwi: hay muchas semillas pequeñas comestibles en el interior, y debes cortar la piel y sacar la pulpa. Si desea conservar la fruta cortada o pelada para más tarde, puede ponerla en agua o jugo de limón para evitar que se ponga marrón. ¡Como manzanas! La pulpa se puede utilizar en muchas recetas diferentes, como bebidas, batidos, tartas, pan, helado, mermelada o salsa. El jugo también se puede convertir en gelatina o almíbar.

Redbud (Cercis canadensis)

Este podría ser uno de los árboles primaverales más atractivos que existen. Con apodos como "pensamiento del bosque" y "corazones de oro", ¡quién no querría este hermoso y delicado árbol en su jardín!

Características: Este árbol delgado y de hoja caduca es único porque en primavera, antes de que crezca cualquiera de las hojas, las ramas están literalmente cubiertas de cogollos de color rosa brillante que son realmente comestibles. Brotan por todo el tronco y las ramas en pequeños racimos. Las hojas tienen forma de corazón y las más nuevas están teñidas de rojo. En otoño, se vuelven de un amarillo encantador.

Hábitat: Puede encontrarlo en bosques, patios y parques. Les gusta la sombra parcial, aunque crecerán a pleno sol si los veranos no son demasiado calurosos. Crecen en una variedad de tipos de suelo, pero requieren buena humedad.

Partes comestibles: los botones florales son comestibles y tan prolíficos que podrías recoger todos los demás y el árbol aún se vería hermoso. A pesar de su magnífico color, no es la planta comestible de mejor sabor que existe. Aún así, puede agregarlos crudos a ensaladas o ensalada de papas, ensalada de pollo, ensalada de atún, etc. Tienen un sabor agrio y se ven hermosos en helado o yogur. Aunque su color se desvanece un poco con la cocción, puede agregarlos a muffins, pan y salteados. Si te sientes realmente trabajador, ¡puedes sumergirlos en una mezcla de tempura y freírlos!

Morera (La especie Morus)

Las moras son una fruta poco apreciada pero sabrosa. Las bayas solo están maduras cuando están a punto de caer de las ramas y son excelentes postres. Incluso existe un mito sobre las moras. En la historia de Pyramus y Thisbe (una antigua tragedia similar a Romeo y Julieta), la sangre de Pyramus volvió rojo el fruto blanco de la mora.

Características: El árbol de la morera es grande y de hoja caduca y, curiosamente, tiene tres formas de hojas diferentes en un solo árbol. Hay tres especies de este árbol, que producen moras rojas (púrpura oscuro cuando están maduras), blancas o moras. Solo maduran cuando son extremadamente suaves; solo debería tener que tocarlos, y deberían caer en su mano. Si incluso tiene que tirar un poco, aún no están maduros.

Hábitat: puede encontrar estos árboles en patios, parques y a lo largo de las carreteras. Las plántulas pueden brotar fácilmente de muchas de las bayas que caen y les gusta el sol a la sombra parcial.

Partes comestibles: las hojas tiernas se pueden comer crudas en ensaladas o cocidas como verdura, pero no son particularmente deliciosas. Las bayas son el verdadero premio de este árbol. La fruta es dulce y jugosa, y puedes comerla directamente de la rama. Los más oscuros suelen ser más sabrosos que los blancos, pero las tres especies son geniales. Con ellos se puede hacer un vino añejo, llamado morat, y son excelentes en helados, yogures y batidos. Puede combinarlos con frutas más ácidas como grosellas, grosellas, ruibarbo, cerezas de cornalina o uvas de Oregon para hacer pasteles, mermeladas y jaleas.

Capítulo 11

Raíces comestibles y curativas

Budrock (Arctium lappa)

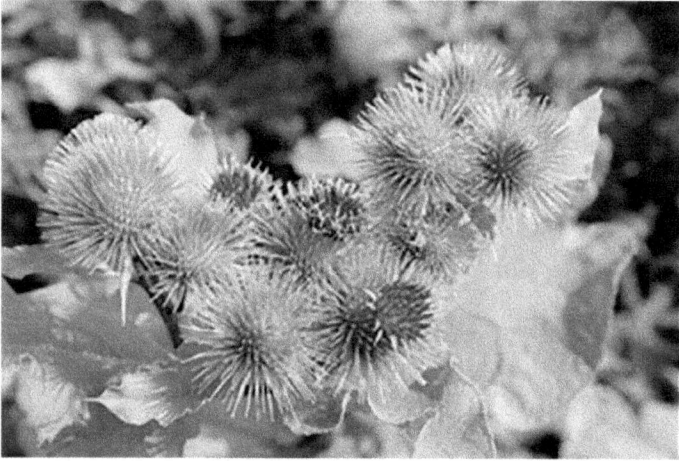

Región encontrada: América del Norte, Europa, Asia.

Puntos clave: áreas perturbadas y bosques, suelos ricos en nitrógeno cerca de áreas agrícolas.

Características definitorias: Hojas muy grandes. La planta puede elevarse hasta 9 pies de altura. Flores de un color fucsia / magenta, produciendo semillas secas, marrones, "con rebabas" que dan a la planta su nombre. Las rebabas se adhieren a la ropa y al pelaje de los animales para ayudar a esparcir las plantas a nuevas áreas.

Partes para cosechar: raíz principal

Mejor época para cosechar: Muy temprano en la primavera o fines del otoño: la planta de primer año es mejor para la raíz o la fase de no floración de la planta. Evite cosechar la raíz de una planta con flores o una con rebabas.

Parecidos: las hojas de bardana pueden parecerse a las del ruibarbo, que son venenosas cuando se comen (a diferencia del tallo del ruibarbo, que es delicioso y seguro para comer).

Sabor / Sabor: Suavemente dulce, picante y "terroso", que repele un poco.

Valor alimentario: Popular todavía hoy en día en la comida asiática y la dieta macrobiótica. Raíz cocida o asada con otras hortalizas de raíz, picada o rallada, complementada con verduras de acompañamiento. Encurtido con frecuencia y se puede agregar a mezclas de batidos / jugos. Va bien en sopas o guisos, y alguna vez se usó como agente amargo en la cerveza (al igual que el lúpulo).

Cómo cosechar: Con una pala o pala y guantes, excave y retire la raíz principal larga y delgada, asegurándose de excavar profundamente para no romper la raíz.

Cómo preparar: Para quitar el sabor "terroso", remoje la raíz en agua durante 5 a 10 minutos, desmenuzando o picando la raíz de antemano. Para agregar a platos fritos / salteados, el agua se puede convertir en salmuera. La bardana frita quedará "más crujiente". Después de remojar, agregue para saltear o sofreír. Se puede asar en el horno con una variedad de otras verduras. Es una excelente adición a las sopas, especialmente a la sopa de miso.

Combina bien con aromas asiáticos, como salsa de soja, jengibre, sake y aceite de sésamo, mientras que armoniza con otros tubérculos como zanahorias, nabos y colinabos. Combina de forma experta con carne de cerdo.

Topinambur (Helianthus tuberosus)

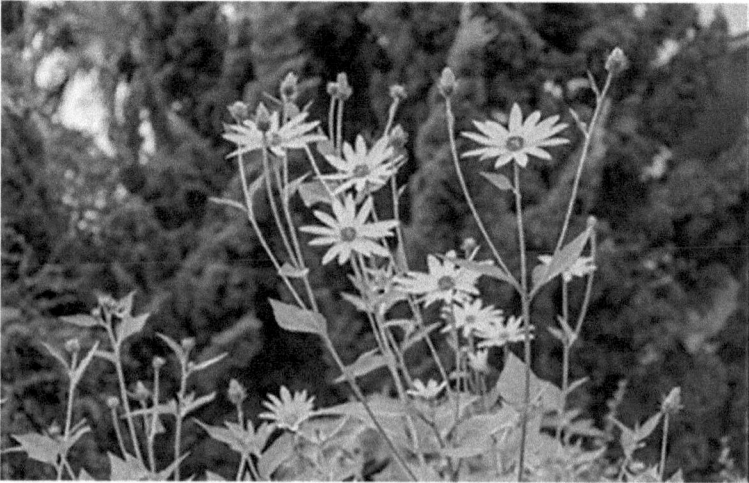

Región encontrada: América del Norte y Europa. Cultivado en zonas templadas como verdura en todo el mundo, algunas poblaciones escaparon y se naturalizaron.

Puntos clave: matorrales y campos, limítrofes con bosques. Cultivado en jardines.

Características definitorias: Alto y parecido a un girasol, crece de 5 a 10 pies de altura. Flores de color amarillo brillante como margaritas, con centros amarillos. Hojas rugosas y peludas de forma ovalada. Las flores florecen a lo largo de los tallos de la planta, entremezcladas con hojas más pequeñas, mientras que las hojas en la base de la planta son más grandes.

Partes para cosechar: Raíz o "tubérculo".

Mejor época para cosechar: otoño, después de que la planta haya florecido.

Valor de los alimentos: también llamados "sunchokes", estos una vez fueron cultivados y consumidos por los nativos americanos, adoptados por los europeos y un cultivo alimenticio popular antes de caer en la oscuridad. Puede sustituir las patatas en una amplia variedad de recetas, ya sea hervidas o al vapor. Cortados en rodajas finas, los tubérculos se pueden agregar crudos a las ensaladas para darle más sabor.

Cómo cosechar: Con una pala o pala y guantes, desentierra los tubérculos de la planta, a aproximadamente 2 pies de profundidad debajo de donde el tallo se eleva desde el suelo. Los tubérculos pueden ser numerosos por cada planta, como las papas; simplemente desenterrar la planta y remover la tierra desenterrada, buscar tubérculos en la tierra suelta y recolectar.

Cómo preparar: Lave los tubérculos antes de usarlos. Corte en rodajas finas o en juliana, luego agregue crudo a las ensaladas. Cocine al vapor moderadamente para agregar a los platos cocidos y para conservar la textura, con la misma mentalidad de hervir las patatas antes de integrarlas en el resto de un plato. Se puede hervir, pero las raíces pueden volverse blandas y dilapidadas debido al alto contenido de carbohidratos.

Combina bien con mantequilla, crema (chevre, etc.), ajo, champiñones, cebollas, puerros, salmón y especias calientes como nuez moscada, macis y comino.

Sello de Salomón (Polygonatum Biflorum)

Región encontrada: Norteamérica templada (este / centro).

Puntos clave: bosques en gran parte no perturbados, bordes de carreteras,

Características definitorias : La planta es un tallo largo, arqueado y "arqueado", con hojas alternas a ambos lados. Las hojas ligeramente acanaladas, pequeñas flores blancas florecen en pares en una posición "colgando" debajo de cada articulación de la hoja. A finales del verano / otoño, las flores blancas producen bayas de color púrpura negruzco oscuro.

Partes a cosechar: Raíces. Los brotes, en primavera, son comestibles y similares a los espárragos.

Partes que no se cosecharán: Todas las demás partes. Bayas consideradas tóxicas y no comestibles, tan sabrosas como parecen.

Mejor momento para cosechar : otoño, ya que la planta se está muriendo.

Sabor / Sabor: Almidonado, parecido a la patata.

Valor alimenticio: las raíces alguna vez fueron una adición sustancial al pan y las sopas por los nativos americanos. Los parientes cercanos del Sello de Salomón en todo el mundo, en el género Polygonatum, se usaron de manera similar para fortificar las comidas, en algunos casos considerado un "alimento de hambre".

Cómo cosechar: Use una pala o pala, cuchillo y guantes. Cava alrededor de la tierra en la base de la planta del sello de Salomón y localiza la raíz donde se encuentra con el tallo. Con los dedos, aléjese del tallo al menos a 1.5 pulgadas de distancia, luego corte todo el exceso de raíz lejos del tallo. Deja la planta y la raíz en el suelo para seguir creciendo más Sello de Salomón.

Cómo preparar: La raíz se pica o se corta en cubitos, luego se fríe en aceite. Combina bien con Alliums como ajo o puerro, y con otras verduras o carnes. También se puede secar y moler para agregarlo a salsas o harinas para hornear.

Rampas

Región encontrada: Este de EE. UU. Y Canadá. En peligro de extinción en algunas áreas; consulte a un guía o experto para conocer los estándares de recolección en su área.

Puntos clave: maderas profundas, tranquilas y poco frecuentadas, en grandes parcelas.

Características definitorias : Dos hojas ovaladas, ligeramente acanaladas, parecidas a orejas de conejo cuando se arranca la planta.

La planta a veces tiene más de dos hojas. Huele fuertemente a cebolla, ajo o puerro cuando se corta o se frota. La base de las hojas se junta en un tallo de color marrón rojizo, y las hojas a veces pueden tener una nervadura central del mismo color debajo. Las hojas cubren un bulbo / base blanco, muy parecido al fondo de un puerro.

Partes a cosechar: Planta entera sobre el suelo. La parte raíz / blanca es la elección comestible.

Mejor época para cosechar : primavera.

Sabor / Sabor: Acre picante, como ajo o cebolla.

Valor alimenticio : También llamado "puerro salvaje", se usa de manera muy similar al ajo o al puerro. Muy popular para cosechar en el sureste de los Estados Unidos, y está recogiendo como tendencia culinaria entre chefs y entusiastas de la comida por igual. Sin embargo, su popularidad lo pone en riesgo de sobreexplotación, con muchos parches de Ramp en peligro.

Valor nutricional: Vitamina A y C, Hierro, Fibra, Calcio.

Valor medicinal : Antimicrobiano, antioxidante, antiviral. Promociona las mismas propiedades medicinales que el ajo, pero menos potente, según revela la investigación moderna. Remedio popular para resfriados, gripes y cualquier tipo de afección viral. Convertido en aceite por los nativos americanos para los dolores de oído.

Cómo cosechar: ¡ Debido al estado de peligro, los métodos de cosecha sostenibles son absolutamente importantes! Excave suavemente hasta la base / raíz. Con un cuchillo, corte toda la planta, a solo 1 pulgada hacia arriba de donde las raíces realmente se extienden al suelo. Deje las raíces intactas en el suelo. La planta se recuperará y volverá a crecer, sin haber dañado la población. Evite cosechar rampas en flor. Se necesitan entre 7 y 9 años para que una planta alcance la madurez suficiente para florecer y reproducirse.

Cómo preparar: Úselo como el ajo o los puerros. Pique, corte en cubitos o pique y agregue como base sabrosa a una variedad de comidas cocidas, sopas, guisos o salteados. Se pueden usar verduras y raíz: ambos tienen un fuerte sabor a cebolla. Marida excepcionalmente con pescado salvaje (salmón, trucha o fletán), patatas, queso parmesano, prosciutto y setas.

Pepino indio

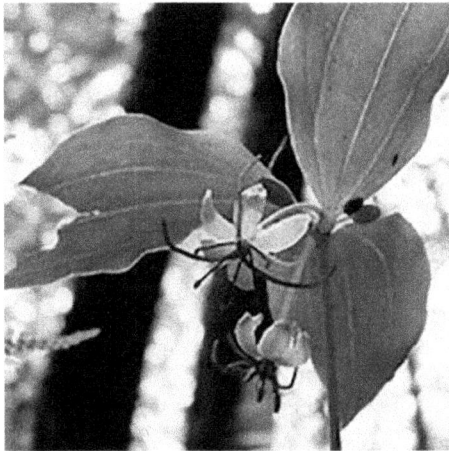

Región encontrada: América del Norte. En peligro de extinción en Florida e Illinois.

Puntos clave : bosques profundos y no perturbados, generalmente en pendientes.

Características definitorias: El tallo largo y delgado crece de 1 a 3 pies de altura. Las hojas crecen en dos "espirales" o anillos alrededor del tallo; cada espira se compone de 5 a 6 folíolos. Unas pocas pulgadas de tallo desnudo separan cada verticilo. La parte superior de la planta tiene un verticilo de 3 folíolos, y cuando florece, las flores amarillas caen desde la parte superior, que se convierte en bayas de color púrpura negruzco.

Partes para cosechar: Raíz. Hojas y bayas históricamente utilizadas como medicina pero menos sabrosas.

Mejor época para cosechar : el solsticio de verano (junio) es su apogeo, y luego cae a medida que se acerca el otoño.

Apariencia peligrosa: cuando es joven y aún no ha florecido (cuando la planta tiene solo un verticilo), el pepino indio puede parecerse a la flor de estrella, una especie de Ranunculus que contiene altos niveles de toxinas.

Sabor / Sabor: Crujiente y fresco, como un pepino.

Valor alimenticio: la raíz es muy parecida a un pepino y se ha utilizado para reemplazar los pepinos en recetas como alimento silvestre. Los nativos americanos usaban la raíz (también llamada "tubérculo") de esta planta no solo en las comidas sino como cebo para atraer a los peces.

Valor nutricional y medicinal : Desconocido; se necesitan más estudios, aunque se supone que tienen un alto contenido de vitamina C, magnesio, potasio y calcio.

Cómo cosechar: Quite parte de la raíz al menos a 1 pulgada de distancia del tallo cortándola con un cuchillo.

Cómo prepararla: Lave y pique o corte en dados la raíz como un pepino, y agréguela a las ensaladas, teniendo cuidado de que no se acumule suciedad. Las raíces también se pueden encurtir, ¡al igual que los pepinos encurtidos clásicos! Consulte su receta favorita de pepino en escabeche y agregue una pizca de eneldo.

Capítulo 12

Hongos comestibles y curativos

Morillas (Morchella spp.)

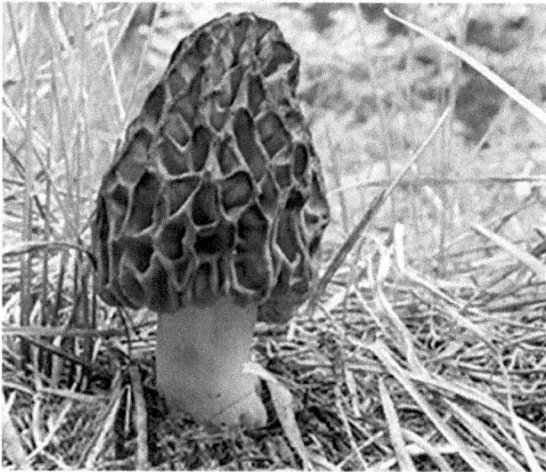

Región encontrada: Europa, América del Norte y Asia.

Puntos clave : pendientes de bosques, que generalmente conducen a un canal o río, en la base de árboles específicos según la especie de Morel. En los bosques de coníferas (oeste de EE. UU.), Pueden crecer en la base de alerces, abetos, pinos o abetos de Douglas. En los bosques de hoja caduca, se encuentran cerca de olmos, cenizas, sicomoros, tulipanes, chopos y manzanos viejos.

Características definitorias : Casquete único que suele ser de color grisáceo a pardusco o amarillento. De forma oblonga, con hoyos, salsas y crestas moteadas, siendo el sombrero el rasgo distintivo del hongo. El tallo es de color bronceado, amarillo a marrón claro, por lo general en contraste más claro con un sombrero más oscuro.

Partes a cosechar: Sombrero y tallo enteros del hongo: "cuerpo fructífero".

Mejor época para cosechar: primavera, después de lluvias o tormentas considerables.

Parecidos peligrosos : las morillas falsas son venenosas si se comen y pueden confundirse con las morillas verdaderas. Sin embargo, se pueden diferenciar al observar que las morillas falsas están moteadas con bordes ondulados que dan una apariencia irregular, en lugar de fosas y crestas moteadas, que parecen más "cerebrales" que las morillas verdaderas.

También puede cortar una verdadera Morel por la mitad a lo largo con un cuchillo, y observar que la tapa está unida al tallo en toda la longitud del hongo. Las morillas falsas tienen tapas que se separan del tallo en la parte inferior.

Sabor / Sabor : **Sabor** terroso y robusto de hongos - "portobellos o champiñones magnificados".

Valor de la comida: una de las setas más populares del mundo y una delicia culinaria, tanto en el hogar como en las cocinas gourmet. Las morillas siempre se cocinan y nunca se comen crudas debido a una toxina de bajo grado. De todos modos, sus sabores se destacan de la mejor manera en la cocina, especialmente salteados, como los clásicos champiñones.

Valor nutricional: hierro, vitamina D, fibra, cobre, manganeso, zinc, niacina, riboflavina.

Valor medicinal : Hoy en día, la investigación está explorando evidencia prometedora de potencial anti-cáncer, anti-oxidante, anti-viral y estimulante del sistema inmunológico.

Cómo cosechar : Con un cuchillo o con la mano, retire todo el hongo (la tapa y el tallo) del suelo.

Cómo preparar : Saltee los champiñones recién cosechados, enteros (si son pequeños) o picados. Se puede hornear en tortillas, huevos horneados o quiches. Excelentes por sí solas cocinadas en mantequilla, aceite y sazonadas con sal y pimienta, las morillas también armonizan maravillosamente en platos con espárragos, crema espesa, ajo, chalotes y un toque de tomillo o alcaravea.

Chanterelles (Chanterellus Cibarius)

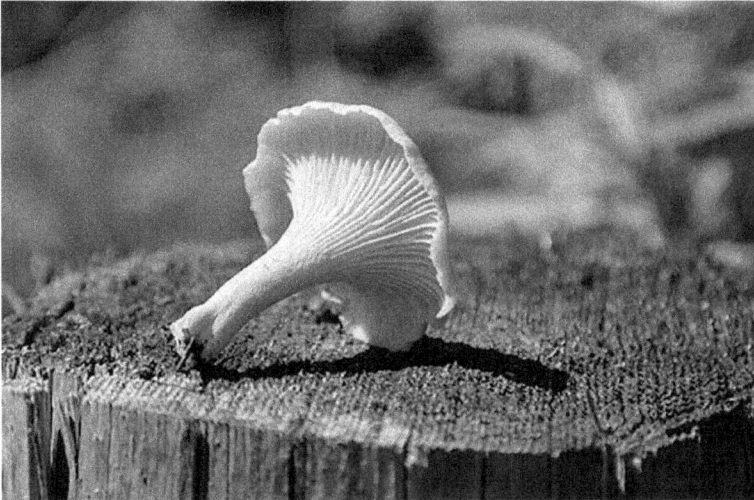

Región encontrada: **América del Norte (incluido México), norte de Europa, Asia y África** hasta el sur hasta Uganda.

Puntos clave: Bosques y bosques húmedos, más comunes en los bosques de coníferas en el oeste de los Estados Unidos, pero se han encontrado con frecuencia con abedules y álamos. En el este de los Estados Unidos, se encuentra más comúnmente cerca de maderas duras (arces y robles).

Características definitorias: normalmente color naranja, amarillo o dorado. Más reconocible por las branquias, que van desde la base del tallo hasta el borde mismo del sombrero, con una parte superior sin branquias. Fragancia notablemente "afrutada", como albaricoques picantes.

Partes a cosechar: Sombrero y tallo enteros del hongo: "cuerpo fructífero". ¡100% seguro para comer!

Mejor época para cosechar : verano, después de lluvias y tormentas. Junio / julio y otoño.

Parecidos **peligrosos** : Los hongos Jack-'O '-Lantern se mezclan con los rebozuelos debido a su color muy similar, pero los primeros son venenosos si se comen. Las branquias "bifurcadas" de Jackie-O carecen hasta el tallo, una excelente manera de distinguirlas, y una tapa muy redonda en comparación con la forma más irregular de Chanterelle. Los rebozuelos falsos son muy parecidos, pero carecen del delicioso olor a albaricoque; no son tóxicos, pero su sabor es decepcionante. Sus branquias se adhieren al tallo del hongo, mientras que las branquias de Chanterelle están separadas.

Sabor / Sabor: rico, picante y sabroso, pero delicado.

Valor de la comida: envidiado y elogiado en el mundo de la cocina gourmet. Primero lograron avances en la cocina francesa, siendo saltear y cocinar la mejor manera de resaltar su sabor. Los rebozuelos también se han horneado en soufflés o platos de huevo, entre otros. Estos hongos silvestres también se pueden secar.

Valor medicinal : Estudios recientes demuestran que estos hongos contienen ácido glutámico, que fortalece y activa el sistema inmunológico de una manera sana y estable.

Cómo cosechar : Con un cuchillo o con la mano, retire todo el hongo (la tapa y el tallo) del suelo. Secar las setas o deshidratarlas. O utilícelos frescos para cocinar.

Cómo preparar : Saltee los champiñones recién cosechados, enteros (si son pequeños) o picados. Se puede hornear en tortillas, huevos horneados o quiches. Los rebozuelos también se pueden reconstituir (remojar) en agua de cuerpos fructíferos secos almacenados. Al igual que las morillas, sus sabores se acentúan cocidos en mantequilla o aceite con crema, sal, pimienta, tomillo o ajo. Sabores especialmente resaltados en caldo de res o pollo.

Hongo bola gigantes (Calvatia Gigantean)

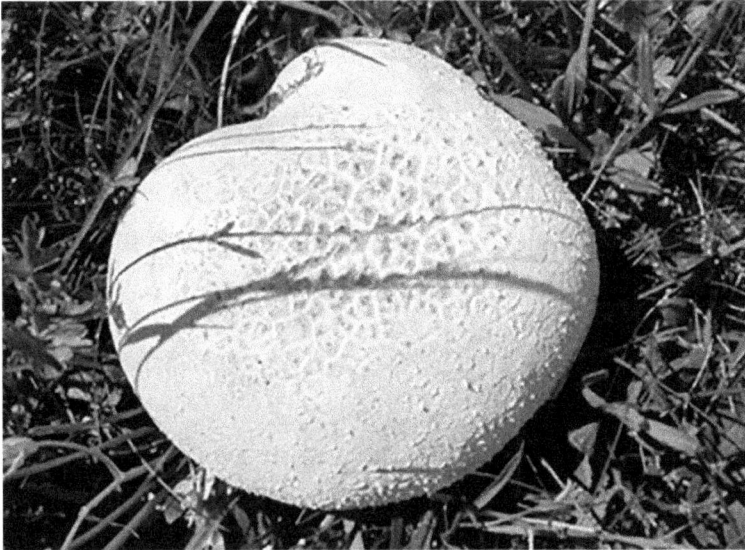

Región encontrada : áreas templadas de todo el mundo.

Puntos clave: prados, campos y bosques de hoja caduca que están menos perturbados.

Características definitorias: un hongo blanco generalmente grande, redondo que puede crecer en diámetros que van desde tan solo 5 pulgadas a 60 pulgadas. Algunas son enormes, pero oscilan entre el tamaño de una pelota de béisbol y una pelota de playa. Corta cualquier hongo bola que encuentres. Si está completamente blanco en el centro y no se puede ver una "tapa interna", seguramente es un Hongo bola gigante y seguro para comer.

Partes para cosechar: Tapa de hongo blanca pura y sobre el suelo: "cuerpo fructífero. ¡100% seguro para comer!

Mejor época para cosechar : finales de verano y otoño.

Sabor / Sabor : Rico y terroso, textura como un malvavisco. Comparado con "queso derretido".

Valor alimenticio : un hongo forrajero fácil de identificar y localizar. Los cuerpos grandes hacen que las comidas sean abundantes, generalmente salteadas, fritas o hervidas. Se puede "empanizar" o incluso cortar en filetes antes de freír.

Valor nutricional : Poco conocido de su valor nutricional.

Valor medicinal : Hoy en día está revelando evidencia de capacidades antitumorales.

Cómo cosechar: antes de cosechar, evalúe si el Hongo bola gigante es viable para comer. El hongo debe estar completamente blanco. Si está agrietado, el interior que se ve a través de las grietas también debe ser blanco. Intente cortar los champiñones abiertos con un cuchillo. Si el interior es mayormente blanco puro, entonces tienes un buen hongo. Si las partes grandes son verdes, marrones, moradas y se pudren, el hongo es demasiado tarde; está liberando esporas internas, que causarán molestias digestivas si se comen. Si el Hongo bola gigante es viable, levante el hongo de la tierra suavemente con la mano, usando un cuchillo para cortar cualquier micelio rebelde pegado del Hongo bola al suelo.

Cómo prepararlo: Cortar o picar el hongo después de verificar la calidad. Saltear o dorar con mantequilla, o cortar en rodajas y cocinar como un bistec. Cubra con claras de huevo, harina y migas para hacer Hongo bola "rebozado". Combina bien con huevos de cualquier preparación. También se puede picar y agregar a mezclas de carne, como carne molida, o hervir a fuego lento en sopas y guisos como la mayoría de los otros hongos.

Ase, ase o hornee en rodajas grandes. Evite remojar o marinar, ya que la textura se volverá empapada y no deseada. Es mejor usarlos frescos, no reconstituidos bien, aunque se pueden cocinar y congelar para un uso prolongado.

Pollo de los bosques (Laetiporus spp.)

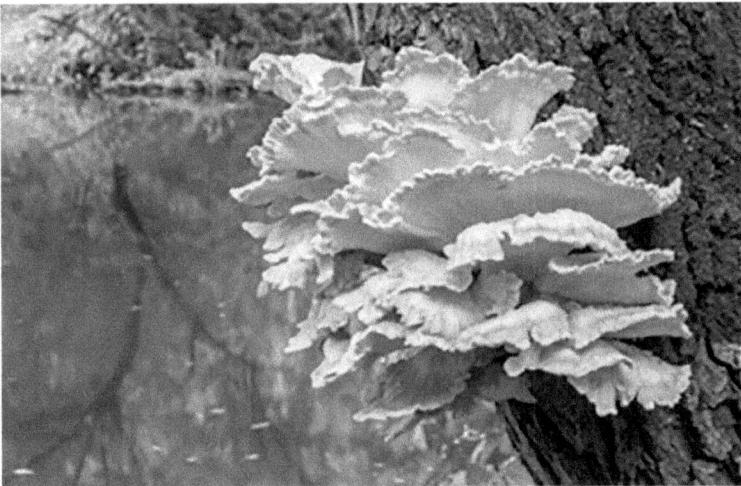

Región encontrada: En todo el mundo.

Puntos clave: bosques, que crecen principalmente en las heridas de la corteza de los árboles de los robles. También se puede encontrar creciendo en eucaliptos, castañas, sauces y algunas coníferas.

Características definitorias: Crece en forma de estante a partir de la corteza de los árboles, lo que le da el nombre alternativo de "estante de azufre". El cuerpo fructífero es de un color amarillo azufre al naranja, cuerpo rosado anaranjado con bordes anaranjados brillantes que se destacan como "más claros" en comparación con el color restante del hongo. Algunos cuerpos tienen rayas de diferentes tonos de estos colores. La parte inferior es de color amarillo brillante o blanco, con poros diminutos en lugar de branquias.

Partes para cosechar: Sombrero entero del hongo que sobresale de la corteza: "cuerpo fructífero". ¡100% seguro para comer!

Mejor época para cosechar: siempre que el clima sea cálido.

Valor alimenticio : A menudo se usa como un sustituto sin carne del pollo y combina bien con hierbas, especias y verduras que también combinan con el sabor del pollo.

Valor nutricional : potasio, vitamina C y proteínas.

Valor medicinal: la investigación actual está destacando ciertas capacidades en Chicken-of-the-Woods como antibiótico, lo suficientemente fuerte como para combatir las cepas de

Staphylococcus, lo que lo convierte en un posible curador tópico de heridas.

Cómo cosechar: Con un cuchillo o con la mano, retire todo el hongo (la tapa y el tallo) de la corteza sobre la que está creciendo el hongo. Si los medios / centros de los hongos se sienten duros o quebradizos, retírelos con un cuchillo. Solo busque o coseche Chicken-of-the-Woods que sean jóvenes y con sensación de goma.

Cómo preparar : Saltee y cocine bien con los champiñones recogidos lo más frescos posible. Es mejor cortarlo en tiras o picarlo antes de cocinarlo, para que la textura "gomosa" sea más manejable. Úselo en recetas que requieran pollo. Combina bien con vino, caldo y verduras, y considere marinarlo antes de cocinarlo. El hongo también se puede encurtir o congelar y descongelar para reutilizarlo más tarde.

Ostras (Pleurotus spp.)

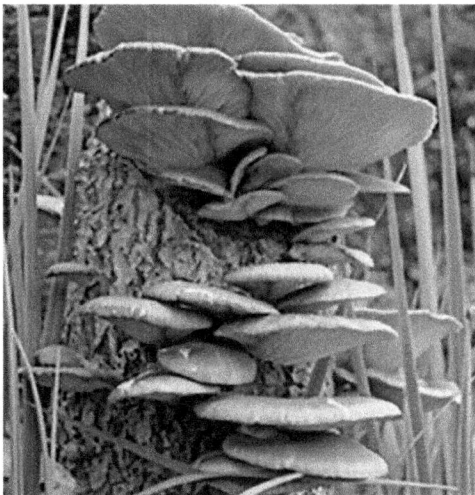

Región encontrada : cultivada y silvestre en todo el mundo, en regiones templadas o tropicales.

Puntos clave: crecen a partir de la corteza de árboles de madera dura en bosques y arboledas.

Características definitorias: cuerpo delicado, branquias adheridas que suben desde el tallo hasta el borde de los sombreros. Color grisáceo, blanquecino o tostado amarillento, según la especie. Crece en racimos y estantes hermosos y ornamentados que llaman la atención y aumentan su atractivo como un alimento culinario magnífico.

Partes a cosechar: Sombrero y tallo enteros del hongo: "cuerpo fructífero". ¡100% seguro para comer!

Mejor época para cosechar: de primavera a otoño, después de lluvias o tormentas considerables.

Parecidos peligrosos : en todo el mundo, hay varios parecidos potencialmente venenosos y no comestibles. Asegúrese de que: el hongo esté creciendo en una madera dura, no pigmentada, completamente lisa, sin "pelos" ni "pelusa", branquias que corran por el tallo y un aroma a "regaliz", antes de cosechar. Si no está seguro, ¡no lo coma!

Sabor / Sabor: Delicado, suave y sabor a "marisco" o pescado.

Valor alimenticio: un hongo común y venerado, tanto silvestre como cultivado. Casi siempre cocinado en salteado o sofrito, ya que es delicado y solo necesita un poco de calor, aunque también funciona bien en platos con huevo horneado.

Valor nutricional : Hierro, Fibra, Proteína, Aminoácidos, Tiamina, Riboflavina, Niacina, Fósforo, Potasio, Cobre.

Valor medicinal: tradicionalmente conocido como un antibiótico suave con la capacidad de matar ciertas cepas de bacterias. Hoy en día, la investigación muestra su poder como alimento para reducir el colesterol malo y mantener el colesterol bueno, ya que los cuerpos de los hongos contienen estatinas y lovastatina.

Cómo cosechar : Con un cuchillo o con la mano, retire todo el hongo (la tapa y el tallo) de la corteza del árbol del que está creciendo. Tenga cuidado de revisar el hongo en busca de larvas, insectos, babosas y otros insectos antes de comer.

Cómo preparar : Picar, rebanar o romper y saltear ligeramente. Los hongos ostra responden mejor a una cocción suave.

Sabe maravilloso cuando se fríe con crema, mantequilla y vino seco, con especias desnudas, luego se combina con algunas otras verduras más robustas.

Capítulo 13

Malezas comestibles

Diente de león

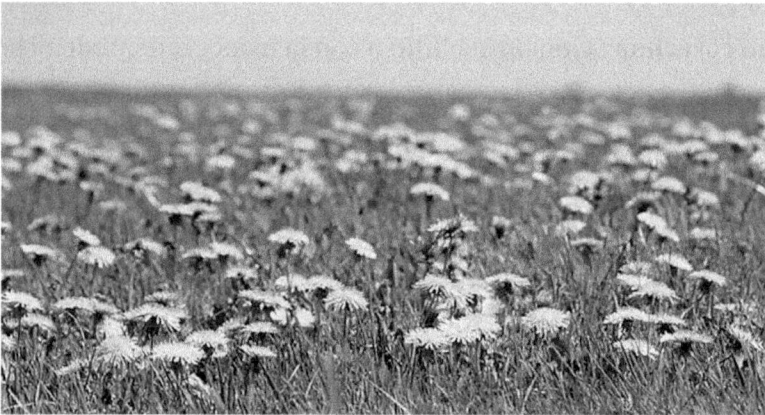

La maleza normalmente crece en cualquier lugar, especialmente en lugares con césped y desechos. Sus hojas normalmente crecen desde la base de la planta en forma de roseta, mientras que su flor se desarrolla a partir de un tallo hueco. El diente de león normalmente produce una savia lechosa de sus partes cuando se corta. Por lo tanto, es recomendable usar guantes al momento de recoger para evitar mancharse las manos. Dado que las hojas son amargas, es aconsejable cosechar las hojas tiernas de primavera.

Puede usar el diente de león de la misma manera que las espinacas o las hojas de ensalada, pero primero asegúrese de remojar las hojas más viejas en agua durante horas. Los botones florales pueden hacer buenos buñuelos, en los que simplemente los cubras con una masa ligera y los fríes. Además, puedes utilizar los pétalos en ensalada de patatas o con pasta.

Hierba de ganso / cuchillas

Estos a menudo se adhieren a su ropa debido a los pelos en forma de gancho que se encuentran en el tallo, las hojas y las semillas redondas que se asemejan a gránulos. La planta crece alrededor de 6-8 hojas estrechas y puntiagudas que se colocan a intervalos en un tallo cuadrado. Las cuchillas se encuentran principalmente en áreas como bordes de carreteras, bosques, setos y jardines. A la hora de cosechar, opte únicamente por tallos jóvenes, ya que son más sabrosos y no tacaños. Busque aquellos artículos que midan menos de 10 cm de largo y hojas de 1-2 cm de largo.

El forraje es una buena verdura al vapor y con mantequilla, pero también se puede saltear con mantequilla y ajo. También puede agregarlos a espaguetis, tortillas o huevos revueltos, así como a sopas.

Verdolaga

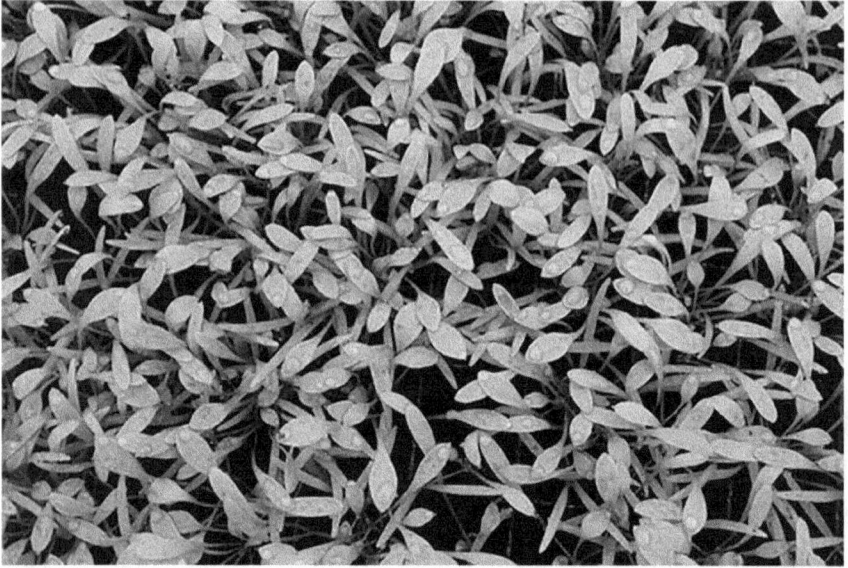

Esta maleza es abundante en jardines húmedos, áreas sombreadas y césped. Suele estar muy cerca del suelo, por lo que es difícil notarlo. Es suculento y tiene una textura crujiente, y sus hojas y tallos son seguros cuando se comen crudos o cocidos. La hierba tiene una gran cantidad de ácidos grasos omega-tres en comparación con otras verduras. Se puede agregar a salteados o ensaladas. También puedes usarlo para espesar guisos o jabones.

Trébol

Esta hierba común del césped es una comida popular para los abejorros y las abejas y es una buena planta para agregar a una variedad de comidas. Puede picar una pequeña cantidad de hojas de trébol y agregar a una ensalada o saltear. Las flores de trébol rojo o blanco se pueden comer cocidas, crudas o incluso secas para hacer té.

Cuartos de Cordero

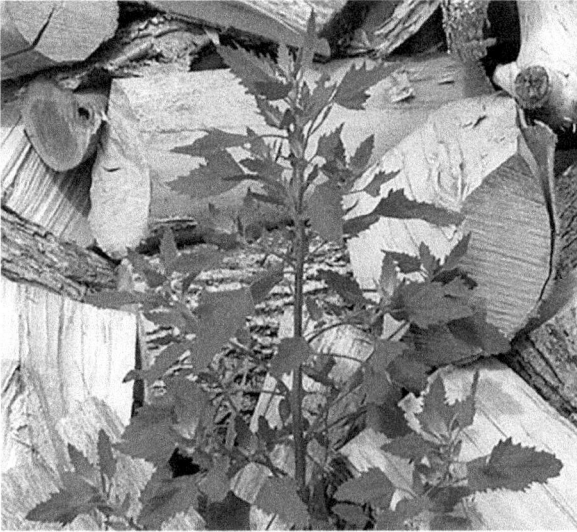

También conocida como pie de ganso, la hierba es comestible cuando está cruda y se puede cocinar al vapor o saltear en cualquier plato de verduras. También puede cosechar sus semillas que parecen quinua, aunque esto podría resultar una empresa difícil.

Plátano

Esta mala hierba del césped no debe confundirse con la fruta tropical que lleva un nombre similar. El plátano es una hierba medicinal que es comestible cuando está cruda y se puede saltear, hervir o cocer al vapor. Sus hojas más viejas, a pesar de ser duras, se pueden cocinar y comer. Puede intentar obtener sus semillas y cocinar de manera similar al grano o moler para hacer harina.

Pamplina

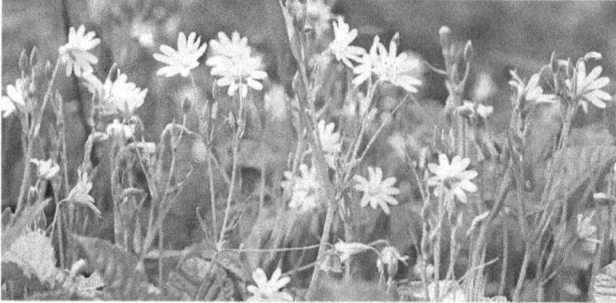

La madera de jardín es aplicable tanto en medicina como en dieta. Puede comer la mayor parte de la hierba, incluidas las flores, los tallos y las hojas, ya sea cruda o cocida. Sabe a espinaca y se integra bien con muchos platos.

Malva

También conocida como hierba de queso por la forma de sus vainas, está muy extendida en muchos jardines o céspedes en América del Norte. Las hojas de malva y sus semillas son comestibles, ya sea cocidas o crudas, y son más tiernas cuando se recogen jóvenes y más pequeñas. Sin embargo, puede utilizar las hojas más viejas. Al igual que otras verduras cocidas, se pueden saltear, hervir o cocer al vapor.

Amaranto salvaje

Esta hierba se conoce comúnmente como pigweed y puede complementar adecuadamente la mayoría de los platos cuando se usa como vegetales. Tanto las hojas más jóvenes como las más viejas son comestibles y se usan como la espinaca. Trate de obtener sus semillas y prepárelas como granos integrales o como harina molida. Las semillas de pigweed pueden tardar mucho en recolectarse, pero vale la pena esperar debido a su alto contenido de proteínas.

Muelle rizado

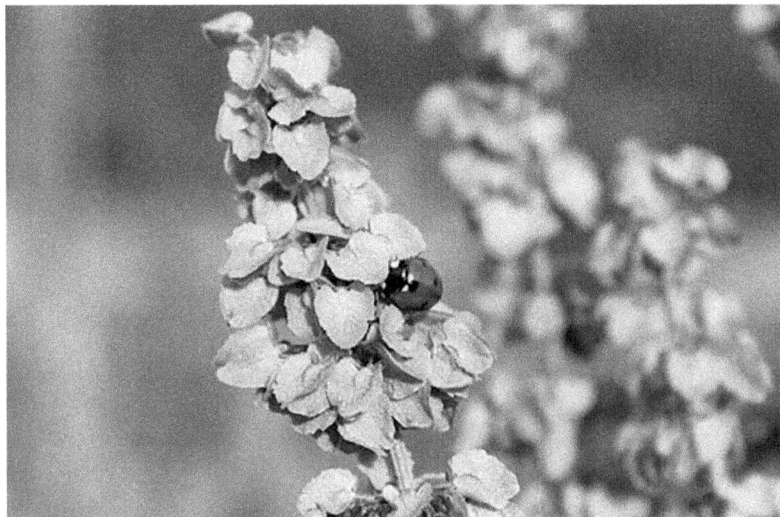

Las hojas del muelle amarillo o del muelle al curry se comen crudas cuando son jóvenes, pero se pueden cocinar o agregar a sopas y ensaladas cuando son mayores. Puede pelar el tallo y comerlo crudo o cocido, o asar, hervir o comer semillas maduras crudas. Tenga en cuenta que sus hojas son ácidas debido al alto nivel de ácido oxálico, por lo que solo consuma con moderación. Además, cambie el agua varias veces durante la cocción.

Berro

Esta hierba es beneficiosa por sus propiedades antioxidantes y se puede incorporar fácilmente en ensaladas gourmet crudas. Aunque la mayoría de la gente no se da cuenta de que el berro es una mala hierba, básicamente crece junto a las riberas de los ríos y arroyos. La marihuana puede encajar en la mayoría de recetas.

Celidonia menor

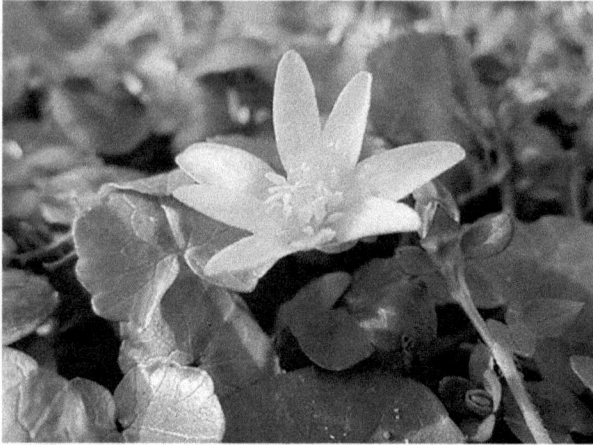

Estos corazones amarillos y brillantes Las flores con forma también son muy comunes a finales de marzo y principios de abril. Son muy ricas en protoanemonina, un antioxidante y se cree que tienen varias otras propiedades medicinales, y las flores u hojas de esta planta son comestibles.

Ajo silvestre

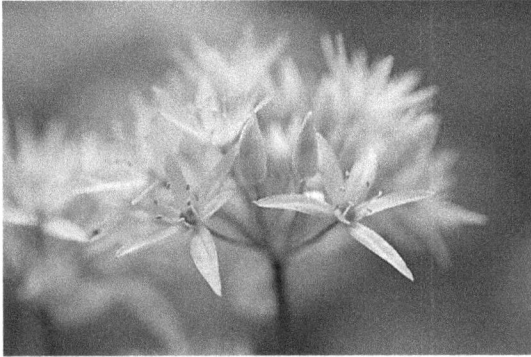

El ajo silvestre se puede encontrar durante todo el año y, aunque se parecen al ajo normal, tienen un sabor ligeramente diferente. Puede masticarlos crudos si lo desea o agregarlos a sus sopas y ensaladas. Las flores de ajo silvestre también son comestibles, por lo que puedes comer los dientes, las flores o ambos.

Algas marinas

Las algas son muy ricas en vitaminas y minerales. También se cree que comerlos con regularidad puede ayudar a mejorar una serie de afecciones de salud, como la mala circulación sanguínea, el colesterol alto, los problemas de la piel y la mala condición de la tiroides. Puede optar por hervir, ahumar o cocinar al vapor sus algas, según sus preferencias. Además, puede optar por comerlos como una comida completa o en sus ensaladas y sopas.

Espino

Esta guía no estaría completa sin la mención del espino, que comúnmente se llama pan y queso porque las hojas se usaban generalmente para hacer sándwiches. Puede comer las frutas o las hojas de su comida o preparar un té. También puedes comerlo crudo si quieres.

El espino es un complemento alimenticio popular en todo el mundo porque se cree que es muy útil para curar afecciones cardíacas y problemas circulatorios sanguíneos.

Nueces

Otro alimento excelente para buscar en la naturaleza, especialmente durante el otoño, son las nueces silvestres. Algunas de las nueces silvestres que puede ver incluyen nueces, cacahuetes, avellanas y beechnuts. Para comer, puede asarlos, usarlos para comer pan o simplemente comerlos como están.

Violetas

Las violetas se pueden cultivar fácilmente en su patio trasero. Puedes comer los tallos o las hojas. También puedes usarlos para hacer miel de violetas o como guarnición.

Pulmonar

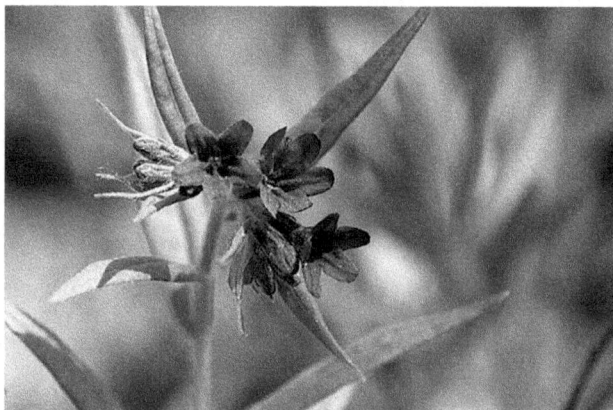

Esta colorida planta recibió el nombre de pulmonaria porque se cree que tiene la capacidad de aliviar las afecciones pulmonares. Las flores y las hojas son comestibles y se pueden cocinar de la misma manera que cocina las espinacas. Lo bueno de esta planta es que puede cultivarla en el jardín de su patio trasero si desea tener un suministro constante.

Bálsamo de limón

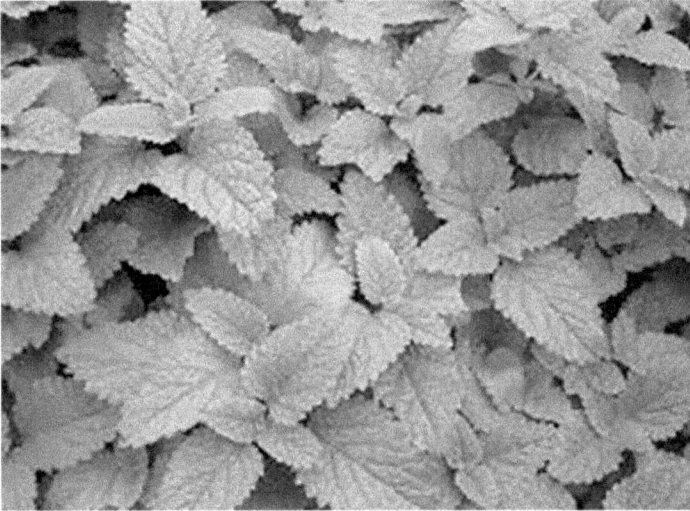

Los bálsamos de limón también se conocen como Melissa. Puedes comer las flores y hojas de los bálsamos de limón o usarlas para hacer té de hierbas.

Capítulo 14

Hierbas comestibles

Buscar hierbas, ya sea en la naturaleza o como otra adición encantadora a su jardín, puede proporcionarle hojas y flores sabrosas que pueden usarse para condimentar sus platos y, a menudo, beneficiar su salud. Muchas hierbas tienen olores maravillosos que realmente pueden repeler los insectos, y las flores pueden ser pequeñas pero a menudo muy hermosas. Cualquiera que sea la forma que elija para buscarlos, ¡las hierbas son una planta que vale la pena encontrar!

Albahaca (Ocimum Basilicum)

La albahaca pertenece a la misma familia que la menta y tiene una apariencia similar si alguna vez has visto una planta de menta. Dependiendo de la variedad, las hojas pueden tener un sabor un poco a anís, con un olor fuerte, a menudo dulce. Se han realizado investigaciones sobre los beneficios de los aceites esenciales que se encuentran en la albahaca. Se sabe que el aceite de albahaca contiene fuertes propiedades antioxidantes, antivirales y antimicrobianas y se está estudiando su uso potencial en el tratamiento del cáncer.

Las hojas de albahaca son brillantes y crecen en tallos en roseta y son lisas, veteadas y moteadas. Tienen un olor rico y terroso que se puede detectar fácilmente.

Al plantar en su jardín, la mejor época para crecer es entre junio y septiembre. La albahaca prospera en calor. Debe sembrar semillas o plantar plántulas en primavera o verano al menos una semana después de la última fecha de helada. Necesitan pleno sol y agua regular; no debe dejar que la tierra se seque. Pellizcar los tallos inferiores estimulará la producción de hojas. Puede comenzar a cosechar una vez que las hojas alcancen un tamaño razonable y fomentar la producción, nunca quite más de un tercio de las hojas.

Partes comestibles: las hojas sirven para muchas cosas. Puede usarlos frescos en ensaladas, sopas, sándwiches, guisos, adobos, pesto o agregar a tés. También puede secarlos o congelarlos para usarlos en el futuro después de blanquearlos rápidamente en agua hirviendo. Los botones florales también son comestibles y tienen un sabor más sutil.

Cilantro (Coriandrum sativum)

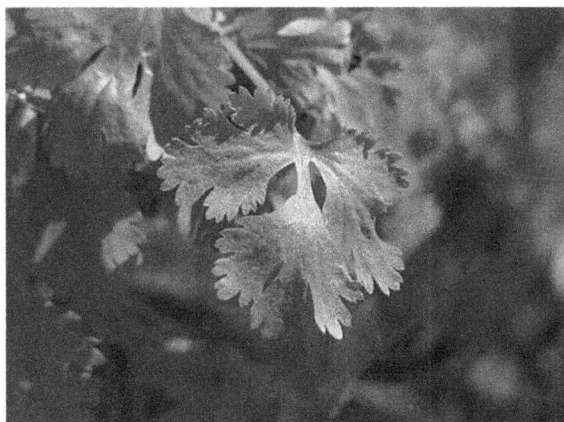

El cilantro se puede encontrar tanto en la naturaleza como en el jardín. Es originaria del sur de Europa, norte de África y suroeste de Asia. Se utiliza principalmente en recetas, pero se puede consumir solo. Las hojas son ricas en vitaminas A, C, K y contienen cantidades moderadas de minerales en la dieta. Las semillas tienen menores cantidades de vitaminas, pero contienen cantidades significativas de fibra dietética, calcio, selenio, hierro, magnesio y manganeso. No a todo el mundo le gustará esta hierba. Las personas que aprecian su sabor dicen que tiene un sabor a limón o lima. ¡A quién no le gusta, lo relaciona con insectos o jabón! Pero para aquellos a quienes les gusta, es una gran planta para buscar en la naturaleza o cultivar en su propio patio trasero.

La planta se describe mejor como blanda. Las hojas son delicadas y parecidas a plumas, que se abren en abanico desde los tallos. Las flores son blancas o rosa pálido y vienen agrupadas en umbelas. El fruto es esférico y seco, contiene las semillas que pueden usarse como especia o comerse solas.

Hábitat: al plantar en su jardín, siembre las semillas a principios de la primavera o el otoño, en un suelo arcilloso al menos a un pie de distancia entre sí. No crezca en el calor del verano, o las plantas se convertirán inmediatamente en semillas.

Partes comestibles : las semillas son buenas para moler y poner en ternera, cerdo o jamón antes de cocinar. Las hojas tiernas a veces se conocen como cilantro y se pueden congelar o secar y se usan en sopas, ensaladas, salsas o picadas con alimentos como el aguacate. A menudo se utilizan como guarnición, como en el plato indio dal. Las raíces tienen un sabor más profundo que las hojas y se utilizan con frecuencia en la cocina asiática, especialmente en alimentos Tia como sopas o pasta de curry.

Orégano (Origanum vulgare)

El orégano es una planta de la familia de la menta. Es originaria de los climas cálidos del oeste y suroeste de Eurasia y del Mediterráneo. Es fácil de cultivar en interiores o exteriores y puede ser una gran planta compañera para su jardín, dado que repele algunos insectos. En la medicina popular austriaca, se usaba como té o ungüento para tratar trastornos del tracto gastrointestinal, el tracto respiratorio y el sistema nervioso, pero estos efectos no han sido probados.

Las hojas son más pequeñas, en forma de pala y verdes, similares a las de la menta. Se arremolinan alrededor de los grupos o tallos singulares. Las flores son pequeñas y púrpuras y crecen en racimos de espigas erectas.

Hábitat: El orégano prefiere los climas cálidos y secos y puede ser perfecto en áreas propensas a la sequía, pero también puede funcionar bien en otros entornos. Si bien crece en algunos climas fríos, es posible que no sobreviva al invierno. Para su jardín, debe plantarlo a principios de la primavera, en un suelo bastante seco con pleno sol. Suponga que partiendo de semillas, plante en el interior antes de la última fecha prevista de helada. Trasplantarlos una vez que haya pasado el riesgo de heladas. Puede cosechar una vez que la planta haya alcanzado 4-6 pulgadas de altura. Puede obtener el mejor sabor de las hojas cosechando por la mañana después de que el rocío se haya secado y cosechando cuando las flores todavía están brotando. Si está cultivando las plantas en el exterior, es necesario cortarlas y cubrirlas con una capa gruesa de mantillo durante el invierno. Si están en macetas, puede llevarlas adentro para una cosecha durante todo el año.

Partes comestibles : el orégano se cultiva por sus hojas, que pueden ser más sabrosas cuando se secan. Puede secarlos usted mismo en un área oscura y bien ventilada y, una vez secos, guardarlos en recipientes herméticos hasta que esté listo para usarlos. Puede ser muy potente, ¡el orégano de la mejor calidad puede incluso adormecer la lengua! Pero la potencia depende del área, el clima y las condiciones de crecimiento. La hierba es popular en la cocina italoamericana, como la pizza, pero también en los platos de la cuenca mediterránea, Filipinas y América Latina. En la cocina turca, a menudo se usa para condimentar carnes como el cordero.

Romero (Rosmarinus officinalis)

El romero es una hierba poderosa y leñosa originaria de la región mediterránea. Su nombre proviene de la palabra latina para "rocío" (ros) y "mar" (marinus) o "rocío marino". A veces también se le llama "anthos". Contiene fitoquímicos, que incluyen ácido rosamarínico, alcanfor, ácido cafeico, ácido ursólico y ácido betulínico. Contiene los antioxidantes ácido carnósico y carnosol. Esta hierba puede ser una adición hermosa y útil a su jardín. Las flores son hermosas y exudan un aroma a pino que puede prevenir los insectos.

El romero es un arbusto aromático con hojas en forma de aguja que se asemejan a la cicuta. Las hojas son siempre verdes, verdes en la parte superior y blancas en la parte inferior, con pelos cortos y densos. Las diminutas flores se encuentran en racimos de color blanco, rosa, morado o azul profundo.

Hábitat: El romero es una planta fácil de cultivar. Les gusta el suelo arenoso bien drenado y al menos 6-8 horas de luz solar al día. No sobrevivirán a los duros inviernos y prefieren los climas cálidos y húmedos. Si tiene inviernos que caen por debajo de los 30 grados F., puede plantarlos en macetas o contenedores para llevarlos adentro cuando los días comiencen a hacer demasiado fríos. Debes regar bien el romero cuando el suelo esté seco, pero déjalo secar entre riegos. Recortar el romero como lo haría con una planta de interior normal ayudará a que se vuelva más frondoso. Si los va a colocar en macetas, debe replantarlos al menos una vez al año, o las raíces se unirán.

Partes comestibles: Las hojas se pueden usar frescas o secas, y son tradicionales en la cocina italiana. Son amargas y tienen un olor característico que combina bien con muchos alimentos. También se puede hacer té de hierbas con las hojas. A menudo se asa con carne, lo que les da un olor parecido a la mostaza, pero solo necesitará pequeñas cantidades para obtener el sabor deseado.

Perejil (Petroselinum Crispum)

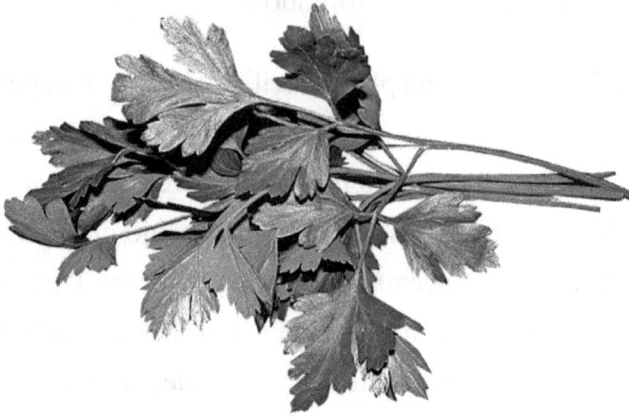

El perejil proviene del sur de Italia, Argelia y Túnez, se ha naturalizado en muchas otras partes de Europa y se usa ampliamente en todo el mundo. Es una buena fuente de flavonoides y antioxidantes (especialmente luteolina), apigenina, ácido fólico y vitaminas A, C y K. Advertencia: Las mujeres embarazadas no deben consumir cantidades excesivas. Las cantidades normales son perfectamente seguras.

Las hojas y los tallos son de color verde brillante. Tiene una raíz principal que se utiliza para almacenar agua y comida para el invierno. Las hojas rizadas forman una roseta, y generalmente se cultiva un tallo en flor en su segundo año de crecimiento. Tiene numerosas flores pequeñas, de color amarillo a amarillo verdoso. Las semillas son circulares y la planta normalmente muere después de que las semillas han madurado.

Hábitat: al plantar en su jardín, puede sembrar las semillas tan pronto como el suelo esté tibio en primavera, pero la mejor manera de hacerlo es iniciarlas en el interior unas 6 semanas antes de la fecha de siembra planificada. Tolerará suelos pobres, pero la mejor forma de cultivarlos es en suelos ricos en orgánicos y bien drenados. Le gusta el sol pleno a la sombra parcial y necesita un riego ocasional. Puede cosechar las hojas una vez que comiencen a rizarse, temprano en la mañana para obtener el mejor sabor, y se pueden usar frescas, congeladas o secas para más tarde.

Partes comestibles: las hojas se pueden congelar o secar, aunque congeladas retiene más sabor. A menudo se usa para decorar platos de papa, arroz, pescado y pollo frito, cordero, ganso y carne. También se puede utilizar en sopas, guisos, caldos, salsas, ensaladas y sándwiches. Se usa en muchos platos diferentes en todo el mundo, ¡y también puede usarlo para una variedad de platos!

Tomillo (Thymus vulgaris)
El tomillo es otra hierba de la familia de la menta y también es pariente del orégano. El aceite de tomillo es un aceite esencial, casi la mitad del timol, y un antiséptico que se usa en muchos enjuagues bucales disponibles comercialmente. Antes de los antibióticos modernos, el aceite de tomillo se usaba para tratar los vendajes. También se ha utilizado para combatir los hongos en las uñas. También puede encontrarlo como ingrediente activo en algunos desinfectantes de manos naturales sin alcohol.

El tomillo es una hierba tupida con hojas suaves que crecen en forma de roseta hasta los tallos. Los tallos son leñosos y las flores son pequeñas y generalmente blancas.

Hábitat: Crece de forma silvestre en las tierras altas de las montañas y se puede encontrar en la Riviera. Le gusta más el sol pleno y le va bien en lugares calurosos y soleados. Puede plantarlo en un suelo bien drenado en la primavera después de la última helada; tolera bien la sequía y puede sobrevivir a las heladas profundas. Debes podarlas en la primavera pellizcando las flores para que la planta no se vuelva leñosa. Deje de recortar antes de las primeras heladas del otoño para asegurarse de que no esté demasiado tierno para sobrevivir al frío. En climas muy fríos, cubra las plantas con ramas de pino después de la primera helada para protegerlas de cualquier daño del invierno.

Partes comestibles: debe quitar las pequeñas hojas de los tallos leñosos antes de usarlas. Las hojas se pueden utilizar tanto secas como frescas. Es mejor que estén frescas, aunque no durará más de una semana de esa manera, incluso si está refrigerada. Puede durar meses si se congela cuidadosamente. Se puede utilizar para dar sabor a muchos platos diferentes y se puede convertir en una infusión de hierbas para la tos y la bronquitis.

Capítulo 15

Plantas ornamentales comestibles

lgunas hierbas y arbustos han demostrado satisfacer tanto a la vista como al paladar. Algunos de estos incluyen:

Col rizada rusa roja

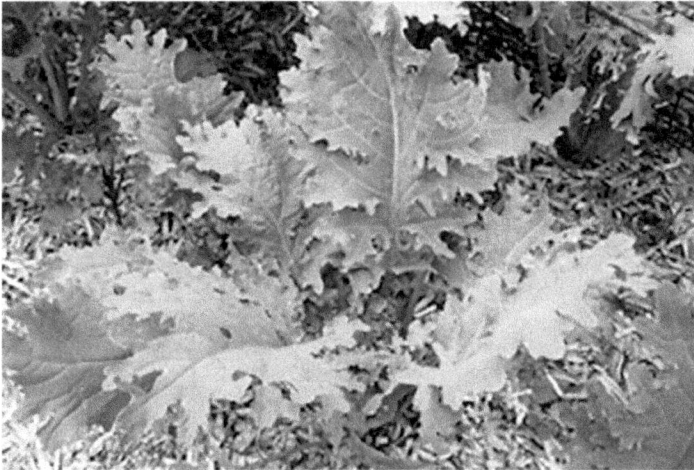

Esta es una planta de color verde grisáceo con tallos de color púrpura y hojas de 2-3 pies de altura. La col rizada rusa aparece como hojas de roble grandes y rizadas, y se oscurece a púrpura después de las heladas. Para cultivar este cultivo ornamental, debe sembrar alrededor de 4-5 semanas antes de la última helada y progresar a sembrar semillas después de varias semanas para mantener un crecimiento continuo. La col rizada también se puede sembrar en verano y cosechar en otoño y tarda 60 días en madurar. Úselo en platos que requieran verduras, como la col rizada al vapor.

Tomate Cherokee Chocolate

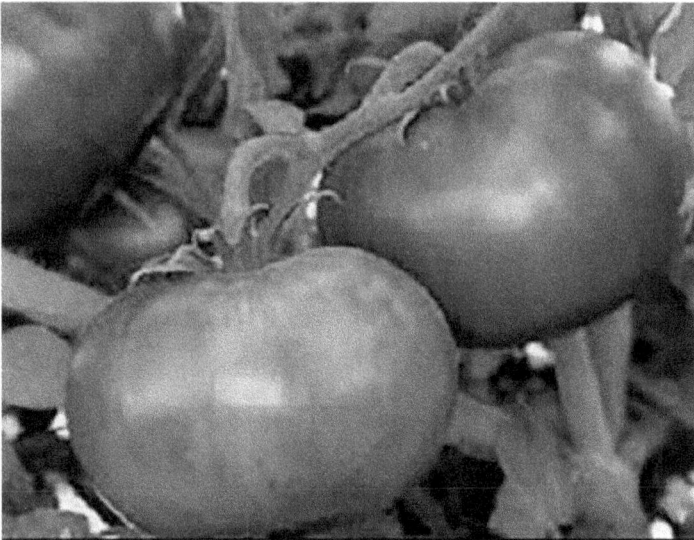

Esta planta es de color rojo y marrón y recibe su nombre de su fruto de color chocolate. Es firme, jugoso y agridulce, lo que lo convierte en una mejor opción para cortar. El cultivo normalmente crece hasta 4 pulgadas de ancho. Para plantar el tomate chocolate, siembre sus semillas en el interior durante aproximadamente 6-8 semanas antes de la última helada y luego trasplante después de la última helada. Solo tarda 80 días en madurar.

Calabaza de pera y papaya

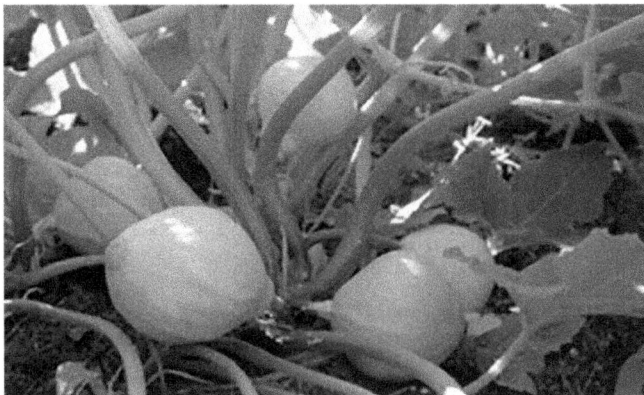

Esta variedad tiene una calabaza amarilla en forma de bombilla que se produce a partir de plantas semi-arbustivas en toda su temporada de crecimiento. Plante la calabaza de pera y papaya sembrando directamente las semillas después de la última helada. Al crecer, recoja su calabaza cuando alcancen las 3 pulgadas de largo y ancho para facilitar que las plantas cultiven más calabazas. La calabaza tarda unos 42 días en madurar.

Acelga luces

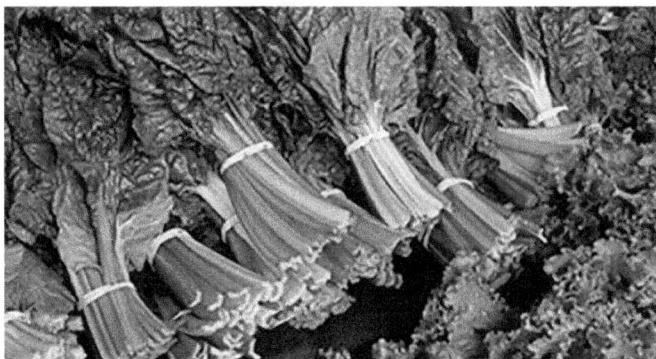

La acelga produce tonos de arco iris en los bordes de las flores y los huertos. Es grande con hojas de sabor suave que crecen en tallos gruesos de color blanco, naranja, rojo o amarillo, que crecen alrededor de 20 pulgadas de alto. Poco después de la última helada, siembre directamente este cultivo en el jardín y déjelo crecer. Cuando llegue el momento de la cosecha, simplemente corte las hojas exteriores más grandes cuando la planta tenga entre 8 y 12 pulgadas, aproximadamente a 2 pulgadas de su corona. Hacer esto facilita el crecimiento de hojas nuevas. Puedes preparar varios platos con esta planta, como la sopa de acelgas.

Berenjena Gretel

La berenjena tiene racimos blancos a una altura de 3 pies, y debe cosechar las frutas de sabor suave después de que tengan 3-4 pulgadas de largo. Cultiva la berenjena a partir de semillas en el interior durante unas 8-9 semanas y luego trasplanta al aire libre. Tenga en cuenta que esta planta es propensa al frío, por lo tanto, asegúrese de que el suelo esté lo suficientemente cálido. Evite la exposición a las heladas mientras espera su madurez en 55 días.

Fresa ornamental

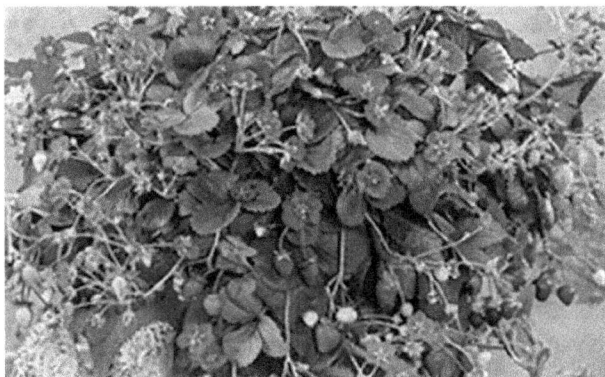

La planta es una cubierta vegetal en expansión que produce flores de color rosa brillante y bayas comestibles. Crece hasta aproximadamente 5 pulgadas de alto y se extiende hasta 24 pulgadas, su color va desde el perenne hasta el semi-perenne. Dado que la planta se vende en macetas pequeñas en lugar de semillas, puede trasplantar en condiciones de sombra a soleadas. Debe entrenar el cultivo para que se arrastre desde las jardineras y las macetas colgantes.

Albahaca Púrpura Volantes

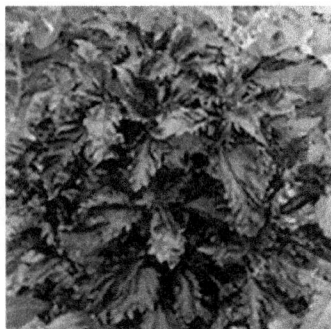

La hierba mide aproximadamente 18 pulgadas de alto y ancho y produce hojas de color púrpura que son ricas en sabor. Se puede cultivar la albahaca en macetas, en huertas o más bien combinarla con otros cultivos perennes o anuales. Comience a cultivar las semillas en el interior y espere hasta la última helada, ya que el cultivo es susceptible a los resfriados. También puede sembrar directamente la albahaca de volantes morados en su jardín.

Lechuga Pecas

Esta variedad tiene hojas de color verde brillante salpicadas con motas de color carmesí. Las hojas crecen alrededor de 6 a 12 pulgadas de alto y deben cosecharse cuando son verduras tiernas, cuando están crujientes y de sabor mantecoso. Debe sembrar o comprar trasplantes para cultivar en su jardín a principios de la primavera. Es aconsejable comenzar las semillas en el interior alrededor de las 4 semanas y también asegurarse de continuar sembrando cada 2 semanas para las cosechas sucesivas. La lechuga tarda unos 70 días en madurar.

Judía escarlata

El cultivo produce flores escarlatas en enredaderas que crecen alrededor de 20 pies de altura. El frijol produce vainas de 6 a 12 pulgadas que sostienen los frijoles escarlata-negros. La mejor manera de disfrutar de esta planta es comerse las tiernas vainas tiernas directamente del cultivo o cocinarlas. Para criar las enredaderas, necesita un tipi, cerca, cenador o enrejado. Simplemente siembrelos directamente en su jardín después de las heladas y espere 70 días para que maduren.

Pimientos ornamentales

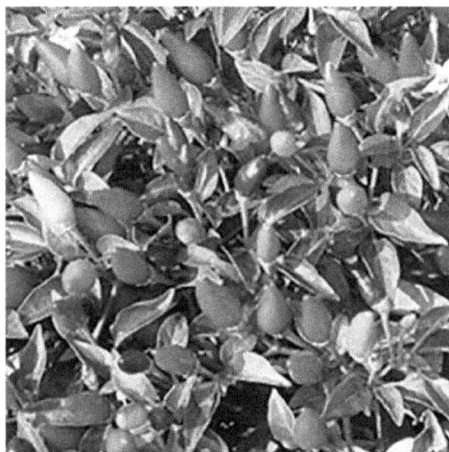

Esta variedad de pimiento crece de 6 a 20 pulgadas de alto y se extiende alrededor de 6 a 18 pulgadas, lo que la convierte en una buena opción en contenedores, cestas colgantes o jardines pequeños. Producen racimos verticales de pimientos que apuntan al cielo a diferencia de otros pimientos, que cuelgan debajo del follaje. Siembre directamente las semillas de pimiento en un suelo fértil y bien drenado y espere a que maduren los frutos. Una sola planta de pimiento produce de 3 a 4 pimientos con un tono de marrón a púrpura, rojo, naranja o amarillo. Debe recoger sus frutas con frecuencia para obtener más cosecha y facilitar un mayor crecimiento. Tardan entre 70 y 90 días en madurar.

Verdolaga

La verdolaga es a menudo la peor pesadilla de un jardinero. Es una mala hierba molesta que crece rápidamente y puede cubrir rápidamente un pequeño espacio en el suelo. La planta de cobertura del suelo puede ser un poco desagradable en un huerto, pero en realidad también puede ser bastante beneficiosa. De hecho, Estados Unidos es uno de los únicos lugares del mundo donde la verdolaga es considerada una intrusa desagradable en el jardín en lugar de una adición amigable y saludable a cualquier mesa.

La verdolaga está llena de vitaminas y minerales saludables, así como de los deseables ácidos grasos omega-3.

Las hojas de color verde oscuro son ligeramente regordetas. Crecen cerca del suelo y tendrán una pequeña flor amarilla en el centro de un grupo de hojas. Puede encontrar verdolaga creciendo salvaje durante todo el año en climas cálidos y casi en invierno en cualquier otro lugar. La planta tiene un sabor un poco salado y algunos piensan que es un poco amarga.

- Come las hojas crudas en una ensalada.

- Los tallos también se pueden comer crudos y mezclados con una ensalada.

- Agregar los tallos y las hojas a una ensalada o un plato de plantas al vapor proporciona una comida nutritiva y equilibrada en la naturaleza.

Espárragos

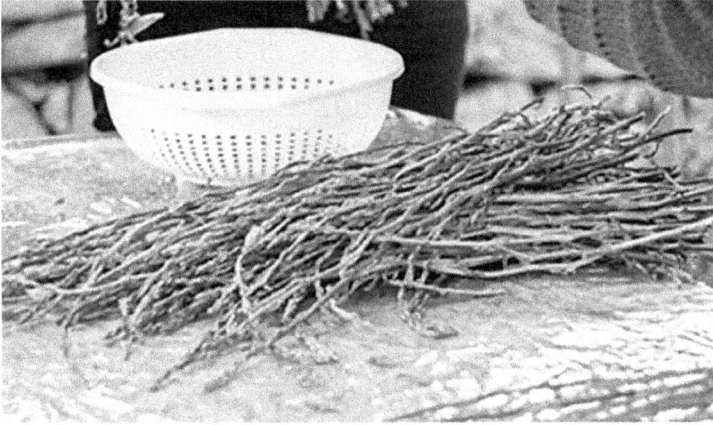

Los espárragos son una adición bastante común a cualquier mesa de la casa en los meses de primavera y verano. Muchos jardineros trabajan duro en el huerto cultivando el suyo propio o pagan mucho dinero por los vegetales verdes saludables en las tiendas. Lo que mucha gente no se da cuenta es que los espárragos crecen en la naturaleza. Probablemente lo haya pasado a toda velocidad por viejos caminos de tierra o incluso a lo largo de carreteras secundarias. Está ahí, escondido en la maleza.

Los espárragos trigueros tienen un tallo más delgado, pero la apariencia es esencialmente la misma que la de los espárragos que compra en la tienda. El mejor momento para cosechar es cuando el tallo mide aproximadamente 6 pulgadas de alto. Tendrá la misma punta de lanza que hace que los espárragos sean tan distintivos.

Por lo general, encontrará la planta entre marzo y junio. Es rico en potasio, vitamina C y tiamina. Los espárragos también son un diurético natural, que es necesario para las personas con problemas renales. Puede disminuir la hinchazón debido a la retención de agua.

- Come los tallos crudos o al vapor

- Hervir los tallos o agregarlos a un guiso o cazuela también es una opción.

Tréboles

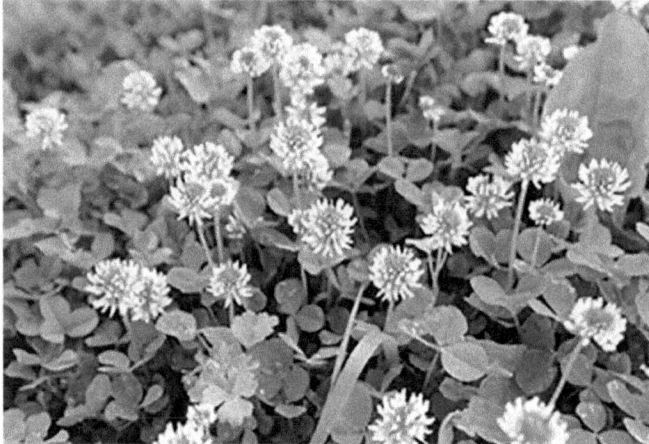

Los tréboles son las plantas verdes suaves que les gusta crecer en un hermoso césped. Si bien una persona que prefiere tener solo césped en su césped no apreciará el trébol, el trébol es realmente comestible.

Los tréboles no son como los otros comestibles que ya se han mencionado. Querrá ser un poco más selectivo al recoger tréboles para su comida.

Idealmente, cuanto más joven, mejor. Los tréboles más viejos no saben nada bien y tendrá dificultades para bajarlos.

El trébol es una de las pocas plantas comestibles con alto contenido de proteínas. También tiene una gran cantidad de vitaminas B, vitamina C y betacaroteno. Solo coma trébol recién cosechado. Es importante señalar que muchas personas son alérgicas al trébol.

- Evite las flores marrones en algunos de los tréboles más viejos
- Hervir tréboles es su mejor opción
- Puede comer las flores blancas o rosadas de los tréboles crudas o cocidas
- Si come tréboles crudos, es mejor consumir aproximadamente media taza por comida.

Capítulo 16

Hongos

Los hongos son uno de los tipos de organismos más beneficiosos para el hombre. Contienen grandes cantidades de vitaminas, nutrientes y minerales que los humanos necesitan. Sin embargo, de los cientos de hongos conocidos por el hombre, solo una docena son seguros para consumir. Los hongos restantes contienen algunas de las toxinas más potentes del planeta. En este capítulo, aprenderemos cómo identificar y cultivar hongos seguros y cómo cada uno de ellos beneficia a los humanos.

A nivel biológico, en realidad estamos más relacionados con los hongos de lo que pensamos. Los hongos son hongos y los hongos tienen los mismos patógenos que nosotros. También luchan contra bacterias y virus como lo hacemos nosotros. La única diferencia es que los hongos parecen haber evolucionado para producir antibióticos para matar estos patógenos. La mayoría de los antibióticos que usamos hoy fueron identificados y aislados de hongos.

Hongos tóxicos

Los hongos son la causa más común de muerte relacionada con la intoxicación alimentaria. Esto se debe a que las personas son negligentes o ignorantes cuando se trata del tipo de hongos que se deben comer. Entonces, mientras busca hongos, asegúrese al cien por cien de que el hongo que acaba de recoger no es tóxico y es completamente seguro.

Hay varias etapas de los síntomas de toxicidad por hongos:

Etapa 1:

Comienza con un período de latencia. Durante este período, la persona no siente ningún dolor o malestar, pero es entonces cuando las toxinas están causando estragos en el cuerpo al destruir los riñones y el hígado.

Etapa 2:

Este período comienza aproximadamente 24 horas después de la ingestión de hongos. Los vómitos continuos, la diarrea y los calambres abdominales lo identifican.

Etapa 3:

Esto es después de otras 24 horas de síntomas de la etapa 2. En esta etapa, el paciente parece haberse recuperado de las toxinas.

Etapa 4:

Esta etapa es la más mortal. En esta etapa, el paciente tiene una recaída e insuficiencia renal y hepática, lo que conduce a una insuficiencia orgánica y, en última instancia, a la muerte. Los pacientes también pueden sangrar mucho debido a la ausencia de factores de coagulación que fueron destruidos por las toxinas del hongo.

Es importante recordar que nunca debe esperar a que comiencen los síntomas. La mayoría de los hongos no tienen antídotos, por lo que cuanto antes lleve a la persona al hospital, mejor.

Beneficios generales para la salud de los hongos

Pérdida de peso

Las setas te ofrecen una combinación que te hará adelgazar casi sin esfuerzo. Los hongos tienen un recuento bajo de carbohidratos junto con ninguna grasa, mucha fibra y proteína magra. Dado que el hongo carece de grasas y colesterol, el cuerpo usa la grasa de reserva para descomponer la proteína que se encuentra en los hongos. Por eso las setas son el alimento ideal cuando se quiere adelgazar. El hecho adicional de que, si se eligen correctamente, los hongos no tienen efectos secundarios también aumenta el atractivo de los hongos sobre la mayoría de las verduras y frutas.

Aumento de los niveles de vitamina D

La falta de vitamina D provoca muchos problemas óseos y musculares, especialmente en las mujeres. Los hongos tienen reservas naturales de vitamina D2 y D3. Entonces, en lugar de tomar suplementos en cápsulas o tabletas, comer hongos a diario te dará la cantidad de vitamina D necesaria para que tu cuerpo funcione correctamente.

Colesterol

El equilibrio entre el colesterol LDL y el HDL es fundamental para prevenir diversas enfermedades cardiovasculares y los hongos ayudan a mantener este equilibrio. Además de no tener colesterol, los hongos también contienen ciertas enzimas y fibras que ayudan a reducir los niveles de colesterol. El contenido de proteína magra en los hongos también ayuda a quemar el colesterol durante la digestión.

Absorción de nutrientes mejorada

Los hongos tienen altos niveles de vitamina D y esta vitamina ayuda a una mejor absorción de ciertos nutrientes que son esenciales para el cuerpo. Además de tener altos niveles de vitamina D, los hongos también tienen cantidades sustanciales de todos los nutrientes esenciales. Entonces, al comer hongos, no solo está ingiriendo estos nutrientes, sino que también está consumiendo la vitamina que mejora la absorción de estos nutrientes en el cuerpo.

Anemia

Las personas que padecen anemia suelen tener cantidades muy bajas de hierro en el organismo. Esto resulta en fatiga constante, problemas digestivos, funciones neuronales inadecuadas y dolores de cabeza.

Presión arterial

Algunos tipos de hongos tienen un gran contenido de potasio. El potasio es un vasodilatador. Un vasodilatador es un agente que relaja la tensión en los vasos sanguíneos. Cuando esto sucede, la presión arterial en los vasos se reduce. La presión arterial alta es la causa de una serie de afecciones fatales, la mayoría de ellas relacionadas con regiones cardiovasculares como ataques cardíacos y accidentes cerebrovasculares.

El potasio ayuda a mejorar la función cognitiva. El potasio, al ser un vasodilatador, asegura un aumento del flujo de sangre y oxígeno al cerebro, lo que a su vez estimula la actividad neuronal.

Contenido de calcio

El calcio tiene muchos beneficios para el cuerpo humano, y los hongos contienen una buena cantidad de calcio. El calcio estimula la absorción de hierro del material alimenticio y asegura que se utilice correctamente liberándolo de los puntos de almacenamiento en todo el cuerpo como el hígado. El calcio también es crucial en el desarrollo de huesos fuertes. Un suministro constante de calcio en la dieta de una persona asegura que tenga huesos formados adecuadamente y la protege de afecciones relacionadas con los huesos, como la osteoporosis. Además de esto, también reducen el dolor articular y cualquier otro síntoma de degradación ósea. Los hongos tienen altos niveles tanto de calcio como de hierro, lo que facilita el correcto desarrollo de los huesos y previene la anemia.

Diabetes

Las personas con diabetes requieren una dieta baja en energía y los hongos se ajustan perfectamente a la descripción. No tienen grasas ni colesterol con alto contenido proteico. También contienen mucha fibra y agua. Los hongos también contienen insulina y enzimas naturales, que ayudan a descomponer el almidón y el azúcar en los alimentos. También tienen otros compuestos específicos que ayudan al correcto funcionamiento del páncreas y el hígado, lo que promueve la formación de insulina. Las personas con diabetes también tienden a sufrir infecciones y otras afecciones, en particular dolor en las articulaciones, que tiende a ser crónico. Los hongos contienen antibióticos naturales y otras sustancias químicas que pueden protegerlos de estas afecciones.

Contenido de selenio

La cantidad de selenio es uno de los beneficios de los hongos que más se pasa por alto. El selenio se encuentra generalmente en las proteínas animales, pero las características únicas de los hongos como hongos que se alimentan de materia animal aseguran que los hongos sean la mejor fuente de selenio para los vegetarianos. El selenio se encuentra en una cantidad bastante grande en los hongos, lo que se suma al calcio y aumenta la fuerza de los huesos. También fortalece el cabello, las uñas y los dientes. Además de esto, el selenio es un antioxidante que ayuda a mejorar el sistema inmunológico.

Sistema inmunológico mejorado

Hay muchos compuestos presentes en los hongos que conducen a un sistema inmunológico mejorado. El alfa y el beta glucano son los polisacáridos de cadena larga que regulan y mejoran el sistema inmunológico. También juegan un papel en la curación de úlceras. Algunos hongos mejoran la inmunidad adaptativa a la salmonela. La ergotioneína es un poderoso antioxidante que está presente en la mayoría de los hongos. Es muy bueno para brindar protección contra los diversos radicales libres, así como para estimular el sistema inmunológico. La ergotioneína es básicamente un aminoácido que contiene azufre. La mayoría de las personas tienen una deficiencia de azufre sin siquiera darse cuenta, y esto reduce la capacidad del sistema inmunológico. Este líder de antioxidantes, que se encuentra solo en los hongos, puede estimular su sistema inmunológico.

Como se mencionó anteriormente, los hongos también contienen antibióticos naturales, que protegen al cuerpo humano de la mayoría de las infecciones bacterianas y fúngicas.

Fuente de B Vitaminas

Los hongos son una excelente fuente de vitamina B. La riboflavina, la niacina y el ácido pantoténico son las principales vitaminas B que se encuentran comúnmente en los hongos. Además de proporcionar la energía que ayuda a descomponer las grasas, los carbohidratos y las proteínas, también juegan un papel importante en la regulación y el funcionamiento del sistema nervioso.

El ácido pantoténico regula la producción de hormonas.

La niacina juega en la formación de la piel y promueve una piel sana. También ayuda en la digestión y previene infecciones en el tracto digestivo.

La riboflavina es necesaria para la formación y función adecuadas de los glóbulos rojos.

Fuente de Minerales

Los hongos también son una rica fuente de minerales.

El cobre es uno de los minerales que se encuentran abundantemente en los hongos, que ayuda en la producción de glóbulos rojos. El cobre también mantiene saludables los huesos y el sistema nervioso.

El potasio es un mineral esencial que suele ser deficitario en la mayoría de las personas. El potasio asegura que haya un equilibrio normal de líquidos y minerales en el cuerpo, además de garantizar el funcionamiento adecuado del corazón, los músculos y los nervios.

La ergotioneína es un antioxidante que está presente en algunas variedades de hongos. Este antioxidante juega un papel importante en la estimulación del sistema inmunológico y recientemente se descubrió que tiene propiedades anticancerígenas.

Los betaglucanos son otro mineral que se encuentra en muchos hongos. Esto ayuda a proporcionar resistencia contra la mayoría de las alergias.

Capítulo 17

Tipos de hongos y sus beneficios

C ada hongo tiene sus propios beneficios específicos para la humanidad, y todos se pueden cosechar y cultivar en su propio patio trasero. Analicemos algunos de los hongos comestibles y cómo nos son útiles.

Shiitake (Lentinula edodes)

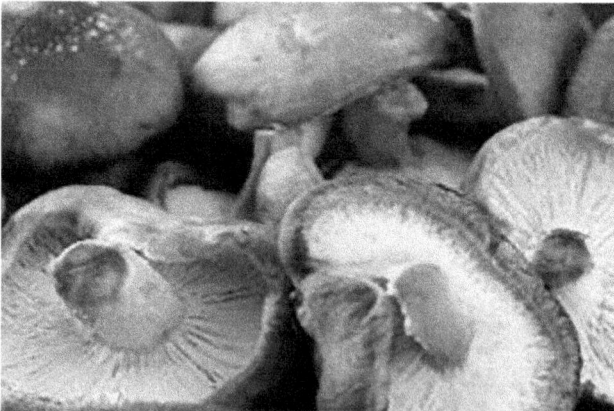

El shiitake es uno de los hongos más utilizados en todo el mundo. El lentinan es un polisacárido, que es un estimulador de la salud bien conocido, y es después de este polisacárido que se llama al hongo.

Lentinan se usa para tratar varios cánceres debido a sus propiedades antitumorales. También contiene enzimas y hierro que protegen el hígado y la anemia.

También puede curar dolencias estomacales como cálculos biliares, hiperacidez y úlceras. Los estudios han demostrado que una cierta concentración de extracto de shiitake podría conducir a la regresión total del tumor. Estos hongos, además de tener propiedades antitumorales, también muestran propiedades antivirales, antifúngicas y antibacterianas. Se puede usar para tratar el VIH, el resfriado común y la hepatitis. También estabiliza el azúcar en sangre, reduce el colesterol, la aterosclerosis y es fuente de vitamina D. Estos hongos tienen un sabor ahumado que los convierte en uno de los hongos más sabrosos. Cinco o seis onzas de este hongo por día se recomiendan para su efecto se haga sentir.

Reishi (Ganoderma lucidum)

Este antiguo hongo se ha utilizado durante miles de años para tratar dolencias y se conoce comúnmente como el "hongo de la inmortalidad". Es un antiviral eficaz, que se puede utilizar para tratar infecciones virales como el herpes y el Epstein-Barr. También tiene propiedades antibacterianas y antifúngicas. Como sustancia antiinflamatoria, se usa para reducir los síntomas de la artritis reumatoide. También regula el colesterol y la presión arterial.

El beneficio más reciente de este maravilloso hongo es la presencia de un compuesto de hormigas cancerígeno conocido como ácido ganodérico. Este compuesto se puede utilizar en el tratamiento de la leucemia y el cáncer de pulmón. Unas pocas cucharadas de este hongo todos los días pueden generar muchos beneficios para la salud.

Cola de pavo (Trametes versicolor)

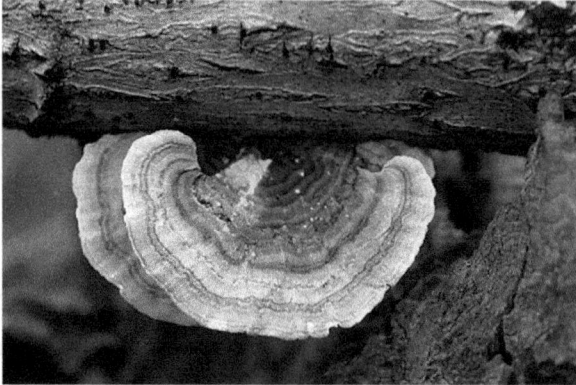

Comúnmente conocido como el "hongo nube", el Turkey Tail es uno de los hongos más investigados del mundo. Estos hongos contienen dos complejos polisacáridos (PSP y PSK) que han cobrado mucha importancia en los últimos años por su efecto anticancerígeno. Se han realizado estudios que demostraron que mejora las condiciones de las mujeres con cáncer de mama en estadio 1 a estadio 3. Los herbolarios para tratar diversas infecciones como Candida Albicans, VIH, neumonía y Herpes actualmente usan este hongo. Al igual que el shiitake, la cola de pavo también tiene propiedades hepatoprotectoras.

Himematsutake (Agaricus blazei)

Este hongo, también conocido como Royal Sun Agaricus, pertenece a la misma familia que el hongo botón común. Este hongo tiene seis polisacáridos diferentes que se cree que poseen propiedades anticancerígenas. También se utiliza para aliviar al paciente de los efectos secundarios de la quimioterapia y la radiación. Además de esto, Himematsutake también trata la polio y la diabetes.

Tochukasu (Cordyceps sinensis)

Este hongo parásito es popular entre los atletas porque aumenta la resistencia, la fuerza y la producción de ATP. También tiene propiedades anti-envejecimiento y antidepresivas. Este hongo se ha utilizado en la medicina tradicional china y tibetana para proteger el hígado, los riñones, aumentar el flujo sanguíneo y tratar la hepatitis B. Se sabe que este hongo posee propiedades antitumorales debido a la presencia de cordicepina. Este compuesto también posee propiedades antiinflamatorias que pueden usarse para tratar enfermedades como la artritis reumatoide y el asma.

Maitake (Grifola frondosa)

Maitake se conoce a menudo como el "Rey de los Hongos". Este hongo crece a tamaños gigantes. Actúan como estimulantes del sistema inmunológico. También promueven la producción de células inmunes asesinas en el cuerpo. También actúan como antivirales y ayudan a controlar la presión arterial alta. Media taza de estos hongos al día es suficiente para estimular su sistema inmunológico.

Hongos ostra (Pleurotus ostreatus)

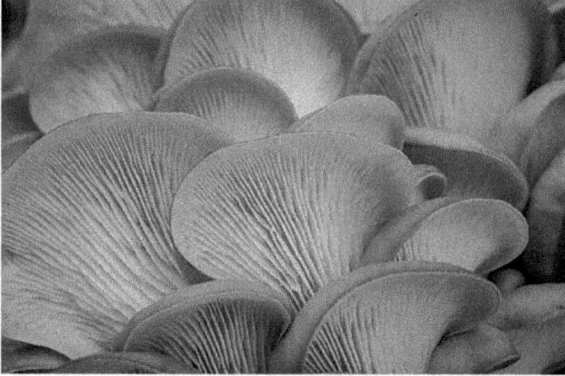

Estos hongos también tienen propiedades antibacterianas significativas y altas concentraciones de antioxidantes, lo que convierte esta seta en una vida - artículo comestible ahorro. Estos hongos se pueden comer crudos o cocidos.

Rebozuelo (Cantharellus cibarius)

El rebozuelo se ha asociado con altos niveles de vitamina B, C y D. También es bien conocido por sus propiedades antimicrobianas, antifúngicas y antibacterianas. Es una buena fuente de potasio, zinc, fibra y cobre. Unas pocas onzas de este hongo todos los días pueden ayudar a estimular el sistema inmunológico.

Porcini (Boletus edulis)

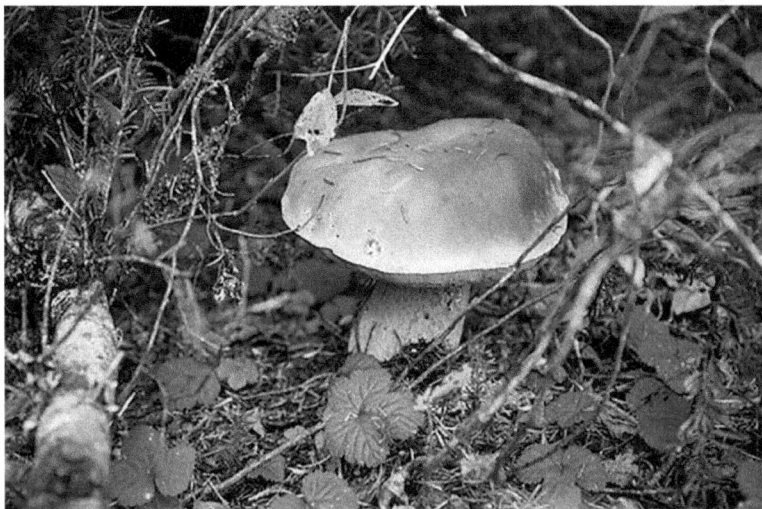

El ergosterol es el compuesto presente en este hongo que causa citotoxicidad y ayuda en el ataque de las células enemigas. Es bajo en calorías y alto en fibras. Estos hongos generalmente se venden secos y deben remojarse antes de su uso.

Haya marrón (teselados de Hypsizigus)

Esto también es conocido por sus propiedades antitumorales. Son una buena fuente de vitamina B, como niacina y antioxidantes, y son firmes y crujientes con un sabor a mantequilla y nueces.

Botón blanco (Agaricus bisporus)

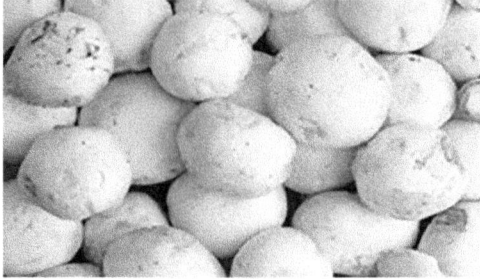

Estos son uno de los hongos más populares e incluyen muchos nutrientes, incluida la vitamina B y las enzimas digestivas. También contiene ácido linoleico conjugado, que es un agente que combate el cáncer.

Shimeji

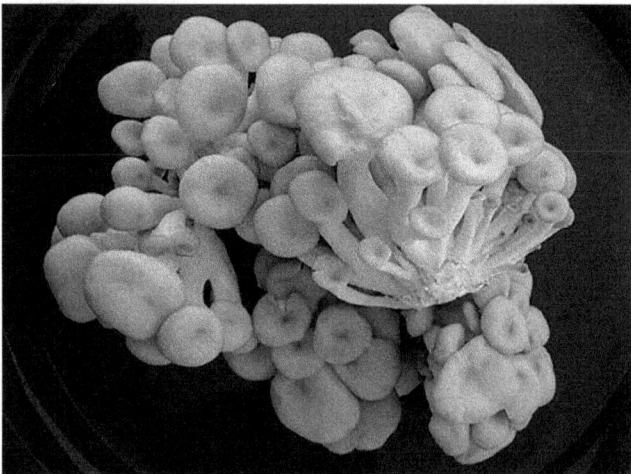

Los hongos shimeji son un grupo amplio de hongos que son una buena fuente de proteínas. También contienen la mayoría de las vitaminas B, cobre y zinc. También son una excelente fuente de fibra.

Enoki (Flammulina velutipes)

Estos hongos tienen un bajo contenido calórico y una alta concentración de proteínas.

Crimini

Estos hongos son miembros de la familia de los hongos botón y están estrechamente relacionados con los champiñones blancos. Actúan como protección contra enfermedades cardiovasculares y trastornos del flujo sanguíneo. Al igual que los champiñones blancos, contienen ácido linoleico conjugado, que es un agente contra el cáncer.

Trompeta Rey (Pleurotus eryngii)

Estos hongos son un buen sustituto de la carne con alto contenido proteico y sin grasa. También ayudan a regular los niveles de colesterol.

Lactarius salmonicolor

Este hongo silvestre comestible tiene fuertes propiedades medicinales. Tiene una gran cantidad de antioxidantes, lo que ayuda a prevenir el cáncer. Este hongo es un poco más difícil de encontrar en la naturaleza en comparación con los otros hongos comunes mencionados anteriormente.

Cómo cosechar hongos

Lo más importante para recordar acerca de la recolección de hongos es que normalmente crecen solo en la temporada de otoño en la naturaleza. Entonces, si desea cultivarlos y cosecharlos durante otras épocas del año, debería poder replicar las condiciones del otoño para garantizar un crecimiento óptimo.

Para asegurarse de proporcionar las condiciones óptimas para el crecimiento de sus hongos, debe tomar nota del hábitat del que los buscó. Al replicar este hábitat lo más cerca posible, podrá cosechar hongos con éxito. Algunos hongos requieren más agua, mientras que otros requieren menos. Algunos pueden necesitar plantas específicas para alimentarse, mientras que otros pueden necesitar una cantidad específica de luz solar. La humedad y la humedad también juegan un papel importante en el crecimiento de un hongo.

Si desea recolectar una pequeña colección de hongos, hay varios kits comerciales de recolección de hongos disponibles en el mercado. Estos kits vendrán con los ingredientes e instrucciones paso a paso sobre cómo cosechar hongos. Sin embargo, si desea un gran parche de hongos en su jardín, observar el hábitat natural y replicarlo exactamente es la forma más fácil de cultivar hongos.

Mientras recolecta hongos, es mejor si elige primero los hongos más grandes. Los hongos más grandes tienen más probabilidades de estar más maduros que los demás. Incluso si plantó todos los hongos al mismo tiempo, algunos crecen más rápido que otros. Entonces, al recolectar, no solo recolecta todos los hongos en su parche. Elija siempre los más grandes primero. Esto dará espacio para que los más pequeños crezcan.

Después de recoger las setas, si quieres guardarlas, recuerda siempre secarlas por completo antes de guardarlas. La humedad en el hongo podría provocar la acumulación de sustancias químicas tóxicas en el hongo.

Consumo de setas

La regla más importante al consumir hongos es siempre saber de dónde provienen. Los hongos al ser saprófitos absorben todos los químicos y minerales presentes en el área donde crecen. Si bien esto es bueno si crecen en hábitats naturales, si crecen en un área tóxica o cerca de campos cultivados o fábricas, lo más probable es que tengan una alta concentración de productos químicos tóxicos, especialmente metales pesados. La mejor manera de evitar esto es cultivar sus propios hongos en áreas que sepa que están libres de contaminantes.

Además del lugar donde se encuentran, los hongos en sí pueden ser mortales. Así que asegúrese de estar 100% seguro de que los hongos que está recolectando o recolectando son completamente seguros y comestibles.

Las setas se pueden consumir de tres formas:

Extractos de hongos

Los extractos de hongos no son más que el agua en la que se hierven los hongos durante mucho tiempo. Cuando se hierven, los polisacáridos de los hongos se secretan y se disuelven en el agua.

Hongos crudos

El consumo de hongos crudos es siempre una buena idea porque la composición de nutrientes de los hongos está intacta y no se altera con la cocción. Si planea comer hongos frescos, asegúrese de que estos hongos se cultiven en campos orgánicos o los cultive usted mismo en su jardín.

Champiñones cocidos

Cocinar hongos puede alterar la composición, pero asegura que la mayoría de las toxinas degradables se pierdan durante el proceso. Cocinarlos también hace que los hongos huelan y sepan mejor.

Capítulo 18

Búsqueda de supervivencia: Lo que necesita saber

La búsqueda de comida es una de las actividades que nuestros predecesores han dominado y prosperan tan bien. Debido a que es una habilidad básica de supervivencia, es esencial que también conozca las formas primitivas de encontrar, recolectar y preparar sus propias hierbas y plantas silvestres.

Cuando está atrapado en la naturaleza, las situaciones pueden variar de una persona a otra. Si bien algunos pueden argumentar que encontrar hierbas y plantas comestibles en la naturaleza puede costarle más energía que simplemente esperar a que llegue la ayuda, sigue siendo una buena idea si sabe lo que debe hacer en caso de que la ayuda no llegue. Aquí hay algunas habilidades de supervivencia en busca de alimento que debe conocer.

1. Encontrar plantas comestibles

Si las plantas crecen en abundancia en un lugar determinado, es muy probable que sean comestibles. En caso de que encuentre una sola planta en crecimiento, es mejor mantenerse alejado de ella. Las plantas comestibles más conocidas en la naturaleza no son difíciles de detectar. Algunas de estas plantas incluyen diente de león, pasto e incluso tunas.

Por el contrario, las plantas tóxicas tampoco son tan difíciles de encontrar cuando están en estado salvaje. Como regla general, hay ciertas características en una planta que pueden darle un indicio de su propiedad venenosa. Esto incluye bulbos, espolones violáceos o negros en granos, espinas y espinas. También puede oler el cuerpo de la planta; un aroma de almendra suele ser un indicio de su toxicidad.

2. Realización de la prueba de comestibilidad universal

La prueba de comestibilidad universal le ayuda a determinar si un alimento o una planta es seguro para ingerir o no. Básicamente involucra cinco criterios principales.

3. Realice una prueba de contacto

Para esta prueba, debe tomar un trozo de la planta y frotarlo sobre su piel, preferiblemente en el área de la muñeca o el interior de los codos. Tienes que esperar unas horas para determinar si habrá una reacción o no. Como regla general, se recomiendan ocho horas. Si la planta provocó una reacción negativa en tu piel, es muy probable que también provoque la misma reacción en tu interior.

2. Separe las partes

La separación de las partes le permite ver claramente qué tan saludable está la planta. Es posible que deba diseccionar la planta y examinarla por partes para determinar la presencia de mohos, parásitos y gusanos. Si ve alguno de estos en la planta, no intente comerlo.

3. Haz una prueba de sabor

En esta prueba, debe tomar un pequeño trozo de la planta y colocarlo dentro de su boca. Si siente alguna sensación de ardor u hormigueo, asegúrese de escupirlo de inmediato y lavarse la boca con agua fresca. Sin embargo, debe tener en cuenta que si una planta o hierba no tiene un sabor delicioso, no significa que sea venenosa. Es posible que las hierbas, especialmente cuando estén crudas, no sepan tan apetitosas como crees que serán.

4. Prueba a cocinar

Esta prueba es algo similar a la prueba de sabor, aparte de que requiere hervir. Después de cocinar la planta, toma un trozo pequeño y colócalo en tu boca. Las plantas tóxicas suelen tener una sensación de escozor y no deben consumirse más. Si está en la naturaleza y es posible que no tenga fácil acceso al fuego, entonces hacer la prueba de sabor podría ser suficiente.

5. Mastique una pequeña porción

Si no hay reacciones adversas con el trozo de planta en su boca, puede comenzar a masticarlo lentamente. Deje que permanezca en su boca durante unos minutos más para determinar si sus partes desintegradas liberarán toxinas.

6. Trágalo

Después de asegurarse de que no haya reacciones, puede tragarlo. Sin embargo, a diferencia de los pasos anteriores, esta etapa requiere un tiempo de espera mayor de 8 horas. Esto es para asegurarse de que ningún otro alimento o planta cause una reacción negativa.

7. Cómelo

Si aún no hay reacción, toma una porción más grande de la planta y prepárala siguiendo exactamente el mismo procedimiento que hiciste con los pasos anteriores.

Capítulo 19

Cómo evitar la flora venenosa

Es un hermoso espectáculo ver las flores de su jardín, especialmente durante el verano. Con este jardín que ha cultivado, es posible que crezcan algunas plantas silvestres que sean comestibles. Obviamente, es aconsejable aprovechar estas plantas para preparar comidas sabrosas y saludables, especialmente después de conocer los beneficios de la búsqueda de alimentos. Sin embargo, hay muchas hojas en sus frutas, flores y verduras que existen en su jardín que pueden ser peligrosas cuando se comen. Otras plantas pueden parecer inofensivas pero pueden causar una reacción alérgica con solo tocarlas. Por eso es necesario saber cómo disfrutar de la flora sin exponerse a su lado venenoso.

Es posible que ni siquiera use los comestibles silvestres que crecen en su jardín, pero puede decidir salir al bosque y conseguir algunos. Cualquiera que sea la forma que elija, es aconsejable siempre tomar precauciones para evitar ponerse en peligro a usted mismo y a los demás. Hay algunos consejos que puede aplicar para detectar estas plantas tóxicas para ayudarlo a usted y a su familia a mantenerse a salvo.

Conoce tus Plantas

Antes de decidirse a cosechar una planta para estar preparada para el consumo, es recomendable conocerlas. Averigüe si son tóxicos y cómo debe manejarlos para garantizar tanto su seguridad como la de su familia. Hemos mencionado anteriormente que algunas plantas pueden tener características físicas similares, pero son diferentes y algunas de ellas son peligrosas. No es suficiente estar un poco seguro de que conoces una planta en particular , tienes que estar 100% seguro. Obtenga ayuda de expertos locales para llegar a esta conclusión.

Póngase ropa protectora

No es aconsejable arriesgarse al aventurarse en áreas desconocidas porque es posible que no esté al tanto de las plantas peligrosas, como la hiedra venenosa, que pueden estar allí. Por lo tanto, asegúrese de ponerse pantalones y guantes para evitar los efectos del contacto con plantas venenosas.

Evitar las plantas silvestres que crecen en el suelo transportado desde Otra Localización

Puede encontrar comestibles silvestres que crecen en el suelo que fue transportado desde otro lugar. No es aconsejable recolectar de tales plantas silvestres ya que no se sabe de dónde vino el suelo y existe la posibilidad de que haya sido contaminado con herbicidas, fertilizantes o pesticidas.

Evite cosechar en áreas contaminadas

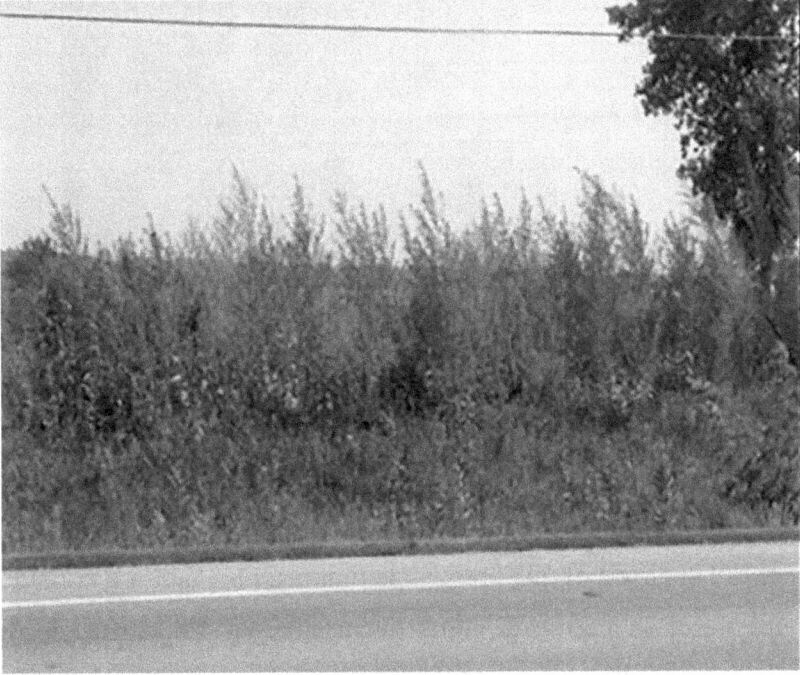

Aunque puede ser muy tentador, nunca debe cosechar comestibles silvestres de los bordes de las carreteras o áreas que estén sujetas a contaminación o fumigación con productos químicos agrícolas.

Las carreteras con mucho tráfico no son un buen lugar para buscar comida porque la mayoría de estas plantas absorben el plomo y varios metales pesados que resultan de los gases de escape tóxicos emitidos por los vehículos que pasan. Estas toxinas entran en el suelo y permanecen allí incluso después de que no haya pasado ningún vehículo.

Conozca la fuente de agua de la planta

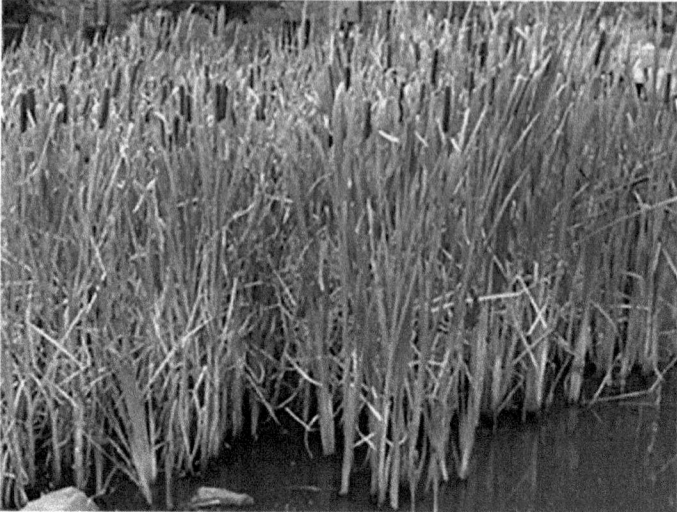

Aparte del suelo en el que crecen las plantas, otro factor a considerar seriamente es la fuente de agua de las plantas. A esto se le debe prestar especial atención, especialmente si su objetivo es comer el plato salvaje mientras está crudo. Muchas plantas sobreviven con agua contaminada e ingiriéndolas, y es como beber agua contaminada. Hay algunos elementos indeseables de los que puede deshacerse al cocinar, pero los metales pesados y la contaminación química no se encuentran entre ellos.

Forraje solo para plantas sanas

Incluso las plantas silvestres suelen ser atacadas por hongos, enfermedades, contaminación y plagas. Por tanto, es recomendable cosechar solo las plantas que parezcan sanas. Al consumir solo plantas sanas, reduce en gran medida el riesgo de enfermedad. Además de eso, obtendrá más nutrición de sus alimentos.

Tenga en cuenta la parte de los comestibles silvestres que son seguros en diferentes estaciones

Hemos mencionado anteriormente que los diferentes comestibles silvestres tienen diferentes momentos en los que deben cosecharse. Esto es importante para ayudarte a cosechar una planta silvestre en el momento más seguro porque algunas de ellas cambian con las estaciones y la víspera se vuelve intolerable en algunas etapas.

Evitar dejar paquetes de semillas

No es aconsejable dejar los paquetes de semillas porque algunas de ellas son venenosas. Otros generalmente se recubren con pesticidas que representan un daño potencial para los niños. Cuando haya terminado con ellos, deséchelos con cuidado.

Tipos de flora tóxica a evitar

Bellotas

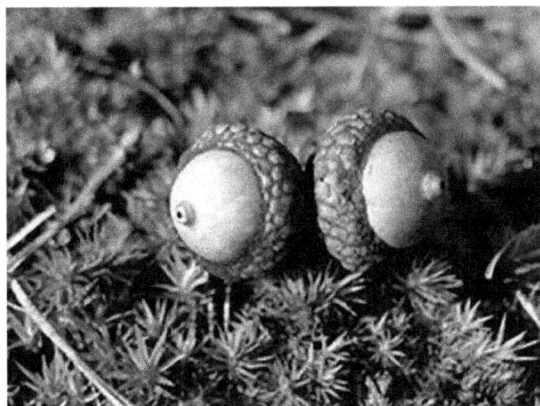

Las bellotas crudas han demostrado ser tóxicas para los humanos debido a la gran cantidad de ácido tánico que contienen. Esto es especialmente cuando se consume en grandes porciones. También causa irritación de estómago a los animales.

Hierba de Jimson

Los adolescentes suelen abusar de esta planta, especialmente las semillas, ya que tiene efectos alucinógenos. Sin embargo, también es capaz de causar agitación, frecuencia cardíaca elevada y delirio.

Hierba mora

Esta planta tiene el mismo nivel de severidad que la jimsonweed, aunque la hierba mora negra o común provoca malestar gastrointestinal y tiene un nivel moderado de toxicidad.

En caso de que usted o alguien que conozca ingiera o entre en contacto con algún tipo de plantas venenosas, busque atención médica de inmediato.

Conclusión

L a búsqueda de comida es una experiencia bastante divertida que puedes probar. Puedes empezar por unirte a un grupo de personas apasionadas por las plantas e ir a visitar un bosque o campo de plantas con ellas. A veces, las excursiones cubren un área pequeña como unos pocos cientos de pies debido al hecho de que el área puede tener muchas plantas que puede estudiar y recolectar.

Hay muchos tipos de plantas comestibles en América del Norte. Es importante saber cuáles son comestibles, su valor nutricional y cómo se pueden buscar. Un humano puede vivir solo de plantas, y si alguna vez te encuentras en una situación en la que buscar comida es tu única opción, estarás agradecido de que te hayas educado.

Una de las mejores cosas de la búsqueda de comida es el hecho de que los expertos suelen ser muy apasionados por la flora y disfrutan compartir la información que tienen. Simplemente intente preguntar si hay alguien en su área con este tipo de conocimiento, y se sorprenderá de lo rápido que aceptará la idea de ayudarlo. Puede optar por asistir a lecciones de botánica para obtener este conocimiento, consultar en Internet o leer libros como este.

Si los tiempos se ponen muy difíciles o te encuentras en una situación en la que tienes que sobrevivir, entonces las habilidades primitivas de buscar comida pueden rescatarte y proporcionarte alimentos que contienen muchos beneficios para la salud, como se ve en el libro. Puede comenzar con las especies que son fáciles de reconocer y pasar a las más complejas a medida que adquiere más experiencia. También ayuda poder identificar las especies más peligrosas para evitarlas.

Cuando te conviertes en un recolector, obtienes tu alegría del suelo, el cielo y las personas que te rodean. Notará una mejora en su salud física debido al ejercicio involucrado y también disfrutará de una mejor nutrición. Además de eso, tu salud mental también mejorará, sin mencionar tus finanzas porque no gastarás mucho en comida. Cuando aplica la información proporcionada aquí, además de obtener ayuda de un experto local, está en camino de convertirse en un gran recolector. Debe esforzarse por aprender algo nuevo, por ejemplo, sobre una planta en particular cada vez que vaya a recolectar. Salga, explore con seguridad y disfrute del enorme mundo de la flora.

¡Feliz recolección!

Referencias

https://texasbeyondhistory.net/ethnobot/images/cucurbitabg.html

http://www.primitiveways.com/survival_skills2.html

https://andhereweare.net/15-edible-plants-to-forage/

http://www.thejournal.co.uk/news/north-east-news/all-year-round-food-foraging-world-4418065

https://secretsofsurvival.com/foraging-wild-food-survival/

https://wholeearthharvest.com/shop/mushrooms/wild-fresh/fresh-chicken-of-the-woods

https://www.prnewswire.com/news-releases/global-forage-feed-market-is-expected-to-reach-usd-16287-billion-by-2019-transparency-market-research-258261371.html

https://modernfarmer.com/2014/12/tk-reasons-foraging-sucks/

https://www.theguardian.com/lifeandstyle/2014/apr/18/a-beginners-guide-to-spring-foraging

https://www.wildwalks-southwest.co.uk/foraging-yoga-and-a-paleo-diet/

https://andhereweare.net/tag/foraging/

www.ingramcontent.com/pod-product-compliance
Lightning Source LLC
Chambersburg PA
CBHW062107020426

42335CB00013B/883